Manuel Technique

de

Massage

Manuel Technique

de

Massage

PAR

Le Dr J. BROUSSES

Ex-Répétiteur de Pathologie chirurgicale à l'Ecole du service
de Santé militaire
Lauréat de l'Académie de médecine
Membre correspondant de la Société de chirurgie

CINQUIÈME ÉDITION
entièrement revue et mise au courant.

PARIS
MASSON ET Cie, ÉDITEURS
LIBRAIRES DE L'ACADÉMIE DE MÉDECINE
120, BOULEVARD SAINT-GERMAIN

—

1920

PRÉFACE

DE LA CINQUIÈME ÉDITION

L'art de masser, quand on ne cherche à l'utiliser que comme un complément de thérapeutique, ne saurait être considéré comme tellement difficile que le médecin lui-même doive s'y être spécialisé pour le pouvoir pratiquer avec succès. La plupart des auteurs qui ont écrit sur le massage semblent avoir cherché à en compliquer la technique, comme s'ils avaient désiré le rendre inaccessible à d'autres qu'à eux, et n'avoir pas à partager avec le premier venu un succès, nous allions dire un profit.

Pendant les années que nous avons passées à diriger un service chirurgical à l'École du service de santé militaire, nous nous sommes préoccupé d'assurer un enseignement pratique du massage aux infirmiers du service, auxquels nous avons pu ainsi, dès leur instruction terminée, confier en toute sécurité le soin de parachever, par la massothérapie, la guérison des nombreuses affections chirurgicales qui relèvent de ce traitement.

Il est inadmissible qu'un médecin traitant qui a le souci d'un lourd service s'astreigne à pratiquer lui-même sur ses malades de fatigantes et multipliées séances de massage.

Nous avons acquis la conviction que les manipulations du massage pouvaient, sans rien perdre de leur efficacité, être ramenées à une description simple et qui, débarrassée le plus possible de termes scientifiques, serait rendue compréhensible pour tous.

Ce manuel est, en grande partie, le groupement de leçons faites sur ce sujet. Il s'est accru, en cours de route, d'apports redevables à des innovations dans un art qui ne cesse de progresser, telles les méthodes d'association de massage à l'électricité, à l'hydrothérapie, à la mécanothérapie, et malheureusement aussi de l'enseignement expérimental que nos blessés de la guerre nous ont si largement distribué.

Nous présentons aujourd'hui au public la cinquième édition de ce manuel. Ce succès inattendu pour un ouvrage intentionnellement si peu scientifique ne s'explique que par la place de plus en plus grande faite par la thérapeutique à la massothérapie.

Le livre a quelque peu grandi à chacune de ses éditions, mais nous avons tenu à ce que son esprit restât le même et avons voulu faire avant tout œuvre de vulgarisation et d'utilité.

J. BROUSSES.

MANUEL TECHNIQUE
DE MASSAGE

Masser une région du corps, c'est pratiquer sur elle dans un sens thérapeutique une série de manipulations dont le but varie avec la nature de l'affection qu'on se propose de traiter.

1º Dans le cas d'engorgement, d'infiltration, etc., des parties molles, le massage aura pour but de chasser de la trame des tissus le sang, la lymphe, les exsudats qui l'infiltrent, de diffuser ces liquides dans la direction du courant sanguin, qui se chargera de les entraîner au loin.

Le rôle du masseur peut être comparé à celui du balayeur de rue. Ce dernier a pour objectif de ramener tous les détritus de la rue vers le ruisseau d'abord, et de les pousser de là vers la bouche d'égout qui doit tout engloutir. Viendra-t-il jamais à l'idée du balayeur de pousser les détritus en sens inverse du courant du ruisseau?

La première règle à suivre sera donc de comprimer la région pour la débarrasser de tous les sucs qui l'engorgent, et, à l'aide de pressions nouvelles, de pousser ceux-ci dans la direction du courant sanguin qui les emportera vers le cœur.

Un simple coup d'œil jeté sur le schéma ci-contre

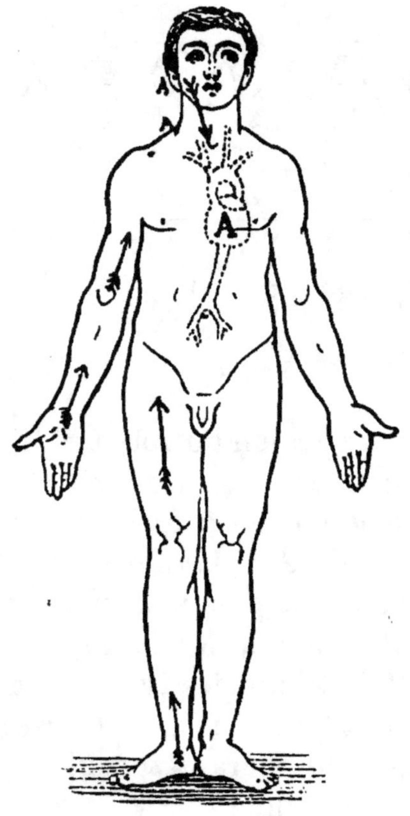

Fig. 1.

ndiquera suffisamment dans quel sens doivent être faites les pressions aux différentes régions du corps.

Le cœur est en A, et le sens des flèches indique la direction du courant veineux, direction à laquelle sont subordonnées toutes les manipulations, qui devront ainsi être faites dans le sens des flèches et jamais en sens contraire.

2º Dans certaines maladies des systèmes musculaire et nerveux, on cherchera par le massage à provoquer la production de chaleur ou encore de simples ébranlements moléculaires, destinés à modifier la constitution intime de ces tissus.

3º Le massage appliqué aux articulations aura pour but de rendre à celles-ci leur souplesse et de renforcer les muscles qui les mettent en action.

Les manipulations employées à obtenir la réalisation de ces différents effets sont très diverses et constituent :

LA TECHNIQUE DU MASSAGE

Il existe une technique générale et une technique particulière.

La *technique générale* comprend l'étude de l'ensemble des manipulations, indépendamment de toute adaptation à des cas pathologiques spéciaux.

La *technique particulière* est l'étude par laquelle nous apprendrons à puiser dans la technique générale un certain nombre de manipulations, à les grouper pour en faire le mode de massage appliqué à des cas particuliers.

De là deux parties dans ce manuel, une première traitant de la technique générale, une deuxième de la technique particulière.

PREMIÈRE PARTIE

TECHNIQUE GÉNÉRALE

La séance de massage peut être ramenée à trois temps :

Premier temps ou temps du *massage proprement dit*.

Deuxième temps ou temps des *mouvements passifs*.

Troisième temps ou temps des *mouvements actifs contrariés*.

MASSAGE PROPREMENT DIT

Dans le premier temps rentre l'application d'une série de manipulations qui sont :

1º L'effleurage ;

2º La pression méthodique, dénommée par certains auteurs *écrasement* ;

3º Le pétrissage ;

4º Le pincement ;

5º La percussion ;

et que nous allons successivement étudier.

1º L'***effleurage*** consiste en une sorte de friction très légère, un frôlement exercé avec le plat de la main posée sur la région et caressant, pour ainsi dire, la surface cutanée dans une direction centripète en allant de la périphérie vers le cœur (Voir fig. 1).

L'effleurage a pour effet de réchauffer la région et d'insensibiliser les plans superficiels. Cette insensibilisation est l'effet de la pression exercée sur les termi-

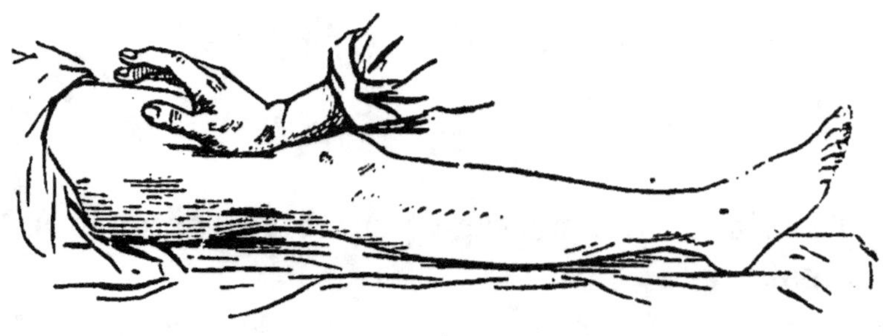

Fig. 2.

naisons nerveuses des nerfs réparties dans l'épaisseur de la peau. Il permet ainsi la pratique des pressions qui n'auraient pu d'emblée être faites.

La main du masseur va une série de fois de A en B, lâchant prise quand elle est arrivée au bout de son excursion, pour recommencer le mouvement en A (Voir fig. 4).

2º La ***pression méthodique***, qui agit sur les parties profondes des tissus, est dans le premier temps du massage la manipulation la plus essentielle, la plus efficace et celle qui doit être la plus prolongée (de dix minutes à un quart d'heure).

On doit la pratiquer de différentes manières, selon que la région à masser est plus ou moins étalée en surface, ou plus ou moins musclée.

Quand la pression doit être pratiquée sur une région constituée par peu ou pas de masses musculaires et

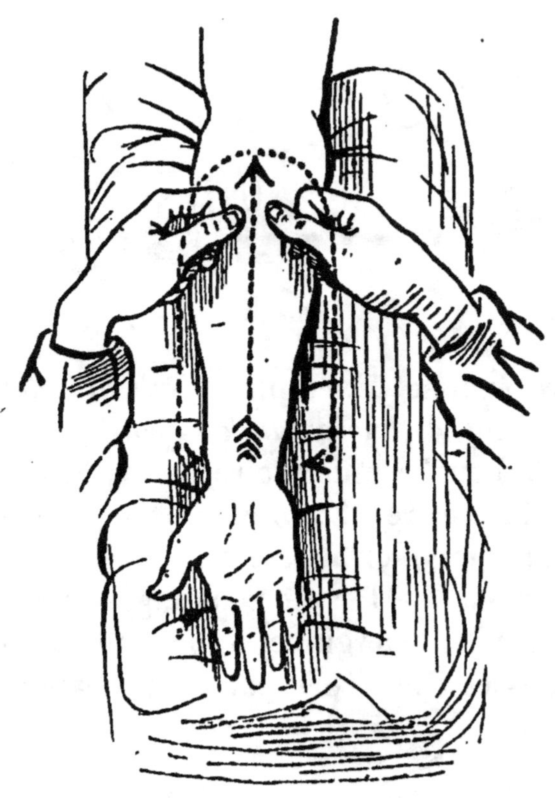

Fig. 3.

beaucoup de tendons (comme la région du poignet), elle doit être faite :

Avec le plat des pouces (Voir fig. 3), qui, tout en comprimant, peuvent pénétrer aisément dans les interstices des tendons.

Il en est de même quand il s'agit d'exercer des pressions suivant une ligne donnée (quand on doit suivre le trajet d'un nerf, comme dans le massage appliqué aux névralgies, par exemple).

On a recours au **talon de la main** quand on intervient sur une surface large et pourvue d'une couche

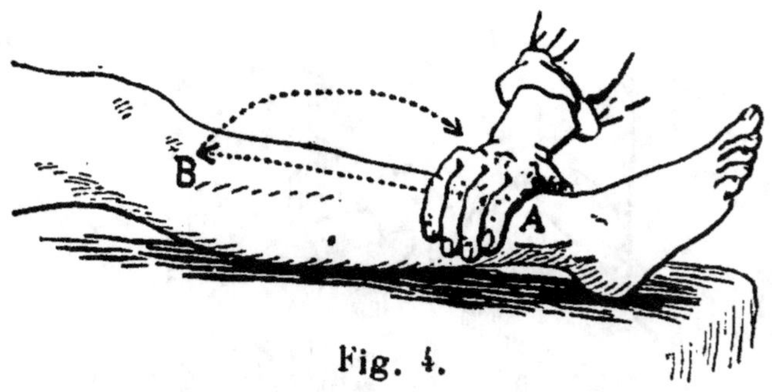

Fig. 4.

musculaire épaisse. Exemple : *Face antérieure de la cuisse* (Voir fig. 4), *moignon de l'épaule*.

Quand la couche musculaire de la région est plus considérable encore (Exemple : *fesse, région postérieure de la cuisse*), on masse à :

Poing fermé. — Les deux poings peuvent, pour une action plus énergique, unir leurs efforts. Les angles mousses constitués par les phalanges fléchies

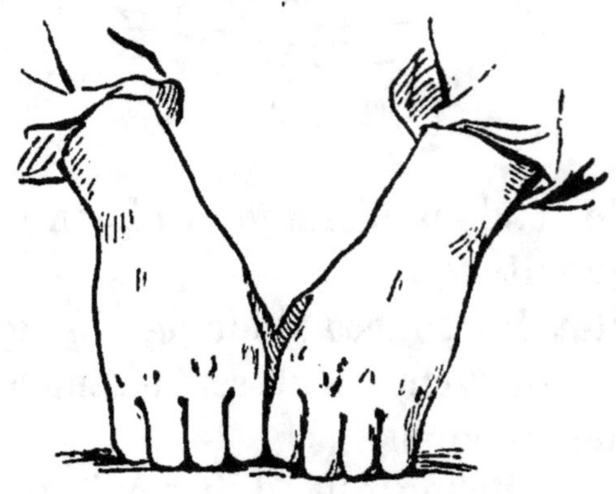

Fig. 5.

agissent comme les dents d'un peigne, d'où la dénomination de *pression en peigne* (Voir fig. 5).

Ces deux premières variétés de manipulations (effleurage et pression méthodique) font toujours partie du premier temps du massage, tandis que les manipulations suivantes ne sont utilisées que dans des cas particuliers.

3° Le **pétrissage** est uniquement applicable aux régions pourvues de volumineuses masses musculaires (bras, cuisse, jambe, nuque, etc.).

Il consiste à saisir à pleines mains les masses mus-

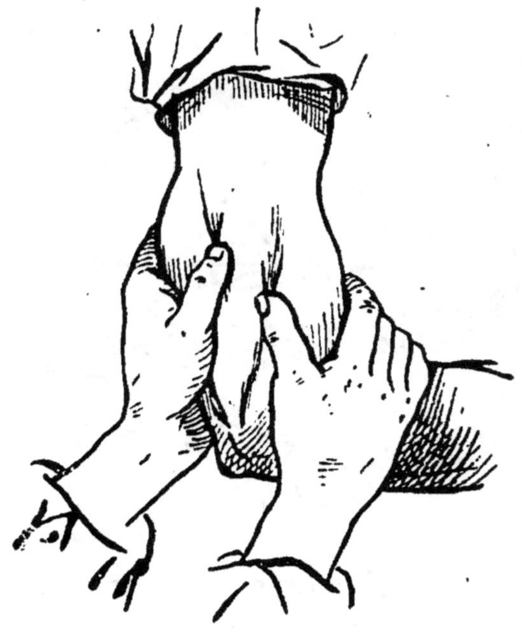

Fig, 6.

culaires mises dans le relâchement (par exemple la cuisse en flexion et abduction légère ; la jambe : pied en flexion ou extension, suivant qu'on masse les muscles antérieurs ou postérieurs), à les comprimer, en agissant comme si on voulait exprimer *une éponge qui s'imbiberait sans cesse* (Voir fig. 6).

Comme dans toutes les autres manipulations, on

doit commencer par pétrir les parties les plus périphériques et avancer ainsi dans la direction du cœur.

Lorsque le pétrissage, au lieu d'être fait à pleine main, est pratiqué en saisissant entre le pouce et l'index la partie sur laquelle on veut exercer une sorte d'écrasement, il prend le nom de :

4° **Pincement** (fig. 7). — Cette manipulation ne trouve qu'assez rarement l'occasion d'être appliquée.

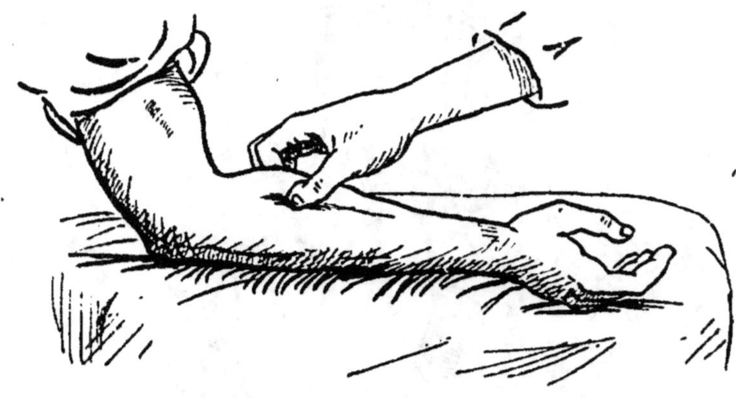

Fig. 7.

Elle nous a paru utile dans le massage des ganglions engorgés chroniquement (Voir plus loin).

5° La **percussion** consiste à marteler les tissus à l'aide de la main à laquelle on imprime un mouvement analogue à celui du marteau frappant sur l'enclume.

Si la percussion est légèrement faite, elle prend le nom soit de *tapotement,* soit de *vibration.*

Le tapotement se pratique par une série de petits coups de plat de main.

La vibration s'exécute avec la pulpe d'un ou pulsieurs doigts légèrement fléchis sur la paume de la main (main en griffe). Le bras doit rester immobile, l'avant-bras à angle droit et le poignet raidi. Les coups doivent être petits, secs et précipités le plus possible. Son action est surtout efficace dans les névroses. Appliquée tout le long du trajet d'un nerf, elle amène un état anesthésique de la région et ainsi peut être très utilement employée dans certaines névralgies (faciale, sciatique, intercostale).

Si on cherche à rendre la percussion plus active, on doit recourir aux :

Hachures. — Les hachures se pratiquent avec le tranchant de la main dont on frappe les muscles d'un

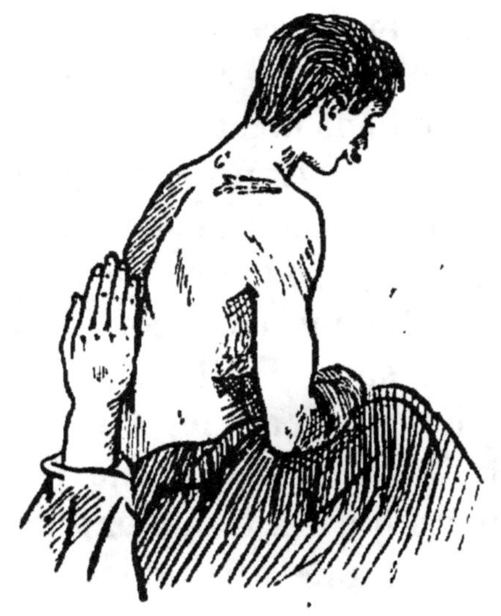

Fig. 8.

mouvement comparable à celui d'un couteau à l'aide duquel on voudrait hacher de la viande (fig. 8).

Quand l'os n'est recouvert que d'une couche peu épaisse de muscles, les hachures doivent être faites avec beaucoup de douceur et de prudence, et n'être pas douloureuses pour le malade. Vigoureusement appliquées sur de fortes masses musculaires (cuisse, dos, épaules), elles déterminent parfois des ecchymoses (taches de sang). (Le masseur doit en être prévenu, afin de n'en pas être alarmé.)

Les hachures ne sauraient être utilement pratiquées que sur des muscles en *état de relâchement*.

Les hachures constituant la manipulation la plus douloureuse, on doit les réserver pour la fin de la séance.

LES MOUVEMENTS PASSIFS

On appelle *mouvements passifs* les mouvements que le masseur fait exécuter au malade, celui-ci demeurant complètement inactif.

Tantôt ce sont des muscles qu'il s'agit de mettre en action, tantôt des articulations. Il s'agit d'éviter aux muscles condamnés à l'immobilité par la douleur, l'inflammation, etc., l'atrophie qui surviendrait à la suite d'une inaction prolongée. Appliqués aux articulations, les mouvements passifs ont pour effet de les assouplir, de faire disparaître les épanchements qui les tuméfient, ou les raideurs qui les fixent dans une attitude vicieuse. Les mouvements passifs activent la circulation et favorisent ainsi la nutrition de la région. Ils préparent enfin le troisième temps du massage, qu'ils rendent moins douloureux au malade.

TECHNIQUE

Appliqués aux *muscles*, les mouvements passifs consistent à donner au tronc ou aux membres .des' attitudes qui distendent, étirent les masses musculaires sur lesquelles on veut agir (par exemple : dans le torticolis, redresser la tête et la porter vers l'épaule opposée à celle sur laquelle elle se trouvait penchée). La technique varie d'ailleurs avec chaque cas particulier et sera étudiée au fur et à mesure que nous passerons en revue les différentes affections qui relèvent d'un traitement par le massage.

Appliqués aux *articulations*, ils consistent à imprimer à l'article, et cela avec une force qui variera avec les cas, *tous* les mouvements dont cette articulation jouit à l'état physiologique, c'est-à-dire sur l'homme sain.

La quantité et le nombre de mouvements qu'on peut exiger d'une articulation dépendent de la façon dont elle est construite. Tous les modes d'articulations peuvent être ramenés à deux types :

Il y a des articulations en charnière ;
Il y a des articulations en pomme de canne.

Les premières sont celles dans lesquelles les deux segments osseux qui les constituent sont unis entre eux comme par une charnière, et par suite comme le battant d'une porte, par .exemple, l'est à son montant. C'est-à-dire que ces articulations n'auront qu'un simple mouvement de va-et-vient, ou, pour parler anatomiquement, qu'un mouvement de flexion et d'extension.

Dans cette catégorie se rangent :

Les articulations des phalanges des doigts et des orteils entre eux ;
L'articulation du cou-de-pied ;
L'articulation du genou ;
L'articulation du coude.

Les articulations dites *en pomme de canne* sont disposées comme la pomme d'une canne dans le creux de la main de celui qui la porte, c'est-à-dire qu'un des segments osseux renflé en boule à son extrémité est reçu dans l'autre segment creusé en cavité. On comprend dès lors que le segment à pomme puisse se mouvoir dans tous les sens :

Aussi bien en avant qu'en arrière ;
Aussi bien en dehors qu'en dedans.

Et qu'en exécutant l'un après l'autre tous ces mouvements il décrive le mouvement appelé *circumduction*, et qui n'est pas autre chose que le mouvement décrit par « les ailes d'un moulin à vent ».
Dans cette catégorie d'articulations, il faut classer :

La hanche ;
Le poignet ;
L'épaule ;
L'ensemble des **segments** osseux qui unissent le cou à la tête.

Il ne suffit pas au masseur de bien connaître les différents mouvements propres à chaque articulation.

Il doit encore savoir jusqu'à quel point maximum il peut porter sans danger ces mêmes mouvements dont chacun a sa limite naturelle. Or, pour connaître celle-ci, le masseur ne saurait trouver de meilleur guide que lui-même. Qu'il veuille donc, pour compléter son enseignement, rapporter à *son* articulation l'étendue des mouvements qu'il s'apprête à produire sur l'articulation du malade qui lui est confié, et qu'il n'exige jamais d'une articulation une étendue de mouvements que la sienne n'aura pu lui fournir.

Le troisième temps de la séance consiste à pratiquer :

LES MOUVEMENTS ACTIFS CONTRARIÉS

On entend par là une série d'interventions qui ont pour effet de s'opposer par la force à l'accomplisse-

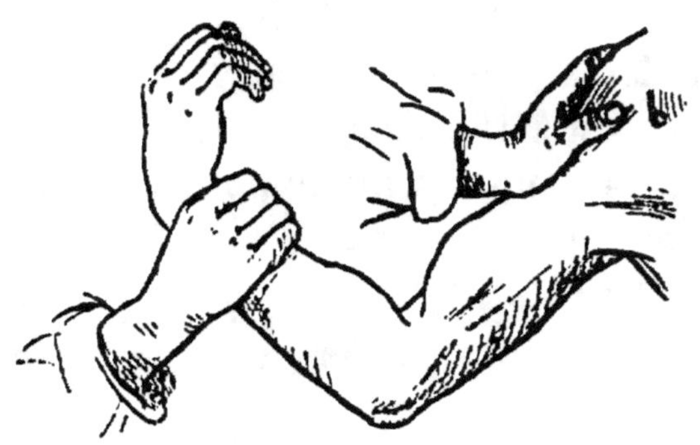

Fig. 9.

ment d'un mouvement normal que le malade fait effort pour imprimer à une de ses articulations ou à un groupe musculaire.

Complétons cette définition par un exemple, emprunté à l'articulation du coude. Le malade, comme on le voit à la figure 9, fait effort pour amener son avant-bras en état de flexion sur le bras (c'est le mouvement actif), tandis que le masseur, saisissant le poignet du malade, cherche à étendre l'avant-bras sur le bras, c'est-à-dire à s'opposer au mouvement de flexion, *à le contrarier*. L'expérience et l'habileté du masseur serviront à graduer la force qui devra être déployée dans chaque cas. Toutefois, la règle sera la suivante :

« Le *masseur* doit résister au mouvement, mais ne pas entrer en lutte avec le malade. »

Le but thérapeutique qu'on se propose d'atteindre est analogue à celui qu'on a cherché à obtenir dans le deuxième temps. Ici, on s'adresse surtout aux muscles, dont on cherche, par une gymnastique forcée, à activer les fonctions affaiblies.

Ces trois temps exécutés, l'œuvre manuelle du masseur est terminée, mais non la séance du massage, qui devra toujours avoir pour complément une série de :

MOUVEMENTS DITS ACTIFS

Il faut entendre par là tous les mouvements que peut arriver à faire exécuter par la région du tronc, ou par le membre en traitement, le malade lui-même, sans recevoir aucune aide et en n'utilisant que diverses attitudes du corps et la mise en contraction de divers groupes de muscles.

Prenons un exemple : Dans le cas de raideur articulaire du coude, le malade aura à terminer la séance par une série de mouvements de flexion et d'extension. Les mouvements actifs sont loin d'avoir l'importance et l'efficacité des mouvements exécutés par le masseur. Le plus souvent ils ne font que servir assez utilement à rendre plus parfaite l'œuvre du massage.

Quand ils sont possibles et faciles, en effet, le malade peut être considéré comme arrivé bien près de sa guérison ; quand ils ne le sont pas encore, les tentatives du malade, quelque énergiques et courageuses qu'elles soient, restent souvent sans effet réel.

Ces données générales connues, voyons quelles conditions doivent présider à leur application :

a. Le masseur (ou la masseuse, s'il s'agit de masser une femme) doit être doué d'une certaine force corporelle, être adroit, intelligent et capable ainsi de bien interpréter les indications qui lui seront fournies par le médecin.

Il se présentera toujours proprement vêtu et les bras nus. Il prendra un soin tout spécial de ses mains, qu'il aura pris la précaution de bien laver au savon, avant chaque séance, de façon à ne pas encrasser la région sur laquelle il aura à intervenir. Les ongles seront tenus coupés très courts, afin que la peau du malade ne risque pas d'être blessée. Il y aurait tout avantage à ce que la toilette des mains fût complétée par un bain local (maniluve) antiseptique d'une durée de quatre à cinq minutes.

On pourra utiliser la solution suivante :

Eau............................... 1 litre.
Acide borique................... 40 grammes.

On ne saurait trop se prémunir contre la possibilité de transmission de nombreuses affections par des mains souillées et promenées à la surface des téguments, lesquels peuvent être atteints d'excoriations légères. Ces points excoriés seraient des portes largement ouvertes à la pénétration de germes pathogènes. Pour preuve, ce cas de transmission de syphilis par massage rapporté par Taylor : le masseur était atteint de syphilis récente, avec lésions bucco-pharyngiennes, et, salivant beaucoup, il essuyait souvent sa bouche avec ses doigts ou le revers de sa main.

b. Le malade, quelle que soit la région du corps qui doive être soumise aux manipulations, reposera sur le *lit de massage.*

Il n'y aura que de rares exceptions à cette règle. Le malade couché résiste moins, en effet, aux efforts du masseur et les rend ainsi plus productifs. De plus, les tendances à la syncope que pourrait provoquer l'excès de douleur sont plus sûrement évitées. Enfin, dans cette attitude, le malade peut, en se déplaçant légèrement, présenter plus facilement au masseur les différents points de la région qui doit subir le massage.

c. La chambre dans laquelle se pratiquera la séance du massage sera maintenue à une température qui ne doit jamais être inférieure à 20°.

d. Le lit de massage est un simple lit de camp sur lequel on étend une couverture, recouverte elle-même d'un drap qui devra être renouvelé pour chaque malade.

S'il s'agit de pratiquer un massage général, le

malade sera complètement nu ; s'il s'agit d'un massage local, la région seule sur laquelle on doit agir sera mise à nu et débarrassée de tout lien constricteur (jarretière, cravate, etc.).

La région à masser ne reposera sur le lit que par l'intermédiaire d'un coussin de sable fin, enveloppé par une toile imperméable, de façon qu'il puisse être lavé et essuyé après chaque séance.

Quatre coussins suffisent pour parer à tous les besoins :

Deux coussins longs (trois fois plus longs que larges) destinés à être placés sous les membres ;

Deux petits coussins carrés utilisés pour soutenir une articulation ou une extrémité de membre par exemple.

e. Avant de commencer toute manipulation, il faudra avoir pris soin : 1º de laver, si possible, la région sur laquelle on va agir ou tout au moins la partie sur laquelle s'exercera le summum d'efforts de la part du masseur. Ce lavage sera d'abord fait à l'eau savonneuse tiède et complété par un rinçage, pour lequel on emploiera la solution antiseptique formulée plus haut. Ces soins de propreté auront pour effet d'épargner au malade des poussées de furoncles qui se produisent quelquefois sur les régions soumises à des frictions trop souvent répétées et qui ont pour conséquence fâcheuse d'amener l'interruption du traitement.

En outre, la région, après avoir été lavée et essuyée, devra être lubrifiée. C'est-à-dire qu'il s'agira d'enduire d'une matière grasse les téguments sur lesquels on aura à pratiquer des frictions, cela parce que le massage fait à sec est douloureux.

L'application du corps gras demande une certaine attention. Il n'en faudra mettre que la quantité nécessaire, et renouveler l'opération dans le courant de la séance à mesure que le desséchement semblera se produire. Quand on graisse trop les téguments, la main du masseur glisse à la surface et ne peut exercer des pressions suffisantes pour que l'action s'en fasse sentir sur les tissus profonds. Le corps gras à préférer entre tous est la glycérine, qui, en raison de sa solubilité dans l'eau, permet, une fois la séance terminée, de faire aisément avec un linge imbibé d'eau tiède la toilette de la région.

La glycérine est versée dans une soucoupe que l'on place au pied du lit et dans laquelle on puise au moyen d'un tampon de linge qu'on promène ensuite sur la peau, comme on le ferait d'un pinceau.

f. La durée de la séance ne saurait être déterminée exactement. C'est au médecin qu'il appartient de la fixer pour chaque cas.

Il faut toutefois savoir que rarement la durée dépassera vingt minutes et rarement aussi sera inférieure à cinq minutes.

La durée sera plus grande dans les cas chroniques. Dans les cas aigus, les séances seront courtes et répétées plusieurs fois par jour (trois ou quatre fois).

g. Le massage, lorsqu'il devra (ce qui sera le cas le plus fréquent) être suivi d'une séance d'hydrothérapie, ne sera pratiqué que sur des malades à jeun ou ayant pris leur dernier repas depuis au moins trois heures.

Le tableau suivant (p. 27) résume les indications éparses dans les précédentes pages.

Masseur....... { Bras nus.
{ Mains lavées et antiseptisées.
{ Ongles courts.

Malade......... { A jeun ou à trois heures de son dernier repas.
{ Couché........... { Sur le lit de massage.
{ { Dans une chambre chauffée.
{ Région à masser.. { Mise à nu.
{ { Reposant sur un coussin de sable.
{ { Lubrifiée par la glycérine.

MANIPULATIONS... { 1er temps.. { 1° L'effleurage (pendant une ou deux minutes).
(3 temps.) { { 2° Pressions méthodiques. { Durée de cinq minutes à un quart d'heure, suivies ou non de pétrissage et percussion des muscles.
{ 2e temps.. | Mouvements passifs (cinq minutes).
{ 3e temps.. | Mouvements actifs contrariés (cinq minutes).

Le plus souvent la séance sera complétée par { 1° La pratique d'une série de mouvements actifs.
{ 2° Une douche.

Mais il n'y a là qu'un exposé bien incomplet du rôle que le masseur peut être appelé à remplir. Le *modus faciendi* du massage varie dans ses détails pour chaque cas particulier, comme nous allons bientôt le constater.

En ne tenant point compte de cela, le masseur courrait le risque de faire œuvre toujours inutile et souvent dangereuse ; car il faut bien savoir qu'un massage pratiqué intempestivement, ou à l'aide de manipulations dont ne relèverait pas le cas auquel elles s'adressent, peut avoir les plus *graves consé- quences*. Le massage ne devra donc jamais être entre- pris qu'après l'avis du médecin, quand celui-ci en aura posé les premières règles, et ne devra être con- tinué que sous la surveillance constante de celui qui l'a ordonné.

Ces conditions seront remplies quand le masseur aura pour se guider les indications inscrites par le médecin lui-même sur la « feuille de massage » dont nous donnons ci-contre un spécimen.

Le masseur devra exiger du malade qu'il lui pré- sente cette feuille avant de recommencer une séance, de telle sorte qu'il se puisse assurer que le médecin n'y a point fait figurer d'indications nouvelles.

Une colonne d'observations est réservée au mas- seur, qui ne doit pas craindre d'y noter tous les inci- dents survenus pendant la séance, et qui lui parais- sent quelque peu anormaux. Exemple : « Douleur extrême aux attouchements, rougeur et chaleur de la région avant la séance, etc. »

Il doit aussi y signaler les absences du malade qui lui est confié.

FEUILLE DE MASSAGE

NOM ET PRÉNOMS du malade.	N° du lit.	DIAGNOSTIC	DATES des prescriptions médicales.	OBSERVATIONS DU MÉDECIN TRAITANT.	NOTES consignées par le masseur.	
Bodière (Louis)	12	Périarthrite de l'épaule droite, d'origine traumatique. État inflammatoire subaigu, contractures des muscles de l'épaule.	20 mars.	Pratiquer pendant trois jours une séance de dix minutes de durée et consistant en : effleurage, pressions méthodiques avec pétrissage des muscles de l'épaule. Pas de mouvements passifs ni actifs contrariés. Faire suivre la séance de l'application sur l'articulation d'une douche à jet mobile, brisé, d'une durée de quatre minutes.	22 mars.	Le massage n'a pu être pratiqué en raison de la douleur ressentie par le malade.
			27 mars.	Commencer à faire exécuter avec ménagement quelques mouvements passifs.		
			29 mars.	Exagérer l'étendue des mouvements passifs et les prolonger pendant cinq minutes.		
			5 avril.	Pousser jusqu'à son maximum l'étendue des mouvements passifs, ne pas redouter les craquements articulaires qui pourraient se produire pendant les manipulations.		
			16 avril.	Pratiquer les trois temps de la séance du massage. Faire suivre d'une douche et de la pratique d'une série de mouvements actifs (durée : cinq minutes).		

MASSAGE VIBRATOIRE

Le massage dit vibratoire (ou sismothérapie), qui a pris depuis quelques années une place encombrante dans la massothérapie, a pour origine la manipulation que nous avons décrite page 16 sous l'appellation de percussion. Nous disions : si la percussion est légèrement faite, elle prend successivement les noms de *tapotement*, quand elle est pratiquée par une série de petits coups de plat de main, et de *vibration*, quand elle est exécutée avec la pulpe d'un ou plusieurs doigts légèrement fléchis sur la paume de la main (main en griffe).

Nous n'avons jamais mis en doute l'efficacité de cette manipulation dans certains cas bien définis ; mais nous devons avouer que notre perspicacité n'a pas été jusqu'à nous révéler qu'un jour prochain elle constituerait à elle seule une méthode, et que d'habiles metteurs en scène, auréolés d'une indécente réclame et de la naïveté populaire, l'inventeraient à nouveau, et, à l'aide d'appareils à noms barbares, l'emploieraient à soulager l'humanité beaucoup moins de ses maux que de sa bourse. Ceci dit pour bien établir que, lorsque nous reparlerons, au cours de ce traité, de massage vibratoire, nous n'aurons en vue que la *vibration*, connue de tout temps, et qui a simplement bénéficié dans ces dernières années de la substitution à la vibration faite par la main de la vibration mécanique ou électrique, ce qui est un progrès, mais ne constitue pas une méthode nouvelle, de même que la couture est restée la couture, malgré la machine à coudre, qui est venue s'ajouter à l'aiguille de Jenny l'ouvrière.

Le massage vibratoire, pratiqué mécaniquement, agit en déterminant une série de petites percussions plus ou moins rapides selon le réglage de l'appareil, et amène ainsi une sorte de surexcitation vitale, et sur les nerfs une modification mal définie, capable, en traumatisant légèrement les éléments nobles du nerf, de diminuer son excitabilité, et ainsi d'amener dans certaines névralgies une diminution au moins temporaire de la douleur. A ce titre, il a droit à se faire une place dans les diverses manipulations de massage ; mais il ne faudrait pas la lui faire plus grande qu'il ne la mérite, et la vérité est que les manipulations par pressions, par percussions simples, par écrasement, donnent à peu près les mêmes effets, entre les mains d'un masseur habile, sans qu'il soit besoin d'avoir recours à un outillage compliqué.

Quoi qu'il en soit, les meilleurs appareils de sismothérapie sont ceux qui empruntent à un courant électrique (montage sur secteur) ou à une pile portative, de quoi mettre en rotation rapide des *concusseurs* de modèles très variés.

Des indications plus complètes ne sauraient trouver place ici, et nous nous contenterons de renvoyer le lecteur, désireux d'en apprendre plus long, aux différents catalogues de maisons d'électricité médicale.

MASSAGE ÉLECTRIQUE

Nous croyons utile de donner ici quelques indications sur un procédé communément désigné sous l'appellation de *massage électrique*.

Il est rationnel, pour certaines affections atteignant particulièrement les muscles (paralysie, tendances à l'atrophie par suite de fractures ou arthrites de voisinage) ou pour ramener, dans des cas de faiblesse générale (convalescences de graves maladies) un réveil de l'activité musculaire, de faire succéder à une séance de massage une séance d'électrisation faradique. Certains masseurs ont eu l'idée de faire cette dernière opération solidaire de l'autre. Il s'agit plutôt là d'une petite mise en scène qui impressionne favorablement le malade au profit de son masseur, et si quelque mal en résulte, c'est heureusement le masseur, et non le patient, qui en est la victime.

Ceci dit, non par esprit de critique et pour condamner une méthode qui n'a pas reçu l'estampille officielle, mais simplement pour éviter qu'on lui attribue des résultats impossibles à obtenir sans elle, nous conviendrons toutefois qu'entre les mains de masseurs adroits et épris de leur profession, il est des cas bien spéciaux où cette méthode peut être recommandée, on verra tout à l'heure pourquoi.

Et d'abord, que faut-il pour la pratiquer?

1º Une simple boîte à courant faradique ;

2º Un masseur vigoureux, entraîné à la pratique de ce procédé, et assez convaincu de l'importance de la méthode pour qu'il en subisse stoïquement les peu agréables contre-coups.

L'appareil sera une pile quelconque, pouvant fournir un courant moyen, tel l'appareil à induction avec trembleur de Chardin, du modèle ci-contre, qui est facilement transportable. La pile est placée à côté du lit du malade, et pourvue de fils (F) (rhéophores) longs de 3 mètres au moins, se terminant par deux anneaux ouverts taillés dans un morceau de tôle recouverte elle-même d'un fourreau en peau de chamois (A). Ces anneaux, légèrement imbibés d'eau salée au moment de la séance, seront fixés aux bras du masseur, à hauteur de la partie moyenne, leurs extrémités étant rapprochées à l'aide d'un lacet s'engageant dans des œillères. Et c'est tout.

Pour mettre la méthode en application, le masseur

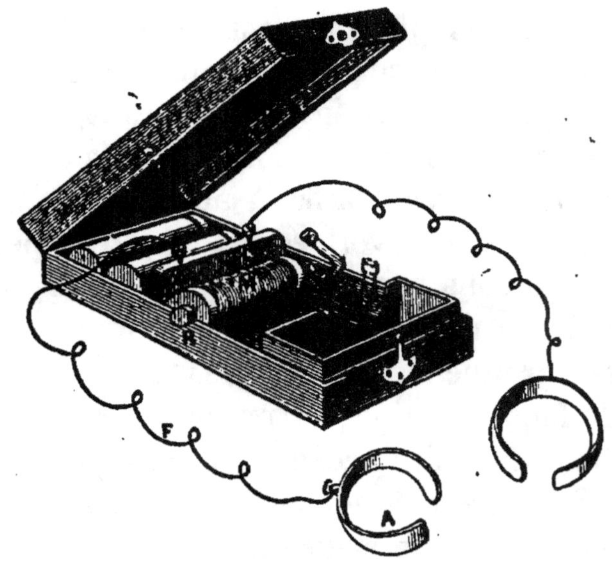

Fig. 10.

établit le courant et le gradue en tirant plus ou moins en dehors de la bobine M le cylindre en fer doux R (Voir fig. 10). Que va-t-il se passer? rien, si le masseur, qui a eu soin de tremper ses mains dans la même solution salée où ont baigné les anneaux, les tient en l'air ; rien encore s'il n'applique sur la région à masser qu'une seule main ; mais, dès que la deuxième main sera posée plus ou moins près de la première (peu importe la distance), le courant s'établira et le malade en ressentira les effets ; la peau frissonnera, et les muscles sous-jacents entreront en contraction. Le masseur subit les mêmes impressions : ses muscles du bras et de l'avant-bras se contractent, et c'est là ce qui fait la sûreté de la méthode. Le masseur a en effet pour contrôle de l'intensité du courant ses sensations personnelles. Par ce qu'il peut supporter lui-même, il peut juger de ce que pourra supporter son malade. Il y a mieux.

Nous supposons que le masseur a posé sur la région ses deux mains bien à plat, les cinq doigts portant. S'il veut augmenter l'intensité du courant, il soulèvera successivement la paume des mains, puis deux, trois, quatre doigts, arrivant ainsi à ne presser qu'avec le plat des pouces. On voit combien le jeu peut être varié. Nous avons connu de véritables virtuoses de la méthode, qui arrivaient à combiner ainsi des intensités graduellement croissantes ou décroissantes, de façon à ne pas surprendre la sensibilité du malade, et à lui faire accepter le maximum supportable. Ce procédé, cela va sans dire, ne saurait avoir que la valeur du massage simple, suivi ou précédé d'électrisation faradique. Mais il permet d'écourter les séances, et son originalité peut agir favorablement sur certains malades impressionnables.

Pour quelques cas bien spéciaux, ce mode de massage semble pourtant mériter d'être recommandé. Il convient d'abord à tous les massages des muscles ; il est très logique de l'appliquer sur un trajet nerveux qu'on peut ainsi suivre à l'aide du plat des pouces, et où il constitue une sorte de massage vibratoire. Dans le massage abdominal, il peut aider à provoquer plus facilement des mouvements péristaltiques dans les organes creux sous-jacents. On pourrait aussi l'employer avec profit dans le massage de la prostate, où viendrait.s'ajouter à l'action mécanique par pressions l'effet de la contraction des éléments musculaires de la glande. En résumé, pour tous les cas où le massage vibratoire réussit, le massage électrique peut être conseillé.

DEUXIÈME PARTIE

TECHNIQUE PARTICULIÈRE

Si chaque cas particulier emprunte aux données générales précédentes le fond de sa thérapeutique, il n'en est pas moins vrai que le but poursuivi doit entraîner, en variant lui-même, des modifications dans les manipulations, à tel point que l'éducation du masseur serait absolument incomplète si elle ne s'augmentait de l'étude de la technique à appliquer aux principales affections qu'il aura à traiter. Pour simplifier cette étude, nous prendrons soin de la faire rentrer le plus possible dans le cadre des manipulations indiquées et classées dans notre tableau (ci-dessous).

A chacun des groupes pathologiques suivants correspondra une technique particulière dont nous devrons faire une étude spéciale. Nous étudierons donc le massage appliqué :

1º Aux affections des articulations et aux affections des gaines synoviales tendineuses et des synoviales articulaires ;

2º Aux fractures ;

3º Aux maladies des muscles ;

4º Aux maladies des nerfs ;

5º Aux maladies de la peau ;

6º Aux maladies de la circulation ;

7º Aux maladies de l'appareil respiratoire (thorax, cou) ;

8º Aux maladies des organes contenus dans l'abdomen ;

9º Aux maladies de l'œil.

Nous utiliserons enfin les données acquises par le masseur, pour lui apprendre à en faire l'application dans le massage général, dit *massage hygiénique*, qui fera l'objet d'un chapitre particulier.

CHAPITRE PREMIER

MASSAGE APPLIQUÉ AÜX ARTICULATIONS

En dehors des affections articulaires consécutives à un traumatisme, c'est-à-dire d'ordre purement inflammatoire et nōn infectieux, on a pu, avec quelques raisons, préconiser l'application du massage aux arthralgies rhumatismales chroniques. Rien de plus tentant pour un masseur que de vouloir faire bénéficier de son intervention des sujets plus ou moins rendus perclus par le rhumatisme et sur lesquels la friction la plus simple semble apporter grand soulagement. C'est pourtant intentionnellement que, dans les premières éditions de ce *Manuel*, nous avons omis de signaler cette application thérapeutique, et nous aurions agi de même aujourd'hui si, depuis, par leurs nombreux écrits, quelques spécialistes du massage ne nous avaient mis dans l'obligation de formuler notre opinion à ce sujet.

Rien de plus commun pour le public, et même pour un médecin inattentif, que de baptiser *rhumatismales* des douleurs articulaires, qui ont souvent bien d'autres causes. Quelques exemples suffiront à convaincre nos lecteurs :

Une grande part des affections articulaires qui, avant ces derniers temps, étaient rapportées par tous les praticiens à la diathèse rhumatismale, en a été distraite pour être apparentée à la tuberculose. Les récents travaux du professeur Poncet (de Lyon) ont nettement prouvé l'existence d'un *rhumatisme franchement tuberculeux*, ayant les mêmes manifestations cliniques que le rhumatisme ordinaire, aboutissant comme ce dernier à des raideurs articulaires, etc.

Masser des articulations ainsi atteintes, c'est appeler sur elles un réveil pathologique pouvant entraîner un véritable désastre (formation d'abcès, transformation en tumeur blanche, généralisation tuberculeuse).

Dans un autre ordre d'idées, le Dr Franck, médecin en chef de l'hôpital de Brunswick, a eu maintes fois l'occasion de constater que le massage se montre franchement nuisible dans les cas encore peu connus des praticiens, mais qui sont loin d'être rares, où des ostéopériostites et ostéomyélites épiphysaires consécutives à la grippe infectieuse simulent un rhumatisme articulaire chronique. Dans cette forme morbide, on trouve toutes les épiphyses (extrémités osseuses contiguës à l'articulation) particulièrement sensibles à la palpation, même après la disparition de l'épanchement articulaire. Le massage le plus doux, le port d'un appareil plâtré rembourré d'une couche épaisse d'ouate, l'application de sacs remplis de sable chaud et les frictions médicamenteuses amènent en pareilles circonstances une aggravation considérable de tous les symptômes, aggravation qui peut persister indéfiniment. Par contre, le repos, aussi complet que possible, du membre, l'application de compresses humides recouvertes d'une étoffe imperméable et une médication par le salicylate de soude permettent souvent d'obtenir la guérison même des cas invétérés.

On voit, par ces exemples, que nous pourrions multiplier, combien nous avions le droit de ne point préconiser le massage dans le rhumatisme chronique, étant donné que rien n'est moins facile de distinguer le rhumatisme articulaire simple de ces multiples formes rapportables à des infections diverses (tuberculose, grippe, blennorragie, scarlatine, etc.), sans compter que, en dehors de la friction, le rhumatisant chronique vrai n'aurait qu'un médiocre résultat à attendre des nombreuses manipulations massothérapiques appliquées à des articulations pour lesquelles le repos, aidé d'une médication appropriée, constituera le grand remède.

C'est donc aux affections articulaires d'*ordre traumatique* que sera surtout réservé le massage, qui, dans ces cas, fera merveilles.

Toutefois le masseur voudra bien retenir qu'ici, plus qu'en toutes autres circonstances, il devra craindre de dépasser le but, et qu'une intervention exagérée pourrait être très préjudiciable au malade.

En paraissant édicter des règles fixes, nous ne voudrions pas toutefois laisser croire qu'entre les mains de masseurs expérimentés ou bien guidés on ne puisse les enfreindre au plus grand profit du malade. Même dans les cas où le massage paraît contre-indiqué, on peut en tirer quelque avantage quand on sait le doser. C'est ainsi que, dans le traitement des *Tumeurs blanches* du genou où il semble que l'immobilisation doive être la première règle à appliquer, le

Dr Soquet (de Nantes) a pu attribuer au massage de véritables succès. Pour que cette méthode soit dépourvue de dangers, il importe toutefois d'éviter avec soin les mouvements violents ou brusques.

Le massage doit être très léger et ne consister qu'en *effleurages* de l'articulation atteinte, ainsi que de la région voisine du membre.

Ces bons effets semblent devoir être mis légitimement au compte de l'effet décongestionnant du massage.

La mobilisation, lorsqu'on y a recours, ne doit provoquer aucune douleur.

Employé dans ces conditions, le massage constituerait contre les tumeurs blanches un antiphlogistique à la fois plus puissant et plus rapide que les pointes de feu ou l'immobilisation, et notamment abrégerait toujours la durée du traitement.

Les douleurs s'atténuent, et l'auteur cite des cas de guérison définitive. Il ne croit pas, avec raison, le massage efficace dans les cas où l'état général du malade est altéré. Le traitement resterait alors sans bénéfice.

La règle primordiale sera donc de ne jamais s'écarter des prescriptions du médecin et de pécher plutôt par un excès de douceur.

Les affections articulaires principales auxquelles le massage doit être appliqué sont :

I. *L'entorse ou foulure.*
II. Les luxations récentes et réduites.
III. Les affections des synoviales tendineuses.
IV. L'épanchement de liquides (sérosité ou sang)

dans l'intérieur d'une articulation (d'origine trau-matique).

V. Les raideurs articulaires (conséquence plus ou moins éloignée d'accidents traumatiques, luxations anciennes réduites, périarthrites, etc.).

VI. Les déviations de la colonne vertébrale.

VII. Le pied bot.

I

ENTORSE OU FOULURE

Il faut entendre par là la distension violente etquelquefois même la rupture des ligaments d'une articulation.

Dans les manipulations appliquées aux entorses, le masseur se propose :

1º De broyer, d'écraser les exsudats et les épanchements intra et extra-articulaires ; de les chasser dans les voies lymphatiques et veineuses. D'où il suit que toutes les manipulations doivent être exercées de la périphérie vers le centre ;

2º De supprimer l'état de contracture dans lequel se placent les muscles qui entourent l'articulation. D'où résulte l'indication de masser assez loin au-dessus et au-dessous de l'articulation, de façon à comprendre dans les manipulations les masses musculaires avoisinantes.

Plus tardivement, à cet état de contracture succédera une tendance à l'atrophie, portant plus spécialement sur les muscles *extenseurs*. (Les fléchisseurs sont rarement atteints.)

C'est sur cette catégorie de muscles que devront agir les efforts du masseur, c'est-à-dire :

Pour le genou. — Sur les masses musculaires de la région antérieure de la cuisse.

Pour la hanche. — Sur les muscles de la fesse.

Pour le cou-de-pied. — Sur la région antéro-externe de la jambe.

Pour l'épaule. — Sur la masse musculaire qui coiffe l'épaule en avant, au-dessus et en arrière.

Pour le coude. — Sur les muscles de la face postérieure du bras.

Pour le poignet. — Sur les muscles placés à la face postérieure de l'avant-bras.

Ces atrophies musculaires débutent quelquefois très hâtivement, deux ou trois semaines après le traumatisme articulaire, et peuvent arriver à un point tel qu'elles entraînent l'impotence du membre. Il y a donc urgence à les enrayer par un massage intelligemment approprié.

3° De remettre en leur place les tendons qui ont pu glisser hors de leur emplacement normal (ce qui pourra être obtenu par le soin qui sera pris de masser avec le plat des pouces et tout le long des tendons saillants, et encore par la pratique des mouvements passifs qu'on imprimera à l'articulation).

Le massage a incontestablement avec les mouvements passifs gradués (en dehors de leur action régulatrice sur le système nervo-musculaire) une action analgésique sur les entorses. Les douleurs articulaires diminuent rapidement pour disparaître complètement après quelques séances.

Il doit être commencé tôt (le premier jour de l'accident si possible).

Plus l'articulation est tuméfiée, moins énergiques seront les manœuvres pratiquées au début. Celles-ci commenceront toujours, quelle que soit l'articulation atteinte, par les doigts et les orteils, et suivront en remontant l'axe longitudinal du membre. A la région de l'articulation blessée, on appliquera la technique indiquée pour chaque articulation.

Les entorses sont dites *simples* ou *compliquées*.

Aux premières seules peuvent être appliqués tous les temps du massage.

Les entorses compliquées, c'est-à-dire qui s'accompagnent d'arrachement de fragments osseux, ou de larges déchirures des ligaments, ne devront être massées qu'avec la plus grande circonspection et en présence du médecin. Le plus souvent il sera bon d'attendre la disparition des phénomènes inflammatoires aigus, et de tâter pour ainsi dire la susceptibilité pathologique de l'article en excluant dans les premières manipulations les grands mouvements provoqués qui ne peuvent qu'amener l'inflammation de l'articulation et augmenter les raideurs. Si les premières séances de massage sont suivies d'une exagération de température locale ou de gonflement douloureux se maintenant deux ou trois heures après l'intervention, il y aura lieu d'interrompre momentanément tout traitement massothérapique et de ne le reprendre que lorsque l'articulation sera devenue plus tolérante.

Pour les entorses simples, la technique sera la suivante :

TECHNIQUE

1° Plus tôt on commencera les manipulations, plus rapide sera le succès.

Le massage peut donc commencer à être pratiqué même *dans les premiers instants qui suivent l'accident.*

2° Les séances peuvent être multipliées dans la même journée. « La règle est de les reprendre quand, au bout de quelques heures d'amélioration, les douleurs reparaissent. »

En moyenne, deux séances par jour et d'une durée de vingt minutes chacune devront suffire.

3° Chaque séance comportera les manipulations suivantes :

A. **Frictions centripètes.** — Sous forme d'effleurage pratiqué tout autour de l'articulation (insister sur les points les plus douloureux et les plus œdématiés), l'effleurage aura pour effet de diminuer l'œdème superficiel et de permettre d'agir plus efficacement sur les parties profondes. La durée de la séance d'effleurage devra être de sept à huit minutes. Cette durée reste d'ailleurs sous la dépendance de la susceptibilité du malade. Il s'agit avant tout de ne point passer à des manipulations plus profondes avant d'avoir obtenu par l'effleurage une sorte d'engourdissement de la région, capable de permettre le mode d'intervention plus douloureux qui va suivre. En général, plus la séance d'effleurage sera longue, moins le malade aura ensuite à souffrir et meilleur pourra être le résultat immédiat de l'intervention.

B. **Pressions méthodiques.** — **Avec le plat des pouces.** — Pratiquées tout le long des tendons et dans les interstices tendineux, ainsi qu'au loin sur les masses musculaires voisines.

A mesure que le gonflement diminue, les pressions doivent être faites avec plus de force.

Avec le plat de la main. — Les mains se promènent lentement sur la région malade, se posant tout d'abord un peu au-dessous de la portion blessée pour remonter dans la direction du cœur, en exerçant ici encore des pressions qui doivent être plus fortes de minute en minute, dès que le malade les peut tolérer sans trop de douleur. Le membre est saisi à pleine main, et les doigts aussi bien que la paume de la main peuvent agir. Quand la main est arrivée au-dessus de la région contusionnée, elle se soulève, redescend sans toucher la peau pour reprendre à partir du point initial son mouvement de lente ascension.

On peut utilement employer les deux mains placées l'une derrière l'autre, si la région est petite, ou à côté l'une de l'autre si la région est étendue en surface.

Durée moyenne : dix minutes au moins. C'est le temps le plus important. C'est en effet sur lui qu'il faut le plus compter pour amener le dégorgement rapide de la région par la diffusion au loin du liquide sanguin extravasé dans les tissus. La preuve en est dans ce fait qu'à la suite de ces manipulations la tache ecchymotique (épanchement sanguin vulgairement appelé BLEU) s'étale largement, ce dont le malade doit être informé, de crainte que, ne voyant là qu'une complication de son état, il ne prenne peur et ne se refuse à bénéficier davantage du traitement par le massage.

C. Mouvements passifs. — Ne doivent être commencés que lorsque la douleur est à peu près éteinte. Doivent être faits lentement et sans brusquerie. Le masseur arrivera graduellement à obtenir le maximum de l'attitude qu'il est en droit de demander à l'articulation (Voir plus loin à l'étude du massage de chaque articulation en particulier), et, quand ce maximum aura été obtenu, il le devra maintenir un petit instant avant que de passer au mouvement en sens inverse.

Ces exercices seront au début proportionnés comme intensité au degré de tolérance du malade. Il faut savoir toujours reculer devant un excès de douleur provoqué par les manœuvres de massage. Agir alors par petits mouvements limités, qui suffisent, en attendant mieux, pour empêcher la formation des adhérences qu'on redoute, et reporter à des séances ultérieures le soin de gagner chaque jour un peu plus de terrain. Ne pas se laisser entraîner par l'idée qu'il est possible d'obtenir quand même le maximum de mouvements de l'articulation massée. Rien ne presse, à condition que chaque jour l'article soit légèrement mobilisé.

D. — Les mouvements actifs ne doivent pas, sauf

dans les cas très légers, être commencés dans les deux premiers jours du massage, mais reportés au troisième ou quatrième jour.

E. — Dans les entorses un peu sérieuses et surtout dans celles du membre inférieur, appliquer après chaque séance autour de l'articulation un bandage roulé (bande de flanelle) qui maintiendra l'articulation légèrement comprimée et s'opposera jusqu'à un certain point à la reproduction du gonflement.

F. — Terminer la séance par une douche froide locale d'une durée moyenne de cinq minutes (en voir la technique au chapitre traitant de l'hydrothérapie).

II

LUXATIONS RÉCENTES ET RÉDUITES

Il faut entendre par *luxation* le déboîtement d'un os, c'est-à-dire le déplacement d'un os sorti de son articulation. Quand l'os a été par le chirurgien remis à sa place, on dit que la luxation est *réduite*.

La luxation la plus simple est toujours accompagnée de froissements, de déchirures, d'un peu d'épanchement sanguin et plus tard d'une légère inflammation (arthrite).

Le massage est indiqué au même titre que pour les entorses et se pratique de la même façon, sauf les modifications suivantes :

N'avoir tout d'abord recours qu'aux manipulations correspondant au premier temps (effleurage et pressions). Ce ne sera qu'après deux ou trois semaines de ce traitement réduit qu'on le devra compléter par la pratique des mouvements passifs, qui seront exécutés au début avec beaucoup de ménagement, et devront être momentanément interrompus si la région devenait chaude, tuméfiée, douloureuse (ce qui ferait craindre le développement d'une arthrite aiguë).

III

AFFECTIONS DES SYNOVIALES TENDINEUSES

Les tendons sont presque toujours entourés de manchons, dits *gaines synoviales*, qui sécrètent par leur surface interne un liquide huileux dit *synovie*, lequel est destiné à permettre au tendon un glissement plus facile.

Dans certaines affections dénommées *synovites*, ces manchons tantôt sécrètent des produits trop abondants dont on cherche par le massage à amener la résorption, tantôt deviennent, au contraire, d'une sécheresse nuisible au bon fonctionnement du tendon qu'ils enveloppent. Dans tous ces cas, le massage est des plus efficace. Il aura pour effet d'aider à la disparition des exsudats, ou de modifier heureusement l'état de nutrition des gaines, et, en leur ramenant la santé, de leur rendre l'intégrité de leur rôle physiologique.

TECHNIQUE

La technique sera des plus simple :

Premier temps : **Effleurage. — Pressions méthodiques.**

Avec le plat des pouces.

S'attacher à bien suivre la direction des tendons.

Les pratiquer avec une force de plus en plus croissante.

Durée : sept ou huit minutes.

Deuxième temps : **Mouvements passifs.**

Consistent dans l'accomplissement des mouvements propres à l'articulation ou aux articulations *immédiatement sous-jacentes* aux gaines tendineuses qu'il s'agit de masser. (Ainsi, si le massage doit s'appliquer aux gaines synoviales du poignet, les mouvements passifs se rapporteront aux mouvements des articulations du poignet et des doigts.)

Troisième temps : **Mouvements actifs contrariés.**

Les mêmes qu'au temps précédent, seulement c'est le malade qui tente de les faire et le masseur qui s'efforce d'en empêcher l'exécution.

Douche locale (deux à cinq minutes de durée) suivie d'une série de mouvements actifs.

Ils doivent, pour être pourvus d'effet, être pratiqués pendant un quart d'heure au moins. Ce sont les mêmes mouvements que ceux des deuxième et troisième temps, mais que le malade exécute cette fois à sa guise.

IV

LES ÉPANCHEMENTS INTRA-ARTICULAIRES

Produisent le gonflement et la distension de l'articulation. Ils sont constitués par de la sérosité, du sang ou du pus. Ces derniers, répondant à des états inflammatoires graves, ne doivent en aucun cas être traités par le massage.

TECHNIQUE

La technique est peu complexe.

N'agir qu'avec beaucoup de précaution : on peut craindre, en effet, que l'articulation ne s'enflamme.

Une seule séance par jour suffira ; après chaque séance, comprimer légèrement la région par un bandage roulé.

Premier temps :

Effleurage de la région, jusqu'à ce que la peau soit devenue rouge et que la douleur à la pression soit fort atténuée.

Pressions méthodiques. — Les pratiquer surtout au niveau des points de la région soulevés par l'épanchement.

C'est la phase la plus importante de la séance ; la pratiquer soigneusement et lui donner une durée de sept à huit minutes.

(Comprendront le pétrissage des muscles qui entourent la région articulaire, et dont le plus souvent certains d'entre eux sont en voie d'atrophie.)

Deuxième temps : Mouvements passifs.

Faire exécuter avec lenteur tous les mouvements propres à l'articulation : constater qu'ils se font bien et sans douleur. Dans le cas contraire, rendre compte au médecin traitant.

Troisième temps : Mouvements actifs contrariés.

Sont ici de toute importance. Ce sont eux qui s'opposeront le plus à la marche presque fatale vers l'atrophie de certains groupes musculaires. Ne pas négliger de les pratiquer.

Terminer la séance par un nouvel effleurage, suivi de l'application d'une douche locale (durée : deux à cinq minutes).

La durée totale d'une séance sera un peu plus courte pour les cas aigus (dix minutes), mais, pour les épanchements chroniques, elle peut atteindre trente minutes.

V

RAIDEURS ARTICULAIRES

Les raideurs articulaires sont le plus souvent la conséquence de lésions traumatiques ou inflammatoires antérieures.

Elles sont dues à la rétraction de toutes les parties molles qui entourent l'articulation (tendons, ligaments, capsule fibreuse articulaire) et à des exsudats intra ou péri-articulaires.

Elles sont quelquefois telles qu'il semble qu'il y ait soudure des os qui constituent l'articulation.

Le massage a ici pour but :

De rendre de la souplesse à tous les tissus rétractés et de favoriser, à l'aide de mouvements passifs, la résorption des exsudats.

Plus on retarde l'application du traitement, moins il faudra compter sur le succès. Il faut savoir que les progrès sont très lents à se faire (un traitement de deux à trois séances par jour pendant plusieurs mois est quelquefois nécessaire).

Les manipulations ne doivent être entreprises que lorsque les phénomènes inflammatoires (arthrite ou périarthrite) auront complètement disparu.

La technique à employer sera la suivante :

Premier temps : **Effleurage**.

Pressions. — Doivent être pratiquées très énergiquement, de façon qu'elles arrivent à agir sur les parties profondes. Elles doivent se faire sur *toutes* les faces de l'articulation maintenue solidement fixée contre le coussin de sable par la main qui n'agit pas.

Deuxième temps : **Mouvements passifs**.

Constitue le temps de beaucoup le plus efficace et le plus difficile.

Pour provoquer l'exécution de ces mouvements, le masseur devra déployer une force dont l'intensité variera avec la nature de l'obstacle à vaincre. L'habitude seule, aidée des conseils puisés auprès du médecin, pourra donner l'assurance et même la hardiesse nécessaires pour ne pas craindre d'amener parfois, par des manipulations énergiques, des craquements articulaires, et de produire sous la peau la formation d'ecchymoses.

Le masseur se guidera, pour l'exécution de ce temps, sur l'extrême douleur ressentie à un moment donné par le malade, et qu'il devra savoir respecter.

La règle sera donc de s'arrêter dans ces mouvements à l'attitude que le malade pourra supporter sans trop grande souffrance.

Troisième temps :

Les mouvements actifs contrariés, par lesquels on cherchera à rendre aux muscles la force nécessaire pour qu'ils puissent mettre en jeu l'articulation, ne sauraient, tout comme les mouvements actifs, être pratiqués que lorsqu'une certaine souplesse aura été rendue à l'articulation.

Ils seront le couronnement de l'œuvre entreprise, quand on aura pu la mener à bien.

Durée moyenne de la séance : vingt minutes.

Terminer par une douche locale à jet plein.

MÉCANOTHÉRAPIE

Quelque fréquemment et consciencieusement que puissent être faites les manœuvres de massage appliquées aux raideurs articulaires, elles ont tout à gagner à être aidées par des manœuvres de mobilisation d'ordre mécanique (*Mécanothérapie*) exercées dans les intervalles du temps de massage par le malade lui-même ou par une autre personne. Elles auront pour effet de ne pas laisser passer entre les intervalles des manipulations un temps trop long qui pourrait sinon annihiler, tout au moins diminuer les bénéfices de l'intervention manuelle. Il est bien entendu que ce mode de mobilisation ne saurait se substituer à une intervention manuelle par le massage. Dans bien des cas, le médecin seul doit être juge de l'étendue des mouvements que l'on peut sans danger imprimer à une articulation malade. Il serait dangereux d'intervenir par des tractions aveuglément faites et qui n'auraient pour limites d'étendue, de la part du blessé, que l'intensité de la douleur provoquée, et de la part de l'infirmier chargé de les pratiquer, que la quantité d'efforts faits par lui.

La mécanothérapie peut être définie : l'art de coopérer au traitement de certaines affections relevant du massage, à l'aide d'appareils mécaniques. La plupart de nos grandes stations thermales, — telles, en France, Aix-les-Bains, Vichy, etc. — sont dotées d'une installation mécanothérapique très complète, où l'on a accumulé, pour la séduction par l'œil, de multiples et inutiles appareils, dans lesquels restent perdus les peu nombreux d'entre eux réellement utiles.

Simplifiant le plus possible ce mode opératoire, comme nous avons simplifié celui du massage, nous avons pour toute mécanothérapie à recommander, selon qu'on veut créer une installation plus ou moins complète ou plus ou moins mobile :

1º L'utilisation de notre chaise orthopédique ;

2º L'appareil du docteur Vennin ;

3º Le recours à une mécanothérapie de fortune faite d'appareils simples, tels que nous ont appris à la créer et à l'utiliser les besoins de la guerre.

Chaise orthopédique.

Cette chaise a pour principal avantage de ne pas encombrer et de réduire à un seul appareil les quatre qui seraient nécessaires pour répondre à la mobilisation des quatre grandes articulations (épaule, coude, genou, cou-de-pied). Il importe que le blessé vienne pour sa part en aide au masseur dans l'œuvre de mobilisation, qui doit plus ou moins hâtivement, suivant les prescriptions médicales, être appliquée à une articulation enraidie par suite d'un traumatisme antérieur ou d'un voisinage inflammatoire. Si le blessé est de ceux qui ont souci de hâter leur guérison au prix de quelques douleurs à endurer, il peut, une fois fixé sur l'appareil dont nous donnons ci-après la description, manœuvrer lui-même d'une ou des deux mains le mécanisme simple qui mettra en mouvement le segment de membre ou le membre mobilisé.

Dans le cas contraire, on peut, sans faire courir aucun risque au malade, confier même à une personne inexpérimentée le soin d'exercer les tractions. Dans les deux cas, les séances pourront être faites sans fatigue, suffisamment prolongées et multipliées dans la même journée, pour que l'effet obtenu en soit réellement efficace.

Description de l'appareil.

L'appareil se compose en substance d'une chaise massive en bois de chêne à dossier élevé et contre lequel est solidement fixée une sorte de potence P (Voir fig. 11), au haut de laquelle glissent dans les poulies de réflexion R, R, des cordelettes rattachées

par une de leurs extrémités au membre ou segment
de membre à mobiliser et par l'autre à une poignée
ou manette M, que manœuvre un infirmier ou le
blessé lui-même. Quatre segments matelassés sur une

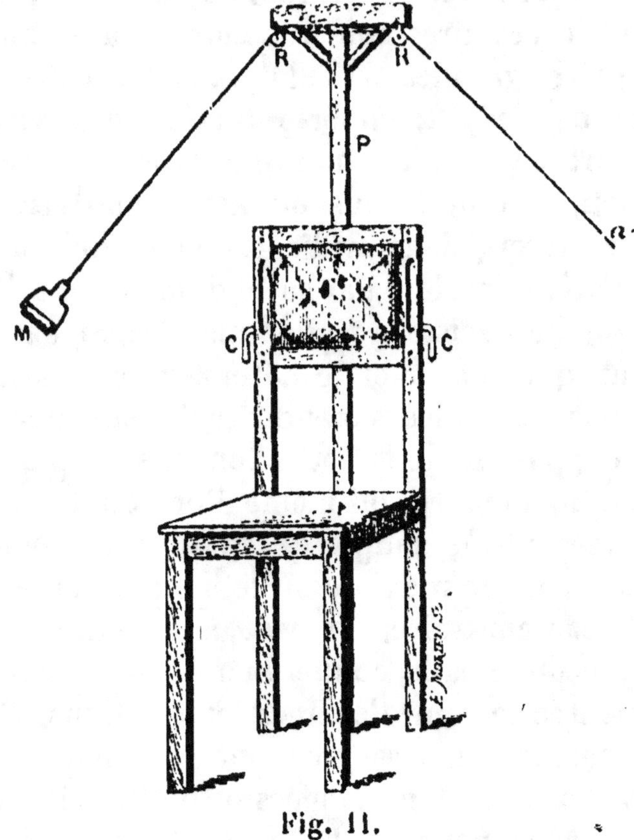

Fig. 11.

seule ou sur leurs deux faces, selon qu'ils devront être
utilisés par les deux faces ou par une seule, sont
annexés à l'appareil pour agir l'un sur l'articulation
de l'épaule, l'autre sur le coude, le troisième sur le
genou et le quatrième sur l'articulation du cou-de-
pied.

[La maison Badin frères (bandages et appareils,
place Esquirol, Toulouse) se met à la disposition de

nos lecteurs pour leur livrer dans d'excellentes conditions cette chaise orthopédique, soit complète, soit par segment isolé pour la mobilisation d'une seule articulation.]

I

Mobilisation de l'articulation de l'épaule.

1º Se pratique en annexant au squelette de la chaise le segment A (Voir fig. 12).

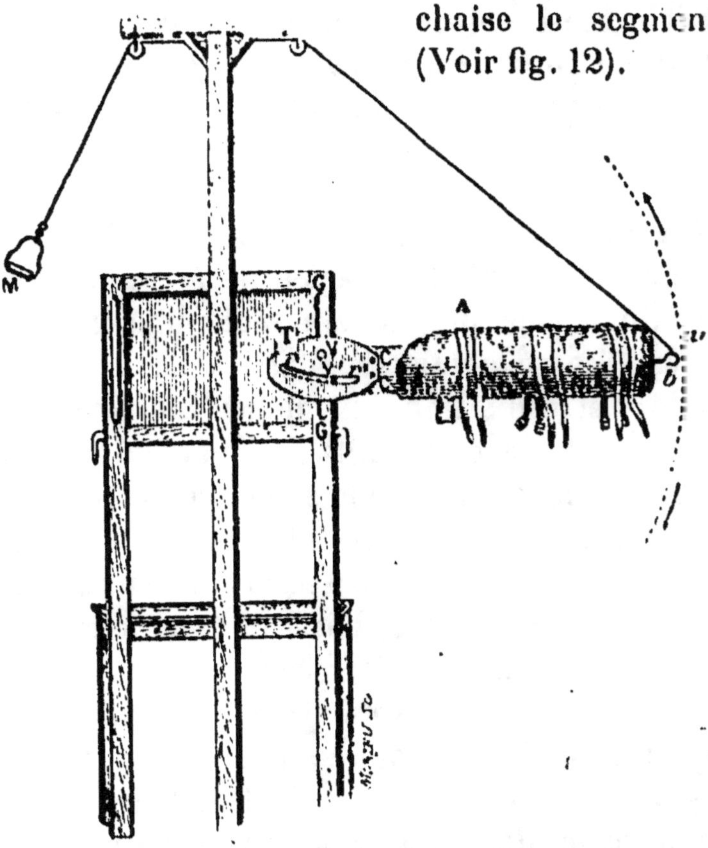

Fig. 12. — Face postérieure de la chaise disposée pour mobiliser l'articulation scapulo-humérale (épaule) droite.

Le segment A est matelassé sur ses deux faces de façon à pouvoir servir alternativement pour les côtés droit et gauche. Il se fixe, au moyen de l'extrémité terminée par la plaque de forte tôle T, contre la face postérieure d'un des montants de la chaise de la façon suivante : un premier écrou est engagé dans l'orifice V et dans la glissière G dont est creusé le montant de la chaise et fixé solidement à hauteur voulue. Un deuxième écrou V″ est passé dans la rainure *rr* en même temps que dans la glissière G. Ce deuxième écrou ne doit être que lâchement serré. Le segment A ainsi maintenu est prêt à pivoter dans un sens vertical autour du point fixe V, et l'écrou V″ ne sert qu'à maintenir dans un plan fixe le mouvement d'ascension ou de descente.

2º Un point important dans la mobilisation de l'épaule est d'obtenir la fixation de l'omoplate, afin d'éviter que cet os ne participe pour une trop large part aux mouvements de l'articulation scapulo-humérale. Cette fixation, qui ne saurait être rendue complète, sera rendue suffisante par l'application d'une large sangle du modèle ci-contre (Voir fig. 13).

La partie horizontale s'enroule autour du corps du blessé assis sur la chaise, passe par son milieu sous l'aisselle correspondant à l'articulation à mobiliser et, par ses deux extrémités, vient se boucler sous le crochet C placé contre le montant de la chaise.

La partie verticale passe comme un demi-anneau par-dessus l'épaule à fixer et vient se boucler sur la portion horizontale par ses deux extrémités A′, A″.

3º Le bras du blessé est alors fixé tout le long du segment A, et il ne reste plus qu'à mettre ce segment en mouvement.

Pour ce faire, les choses étant disposées comme dans la figure 12, l'extrémité *a* de la cordelette est fixée au petit anneau ouvert *b* vissé lui-même à l'extrémité du segment A. On voit dès lors que toute

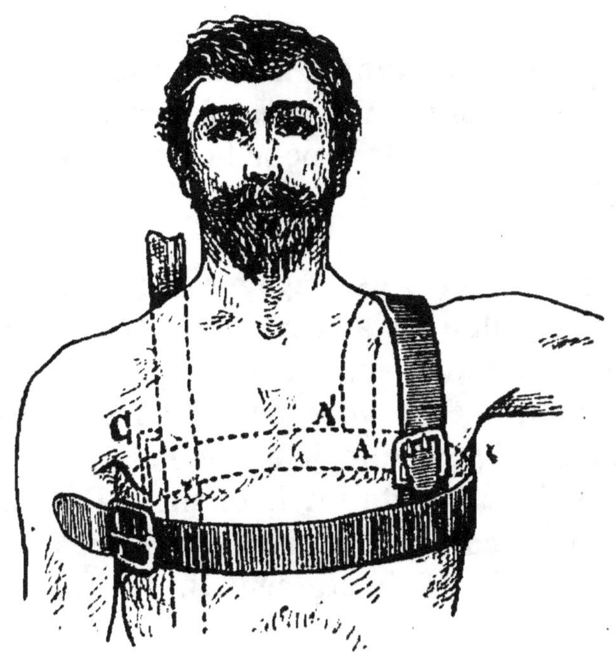

Fig. 13. — Courroie pour l'immobilisation de l'omoplate.

traction sur la manette M aura pour effet de provoquer la mobilisation du segment A et, par suite, de l'épaule qui a été rendue solidaire de ce segment.

Nota. — Pour que le segment A puisse servir au côté opposé, la portion matelassée a été rendue indépendante de la plaque métallique T. Lorsqu'il s'agira de faire passer le segment A du côté droit au côté gauche, ou *vice versa*, la partie matelassée sera dévissée en C, C, et replacée ensuite, après retournement de la plaque.

II

Mobilisation de l'articulation du coude.

Se pratique en adaptant à la chaise le segment B (Voir fig. 14), lequel est aussi matelassé sur ses deux faces afin de pouvoir servir pour le coude droit et le coude gauche.

1º La barre de fer *b* est engagée horizontalement et à hauteur voulue en arrière des montants de la chaise et en avant de l'encoche creusée dans la portion P′ du montant de la potence; elle est engagée plus ou moins de façon que, le malade étant assis sur la chaise et le bras étendu sur le segment B, le pli de flexion du coude corresponde à la charnière qui unit les deux parties C et *d* du segment B.

2º La barre *b* est maintenue en place par des vis à écrou qui s'engagent à la fois dans la fente de la barre *b* et dans la glissière des montants de la chaise.

3º Une fois le segment B en position et le membre supérieur fixé sur lui, la manœuvre devient analogue à celle qui a été décrite pour la mobilisation de l'épaule. Il ne restera plus qu'à rattacher l'extrémité de la cordelette *a* à l'extrémité du segment B.

Le mouvement d'extension de l'avant-bras sur le bras est abandonné aux efforts musculaires du blessé. C'est là, en effet, un moyen de porter remède, dans une certaine mesure, à l'atrophie relative du triceps qui accompagne toujours plus ou moins les affections inflammatoires de l'articulation du coude. Si, pour un motif particulier, on voulait éviter au blessé cet effort musculaire, il serait aisé d'attacher en *b* une

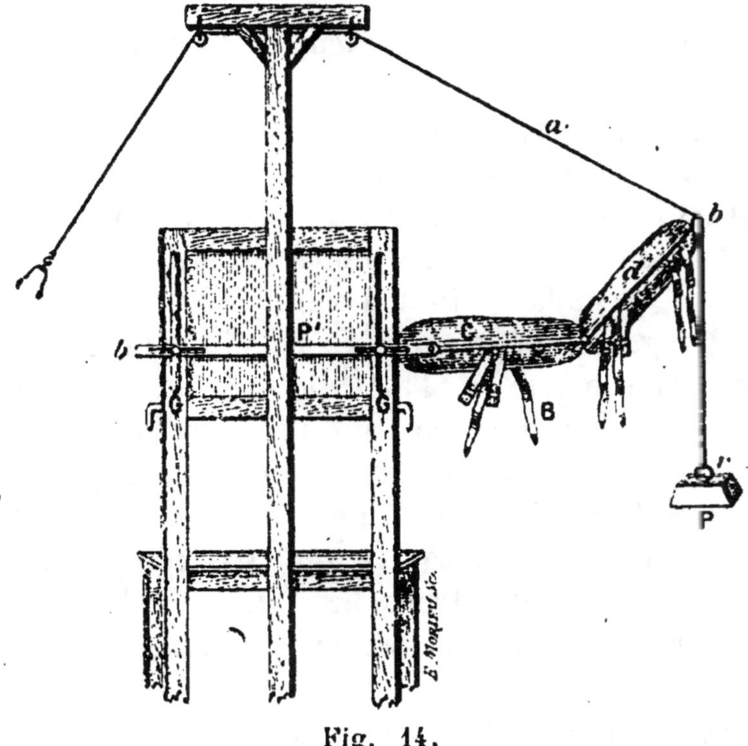

Fig. 14.

cordelette à l'extrémité de laquelle le poids P exercerait une traction suffisante pour ramener automatiquement l'avant-bras en extension sur le bras. Afin d'éviter que l'avant-bras ne subisse des mouvements d'hyperextension, on pourrait donner à la cordelette *br* une longueur telle que le poids P arrive à toucher le sol en même temps que la partie *d* du segment B viendra se placer sur le prolongement de la partie C.

III

Mobilisation de l'articulation du genou.

Annexer à la chaise le segment C (Voir fig. 15).

1° La partie postérieure du segment est engagée dans une glissière G percée sur la portion antérieure de l'entablement qui supporte le siège de la chaise. Elle y est engagée plus ou moins profondément, de façon que, le malade étant assis et le membre inférieur allongé sur le segment C, le pli de flexion du genou corresponde à l'articulation intersegmentaire R. La partie postérieure du segment est maintenue fixe à la profondeur voulue par l'engagement au travers du petit orifice T, percé sur le siège, d'une petite tige de fer à anneau N dont l'extrémité vient pénétrer dans un des trous pratiqués sur la partie postérieure et non matelassée du segment C.

2° Le membre inférieur est alors fixé sur le segment par les courroies c, c, c, et la mobilisation est pratiquée de la façon suivante :

La cordelette qui actionnera le membre est rattachée par une extrémité au crochet O et conduite de là dans les poulies P, P, fixées elles-mêmes au-dessous des barreaux transversaux de la chaise ; elle passe de là sur la face postérieure de la chaise, le long de laquelle elle remonte en s'engageant dans les poulies Pᴵᴵ, Pᴵᴵᴵ, Pᴵⱽ, puis dans la poulie Pⱽ vissée sur la partie transversale de la potence, partie transversale qu'elle longe pour s'en dégager après avoir traversé la poulie P^{vi} et aller de là se rattacher à la manette M par son autre extrémité.

Ici, comme pour le coude, le mouvement de flexion

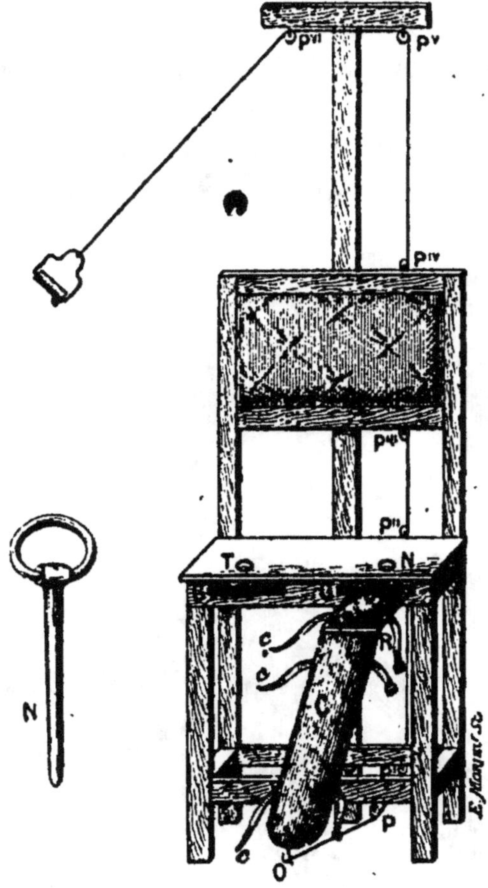

Fig. 15.

seul est le résultat de la traction exercée. Il est en effet indispensable, en raison du plus ou moins d'atrophie du muscle triceps qui accompagne toujours les affections inflammatoires ou traumatiques du genou, de laisser au blessé seul le soin de ramener, par ses efforts musculaires et après chaque mouvement forcé de flexion, la jambe en état d'extension sur la cuisse.

IV

Mobilisation de l'articulation du cou-de-pied.

1° Le segment D (Voir fig. 16) est engagé plus ou moins profondément, selon la taille du blessé, dans

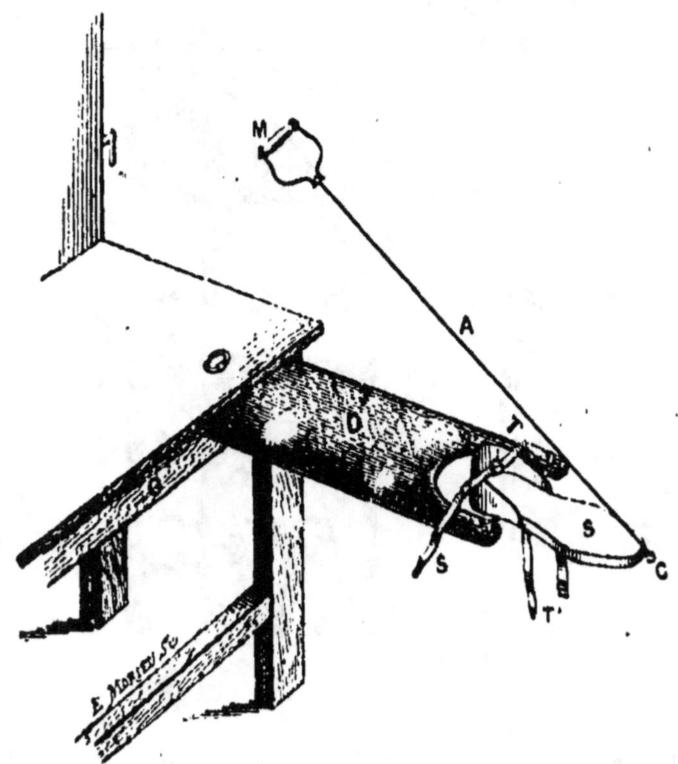

Fig. 16.

la glissière G, et y est fixé comme il a été dit pour le segment C (fig. 15).

Le pied du malade est appliqué sur la semelle S par

les courroies T et T'. Le plein milieu de la courroie T passe dans la talonnière R, et ses deux chefs viennent, après s'être entre-croisés sur la face dorsale du pied, se nouer en dessous de la semelle S. La courroie T' complète l'immobilisation, et ses deux chefs sont noués directement sur la face dorsale du pied.

2° Une courte cordelette A est reliée par une extrémité en C et par l'autre à la manette M, que le blessé saisit d'une ou des deux mains ; de légers efforts de traction amènent alors la flexion du pied sur la jambe, modifiant ainsi le degré d'équinisme qui complique plus souvent que toute autre attitude vicieuse les raideurs de l'articulation tibio-tarsienne. Les mouvements d'extension du pied sur la jambe sont laissés aux seuls efforts musculaires du blessé. On pourrait rendre ce mouvement d'extension passif en adaptant (comme cela a été démontré possible pour la mobilisation du coude) un poids rattaché par une cordelette au crochet C du segment D.

APPAREIL DU Dr VENNIN

Pour des raisons analogues à celles qui nous ont guidé dans la construction de notre chaise orthopédique, notre distingué collègue le Dr Vennin, chargé du service de la mécanothérapie à l'hôpital militaire d'instruction de Lyon, a fait établir par la maison Durillon frères, constructeurs, 4, rue de la Charité (Lyon), un appareil dit *articulo-moteur*, qui a été adopté par le ministère de la Guerre.

Cet appareil, moins compliqué que semblerait le laisser croire le dessin que nous en reproduisons, devient d'une manipulation facile après la lecture attentive de l'étude monographique publiée sous ce titre : *La mécanothérapie, Appareil articulo-moteur du*

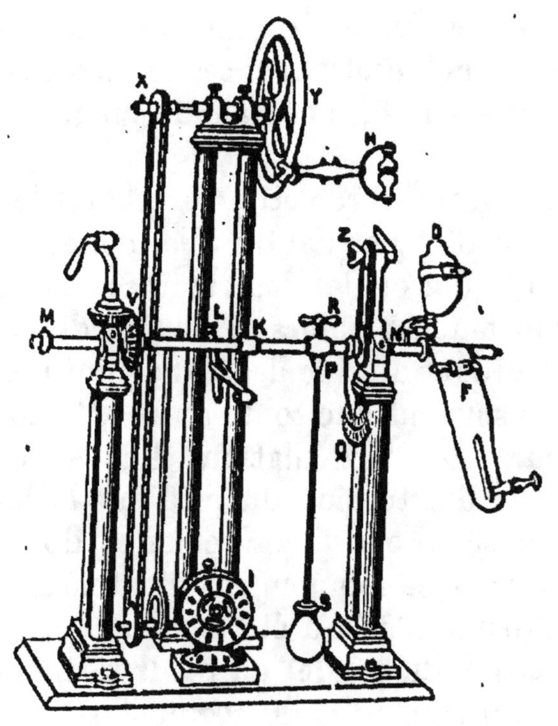

Fig. 17.

Dr Vennin, éditée par l'Association typographique lyonnaise, 12, rue de la Barre.

Il est parfait, à notre avis, parce qu'il répond à *toutes* les indications.

L'appareil de mécanothérapie du Dr Vennin est destiné à traiter par la mobilisation rationnelle les impotences fonctionnelles qui résultent :

1º Des raideurs articulaires ;
2º De l'atrophie musculaire.

Il permet à l'opérateur de distribuer, rigoureusement dosé, le « médicament mouvement » et d'en faire varier, selon les indications cliniques, les différentes caractéristiques.

Nature, forme, grandeur, quantité.

1º **Nature.** — Il repoduit intégralement, grâce aux accessoires : attelles, gouttières, etc., qui complètent son action, les divers mouvements physiologiques.

2º **Forme.** — Il réalise à volonté la mécanothérapie active et la mécanothérapie passive.

Dans le premier cas, l'effort est fourni par le sujet, mais guidé et réglé par l'appareil.

Dans le deuxième cas, la force qui détermine le mouvement est produite par le moteur de l'appareil, le malade obéissant simplement à l'impulsion.

3º **Grandeur.** — Il permet de faire varier le champ dans lequel s'exécute le mouvement et d'en graduer l'amplitude ; de mesurer chacune de ses variations et d'assurer ainsi une action à volonté constante ou variable et régulièrement progressive.

4º **Quantité.** — Il rythme exactement la vitesse ou la durée des mouvements. La quantité est donc rendue proportionnelle à la durée de la séance qui peut, dans les cas de mouvements passifs, être prolongée aussi longtemps que l'opérateur le juge à propos.

MÉCANOTHÉRAPIE DE FORTUNE (1)

La 7e direction du Service de santé au ministère de la Guerre a, dès les premiers mois qui ont suivi l'entrée en campagne, prévu l'intérêt qu'il y aurait, aussi bien pour l'État que pour les blessés, à créer des centres spéciaux de massothérapie et de mécanothérapie. Il a été fait appel à des spécialistes, on a réquisitionné les installations d'appareils perfectionnés existant dans de nombreuses villes, et on a pu ainsi faire rapidement fonctionner par région un grand centre de thérapeutique mécanique. Malheureusement, ces services ont été aussitôt encombrés que créés. Les blessés, pour bien des raisons, ne tirent un bénéfice complet de ce mode de traitement, que s'il est exercé sous la surveillance constante du médecin ou de ses aides. Tantôt c'est la douleur provoquée par la mobilisation forcée qui amène le malade à écourter et même esquiver les séances ; tantôt aussi, il faut bien l'avouer, la crainte d'une guérison trop rapide qui ramènerait le malade au champ de bataille, ou diminuerait l'espérance du quantum d'une pension de retraite, font souhaiter et aider même, par de petits moyens, l'inanité du traitement. Enfin, et ceci est à prendre en plus grande considération, les blessés arrivent toujours trop tard aux centres mécanothérapiques ; il a fallu d'abord traiter la blessure, attendre

(1) Ce chapitre n'est que la reproduction très peu modifiée d'un court travail communiqué par nous à la Direction du Service de santé au ministère de la Guerre et publié dans les *Archives de médecine et de pharmacie militaires* de septembre 1915.

la cicatrisation d'une plaie même superficielle, et pendant ce temps les articulations voisines, immobilisées dans des appareils, se sont enraidies, les muscles se sont atrophiés en partie, les tendons se sont rétractés. D'où nécessité d'une mécanothérapie plus longue, et un résultat très atténué.

Pour échapper à tous ces inconvénients, il suffirait d'autoriser dans chaque formation sanitaire la création d'une installation de mécanothérapie de fortune qui, pour les moyens blessés, pourrait quelquefois suffire à obtenir une guérison complète, et préparerait les cas graves à subir avec plus de profit l'action d'appareils mécaniques mieux adaptés. Une nouvelle et récente circulaire ministérielle va fort à propos combler cette lacune. Pour notre compte, et dans notre hôpital, spécialement réservé aux cas chirurgicaux, nous avons cru pouvoir devancer cette décision : la salle de mécanothérapie fut contemporaine de la salle d'opération.

Pas grande, ainsi que le montre la reproduction photographique (fig. 18), pas luxueuse non plus en raison de nos maigres ressources budgétaires, elle nous a pourtant permis d'obtenir des résultats appréciables.

Nous n'avons pas la prétention d'avoir fait œuvre d'innovateur. D'autres que nous, guidés par le même désir de collaborer à l'œuvre commune, ont dû faire ainsi, et mieux sans doute. Nous avons simplement voulu, en publiant ce court travail, attirer l'attention de nos camarades de l'armée sur la possibilité d'obtenir de bons effets par des moyens peu coûteux, et de ne pas se laisser décourager par l'idée qu'on ne peut faire de travail utile qu'en faisant appel à cette mécanothérapie savante qui a surtout été créée pour éblouir dans des stations thermales une clientèle toute préparée à aller comme les alouettes au miroir.

Notre installation a d'abord consisté uniquement dans l'utilisation de la chaise orthopédique dont nous avons donné la description détaillée page 57.

Elle a été vite insuffisante parce que, construite

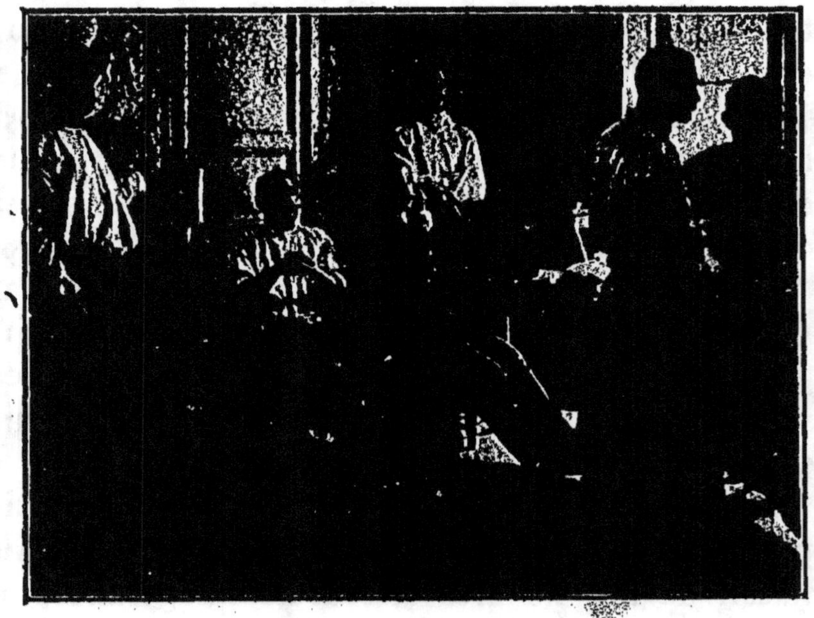

Fig. 18.

pour tous les cas, elle ne permet de traiter qu'un malade à la fois. Les appareils vendus dans le commerce coûtent très cher ; chacun d'eux ne s'adapte qu'à une affection particulière, ce qui amène à des achats multiples et coûteux. Il existe bien un appareil merveilleusement réglé, qui répond à toutes les indications ; je l'ai signalé page 67 ; c'est l'appareil de mon distingué camarade Vennin. Il est utilisé au Val-de-Grâce. Il n'est pas encombrant, mais il coûte 3 000 francs, et partage avec notre humble chaise orthopédique le défaut de ne donner place par séance qu'à un seul blessé.

On peut à la rigueur arriver à actionner les articulations principales par une disposition ingénieuse de lacs extensibles, dérivés du Sandow, et installés selon les données de Vennin ou celles que, récemment le Dr Privat a conseillées dans un opuscule ayant pour titre *Mécanothérapie de guerre*. Mais l'inconvénient est grand ; les efforts ne peuvent être réglés. L'effet utile est tout entier confié à la bonne volonté du blessé, et nous savons par expérience qu'il est bon le plus souvent de ne pas compter sur ce facteur.

Nous avons pu suffire à tous les besoins, en ajoutant à notre chaise neuf petits appareils. Ces appareils sont, pour la plus grande partie, dus à l'ingéniosité de notre collaborateur, M. le médecin aide-major Dausset, le distingué directeur de la Mécanothérapie de Vittel : si simples qu'un coup d'œil jeté sur les dessins suivants pourrait dispenser de la description succincte que nous allons en donner. Fabriqués par le menuisier de l'établissement, ils sont d'un prix de revient à peu près nul ; ils répondent aux indications principales, et s'appliquent à toutes les articulations des membres.

Le premier d'entre eux (fig. 19) a été créé pour la mobilisation des doigts, si vite enraidis au cours de traitements appliqués aux blessures de la main, de l'avant-bras, et même du bras. La guerre de tranchées, en exposant plus particulièrement au feu de l'ennemi la tête et les mains des combattants, a rendu les blessures de mains plus fréquentes proportionnellement aux autres. Nous n'insisterons pas sur les bénéfices que dans ces cas un blessé en traitement peut tirer d'une mobilisation hâtive. Commencer tôt la mobilisation, c'est presque éviter raideurs, rétractions, ankyloses même.

Pour utiliser l'appareil de la figure 19, l'avant-bras

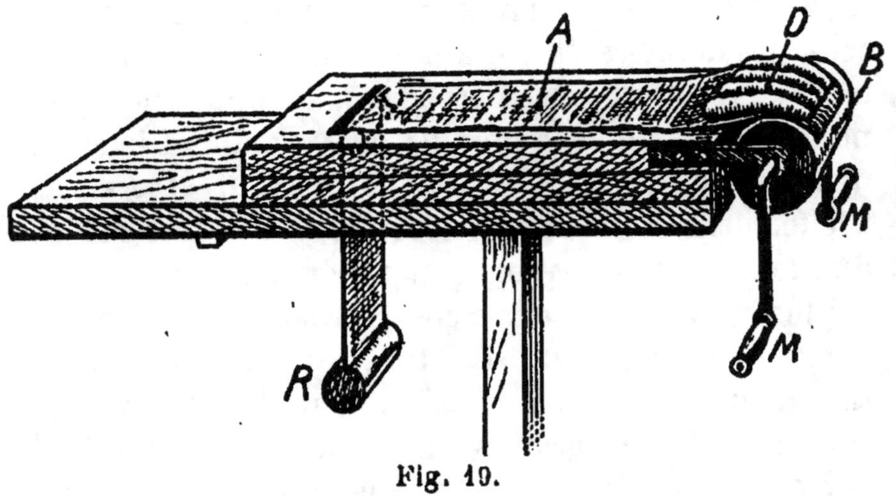

Fig. 19.

est appliqué contre la bande A fixée en B sur un rouleau de bois qu'actionnent les manivelles M, M et qui reste tendu sous le poids d'un rouleau pendu à l'autre extrémité R. Les doigts sont profondément engagés dans les doigtiers de toile D fixés au rouleau. Il est aisé de voir que lorsqu'on fait agir les manivelles M, M, la toile et les doigts qu'elle fixe sont entraînés dans un mouvement de roulement que l'on peut graduer et pousser jusqu'à l'extrême douleur à faire supporter au blessé.

Lorsqu'il s'agit d'intervenir pour des raideurs du pouce, il suffit d'engager ce doigt isolément dans un des doigtiers et d'opérer comme pour les quatre doigts.

Cette action curatrice est complétée utilement par l'appareil (fig. 20).

Ici le jeu des doigts est rendu à sa destination physiologique par l'obligation d'enrouler autour de

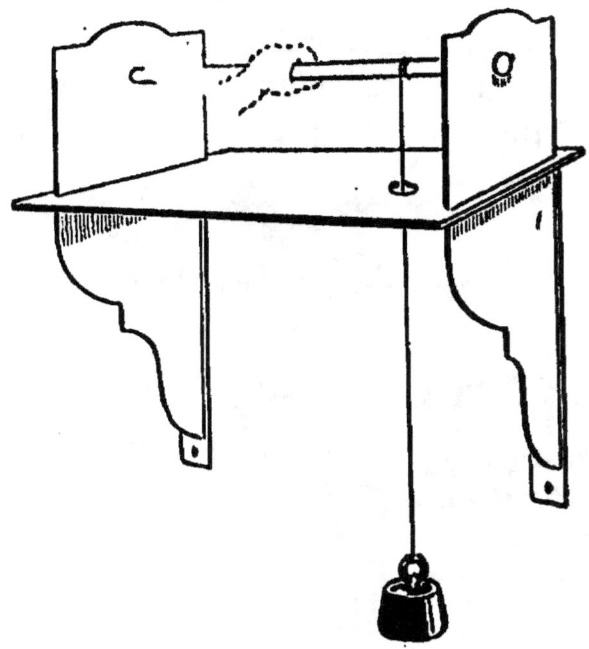

Fig. 20.

la poulie, en s'aidant plus particulièrement des doigts atteints, la cordelette à l'extrémité de laquelle est attaché un poids qu'on alourdira au fur et à mesure des progrès réalisés. Sous la surveillance de l'infirmier, le blessé est obligé de faire des efforts utiles et qu'il ne ssurait déguiser de façon à les rendre inefficaces.

Les efforts faits pour l'enroulement de la cordelette, suivis de ceux que nécessite la résistance faite au déroulement, retentissent efficacement non seulement sur les petites articulations des doigts et les tendons de la main, mais aussi sur le poignet et les muscles de l'avant-bras.

A eux deux, ces petits appareils sus-décrits nous ont rendu les plus grands services pour ramener la souplesse des doigts et des mains que des poussées phlegmoneuses avaient transformés en véritables battoirs.

L'appareil (fig. 21) est destiné à imprimer à l'articulation du poignet des mouvements de flexion et d'extension, qui devront après la séance être com-

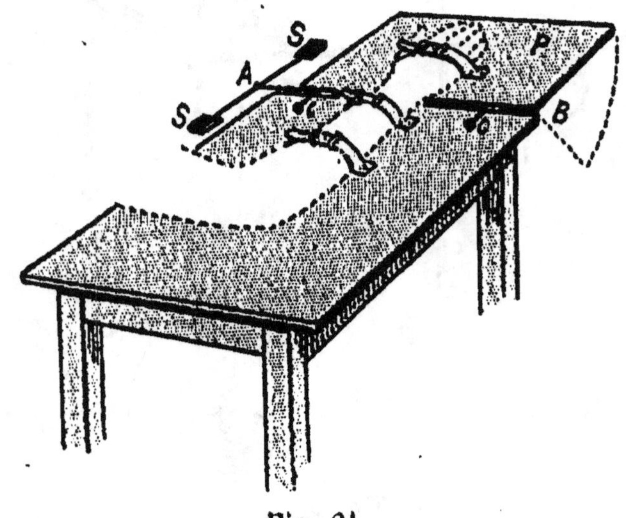

Fig. 21.

plétés, s'il y a lieu, par des mouvements de circumduction pratiqués directement par le masseur.

Ces mouvements sont obtenus par l'effort fait par le blessé pour abaisser et relever la planchette P (sur laquelle la main est maintenue à plat par l'engagement des doigts sous les petites lanières de cuir), tandis que l'avant-bras reste fixé par une bande sur la planchette arrière.

La quantité de mouvements est réglée d'après la douleur ressentie par le blessé, au moyen d'un contrepoids S ; selon que le contrepoids est plus ou moins engagé dans la tige, l'effort à faire devient plus ou moins grand ; et si même il y a lieu de venir en aide à la mauvaise volonté du blessé, l'infirmier peut im-

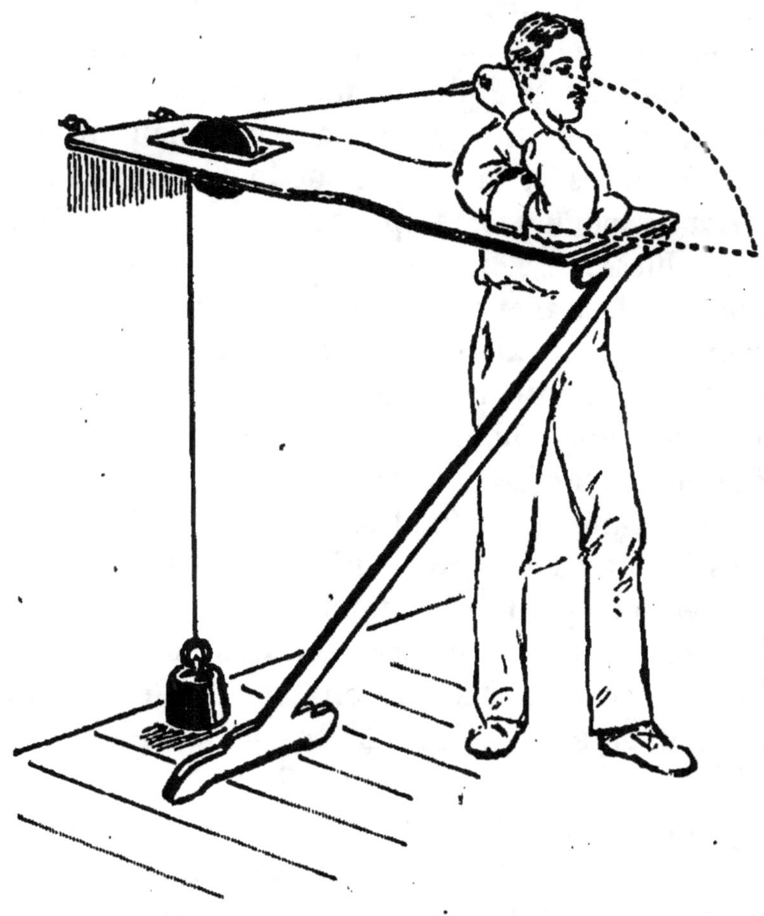

Fig. 24.

primer lui-même à la planchette l'impulsion nécessaire à la production des mouvements. Le blessé est assis à droite ou à gauche de l'appareil, selon qu'il s'agit de mobiliser le poignet droit ou gauche. La tige AB est mobile et peut être engagée soit à droite, soit à gauche de la table. De plus, elle est rendue solidaire des mouvements imprimés à la tablette P parce qu'elle est fixée par deux petites clavettes (*c*, *c*) dans les charnières de cette même tablette.

L'appareil (fig. 22) est établi en vue de la mobilisation du coude ; solidement fixé au mur par des charnières qui permettent de le rabattre après la séance, il peut prendre, par la plus ou moins grande obliquité donnée à la béquille de soutien, une hauteur qui l'adapte à toutes les tailles. Le coude droit ou gauche est actionné par le même appareil, grâce au déplacement du blessé. Le bras est solidement fixé sur la planchette, et, la manette en main, le malade, par un mouvement de flexion et d'extension, soulève le poids dont la lourdeur est adaptée aux besoins.

Pour les mouvements de l'épaule, qu'il s'agisse d'adduction, d'abduction ou de circumduction, le point important est la fixation de l'omoplate qui, si elle n'est pas assurée, rend tout travail illusoire. Les mouvements se produisent dans ce cas par entraînement de cet os, et n'influencent en rien l'articulation scapulo-humérale. Nous utilisons pour les deux premiers mouvements notre chaise orthopédique, et aussi l'appareil représenté figure 23.

Un Sandow, ou un simple lacs élastique fixé au mur, portant à l'extrémité une manette. La fixation de l'omoplate est réalisée en partie par une béquille engagée dans le creux axillaire et disposée plus ou moins obliquement pour correspondre à la taille du malade. Pour aider à la fixation de l'omoplate, il est indispensable que, pendant la séance, l'infirmier-masseur saisisse à pleines mains l'angle inférieur de cet os, et le maintienne vertical. Le blessé, en attirant à lui le bras maintenu en extension, et en le ramenant à la position du commandement de « fixe », réalise le

mouvement d'adduction. En reprenant ensuite la
position du départ, tout en s'opposant, par des

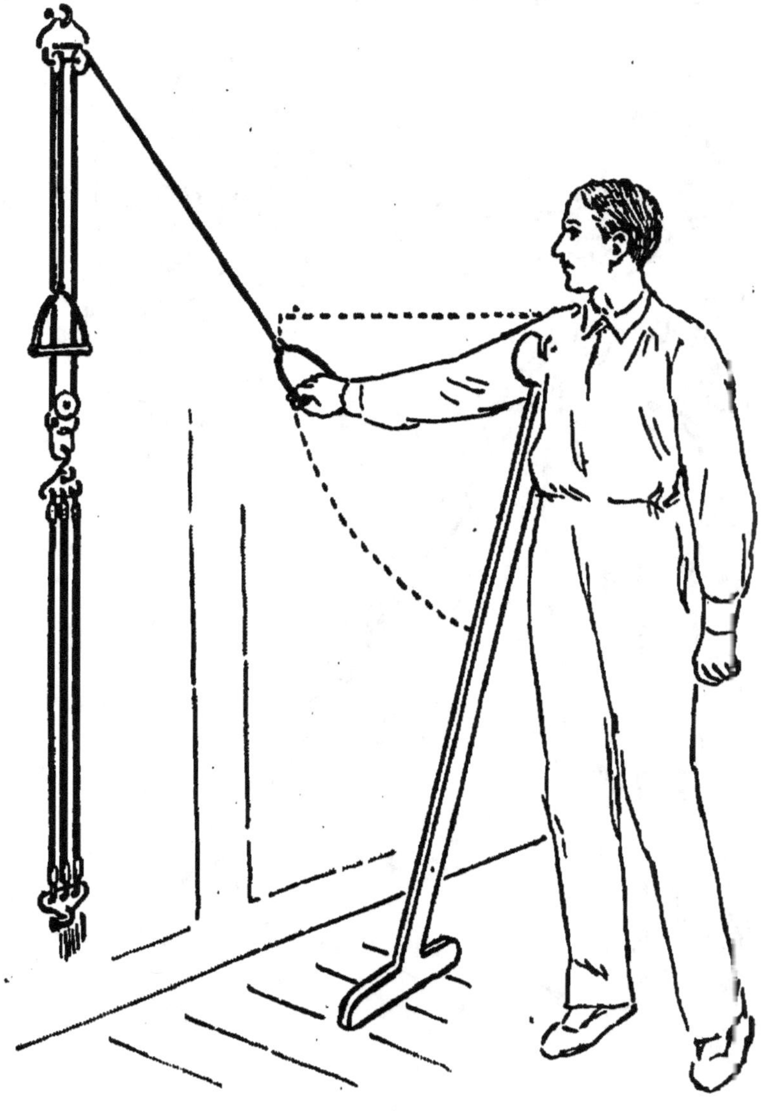

Fig. 23.

efforts musculaires, à ce mouvement de retour, il
réalise dans de bonnes conditions le mouvement
d'abduction.

Le mouvement de circumduction est obtenu par un appareil (fig: 24) aussi facile à établir. Il est fait d'une roue de bicyclette fixée au mur, et pouvant

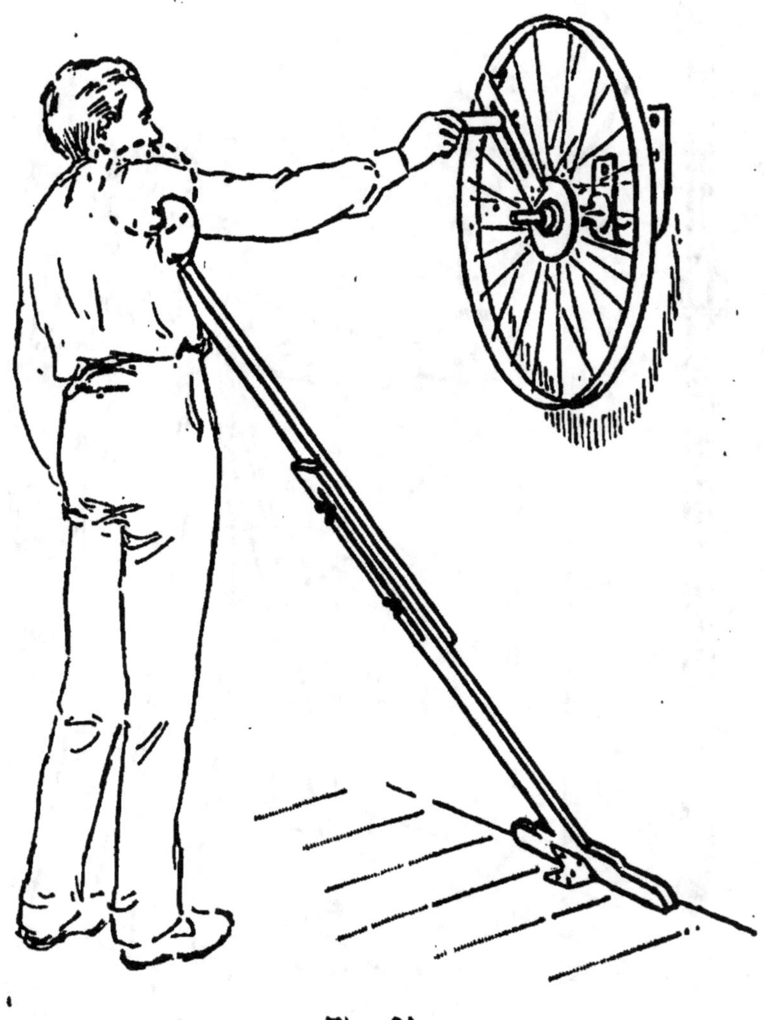

Fig. 24.

être placée à différentes hauteurs afin de convenir à toutes les tailles par l'engagement de l'axe du moyeu de la roue dans une série de trous où la maintient fixée un écrou à ailettes.

Le blessé se place de côté, en face de la roue, saisissant de la main la poignée de la manivelle.

La béquille, fixée au pied de l'appareil par une charnière qui l'applique au sol, peut aussi, par un procédé analogue, s'allonger ou se raccourcir selon la taille du malade.

Engagée profondément sous l'aisselle, de façon à

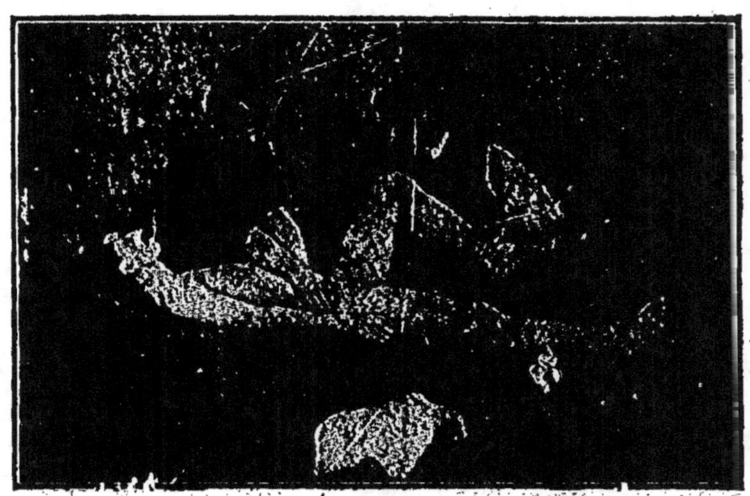

Fig. 25.

fournir un point d'appui au col de l'omoplate, elle immobilisera suffisamment cet os pour que le mouvement circulaire transmis se concentre plus particulièrement sur l'articulation scapulo-humérale. Pour varier l'amplitude du mouvement, à mesure des progrès faits dans la mobilisation, il suffit de faire glisser et de fixer plus ou moins loin du moyeu de la roue la poignée de l'appareil. Portée à l'extrémité de la rainure, les mouvements de circumduction peuvent acquérir l'ampleur correspondant au mouvement même du grand cercle de la roue.

Pour le membre inférieur, deux appareils suffisent, l'un pour le genou, l'autre pour le cou-de-pied. Nous avons rarement à intervenir pour des raideurs de la hanche ; dans ce cas, nous ne recourons pas à un appareil mécanique ; nous utilisons de simples manipulations faites par le masseur et l'aide.

La fixation du bassin, indispensable pour la mobi-

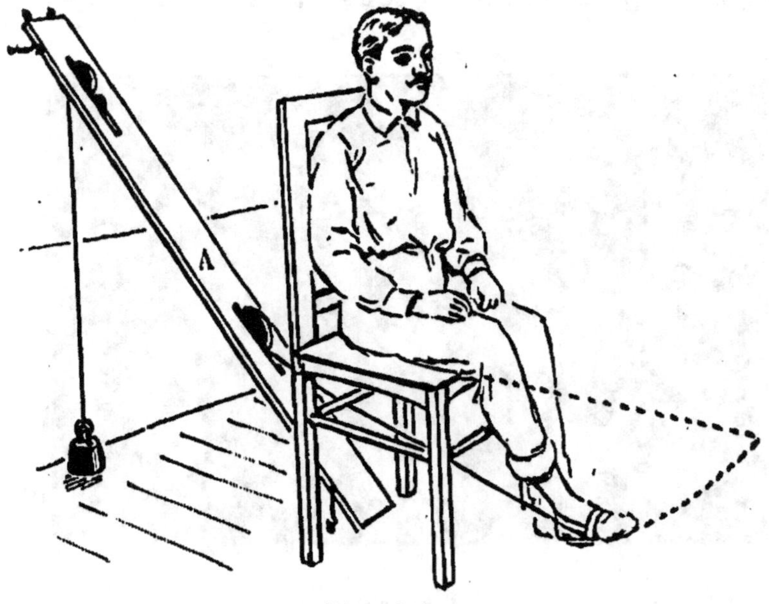

Fig. 26.

lisation de la hanche, est difficilement réalisable par un appareil, et ne saurait être mieux faite que par les mains de l'aide qui, saisissant le bassin à pleines mains par les rebords iliaques, le maintient appliqué contre le plan du lit. Le masseur n'a alors d'autre préoccupation que d'imprimer à l'articulation coxo-fémorale tous les mouvements propres à cette articulation en agissant à l'extrémité du levier fémoral, c'est-à-dire en maintenant le malade par le genou fléchi sur la cuisse, dans l'attitude représentée par la figure ci-contre (fig. 25). Voilà pour les mouvements passifs. Les mouvements actifs seront produits par les mêmes manœuvres interverties dans les rôles du masseur et du blessé, c'est-à-dire que le blessé fera effort pour fléchir, étendre sa cuisse, lui imprimer un mouvement de circumduction, tandis que le masseur se bornera simplement à contrarier l'exécution de ces mouvements.

La mobilisation du genou est obtenue par un appareil (fig. 26) ainsi disposé : la planchette A, fixée obliquement par ses extrémités au sol et au mur, porte deux poulies, dans lesquelles s'engage une corde

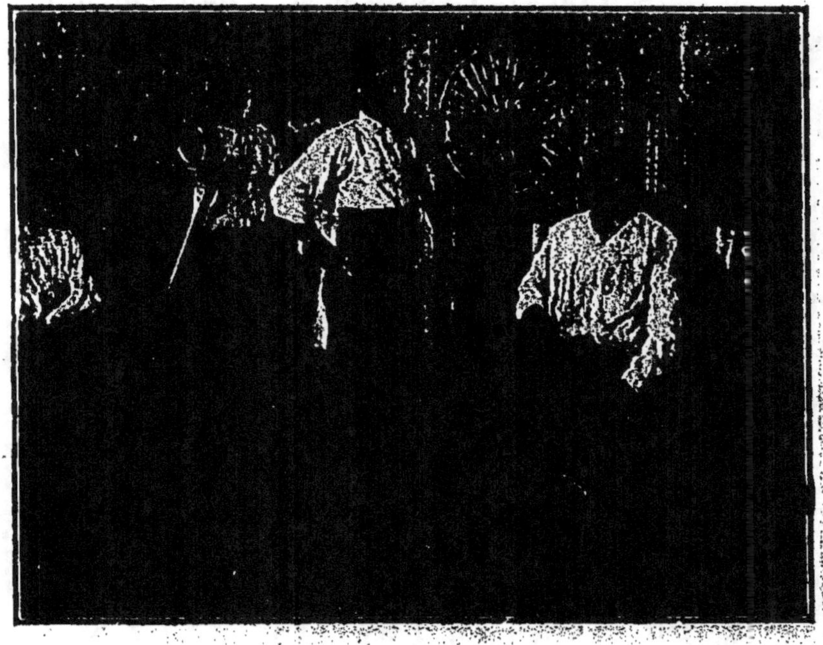

Fig. 27.

dont une extrémité maintient un poids, tandis que l'autre est rattachée, par un système de courroies, au pied du blessé ; celui-ci, tournant le dos à l'appareil, est assis sur une chaise qui porte, au-dessous de ses barreaux transversaux, une petite poulie de réflexion qui favorise le glissement de la corde. Un simple coup d'œil jeté sur la figure ci-dessus permet de comprendre le jeu de l'appareil. En étendant la jambe sur la cuisse, le blessé entraîne le poids que l'on fait varier selon les effets à obtenir et la sensibilité de l'articulation à mouvoir. Le mouvement de flexion est passif ou actif, selon que le malade résiste à l'entraînement par le poids ou laisse ce dernier agir par sa pesanteur sur l'articulation enraidie.

Pour arriver à récupérer les mouvements de l'articulation du cou-de-pied, nous avons recours à l'appareil qui n'est qu'un dérivé de notre chaise orthopédique (Voir fig. 16).

Il est fait d'une chaise solide à siège de bois, et fixée au sol. Sous le siège s'engage une attelle plate et résistante en zinc. Elle peut s'y engager plus ou moins et reste fixée à la profondeur voulue par l'engagement d'une petite clavette qui traverse le siège et pénètre dans une série de trous pratiqués dans l'axe de l'attelle, de façon à répondre à toutes les longueurs du membre. L'attelle, à son extrémité, porte une échancrure dans laquelle est fixée, par une tige horizontale, une semelle en zinc ; un système de courroies, indiqué dans le dessin ci-contre, permet de fixer solidement le pied du blessé sur la semelle. Une courte cordelette est attachée par une extrémité à la pointe de la semelle, et par l'autre reliée à la manette M. Le blessé, la jambe allongée et fixée sur l'attelle, saisit d'une ou des deux mains la manette et, par de légers efforts de traction, imprime à l'articulation tibio-tarsienne des mouvements qu'on peut rendre plus efficaces, s'il en est besoin, en prolongeant la pointe de la semelle par une tige formant levier reportant plus en avant le point d'attache C de la cordelette, et augmentant ainsi l'amplitude des mouvements. L'extension du pied sur la jambe peut être laissée aux seuls efforts musculaires du blessé ; mais on pourra aussi rendre passif ce mouvement d'extension à l'aide d'un artifice qui consiste à suspendre à l'extrémité de la semelle, au bout d'un fragment de corde, un poids qui ramènera plus ou moins fortement la pointe du pied vers le sol.

Comme complément de gymnastique active à imprimer à une des articulations du membre inférieur

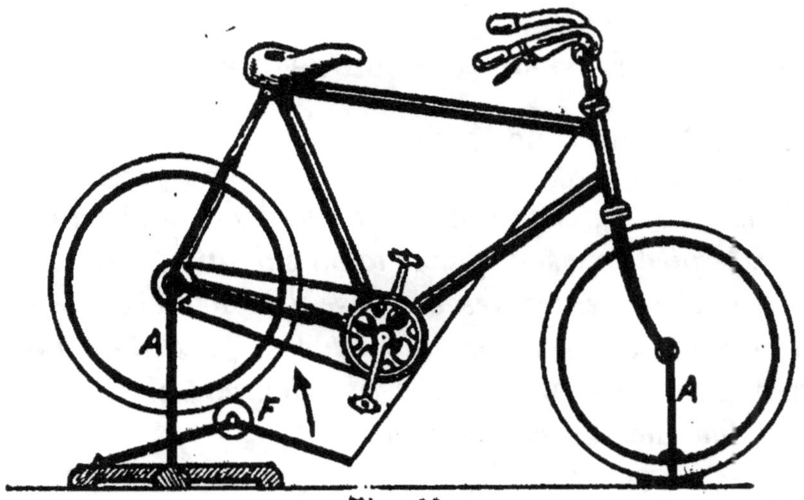

Fig. 28.

(hanche, genou, cou-de-pied) ou au membre inférieur tout entier, nous utilisons les efforts nécessaires au membre inférieur pour actionner la roue postérieure de la bicyclette.

Une bicyclette usagée, inutilisable, est fixée au sol par les montants A et A, la roue postérieure restant détachée du plancher ; le blessé, fixé sur la sellette, met la roue postérieure en marche en en rendant la rotation plus ou moins facile par le jeu du frein, de telle sorte que l'on puisse arriver à graduer les efforts à faire.

Mais si le mode de massage relève de la nature de l'affection articulaire à laquelle il doit être appliqué, il est aussi sous une autre dépendance. Il varie encore d'après la conformation de l'articulation. C'est ainsi qu'on ne masse pas un genou comme une hanche, ni une hanche comme un poignet. Il est donc indispensable que le masseur soit mis au courant de la technique particulière qui réglemente le massage des principales articulations.

Massage du cou-de-pied.

Articulation tibio-tarsienne.

POSITION DU MALADE. — *Le malade est étendu sur le lit, le pied reposant par le talon sur un coussin long. Au fur et à mesure des besoins, il se déplace sur son côté droit, puis sur son côté gauche, présentant ainsi au masseur d'abord la face antérieure, puis les deux faces latérales du cou-de-pied.*

Premier temps :

Utiliser surtout le *plat des pouces*, qui permet de plonger dans les creux et de bien suivre d'autre part les saillies tendineuses.

Effleurage et pressions méthodiques.

Ces manipulations devront s'étendre en hauteur

du milieu du dos du pied à la partie moyenne de la jambe (à la naissance du mollet).

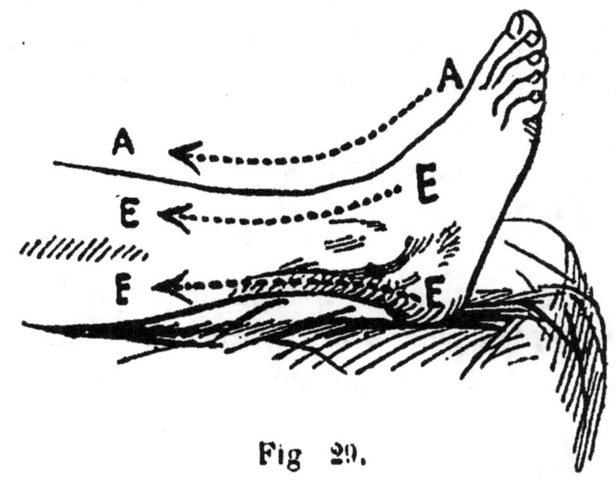

Fig 29.

Elle devront être pratiquées successivement :

1° *Sur la région antérieure* (AA, fig. 29).

2° *Sur la région externe*. — Contourner du *plat des pouces* la malléole externe en exerçant sur tout ce trajet des pressions de plus en plus fortes (EE, fig. 29).

3° *Sur la région interne*. — Le pied du malade reposant sur le coussin par son côté externe.

Manœuvrer autour de la malléole interne comme dans le temps précédent.

4° *Sur la région postérieure* (fig. 30).

On aura déjà pu utiliser les précédentes attitudes du malade pour masser un peu en arrière des malléoles de façon à se rapprocher du tendon d'Achille. On complétera cette ébauche par le mode suivant d'intervention :

Le masseur saisit à pleine main le pied du malade et le tient soulevé, tandis que, de la main libre, il saisit entre le pouce et l'index (*pincement*) le tendon d'Achille le plus bas possible, à la hauteur du talon, et le masse en remontant dans la direction du mollet (BB, fig. 30).

Terminer ce même temps par le pétrissage des muscles du mollet.

Deuxième temps ou *temps des mouvements passifs :*
Le cou-de-pied peut à la rigueur être considéré et, par suite, traité comme une articulation en charnière,

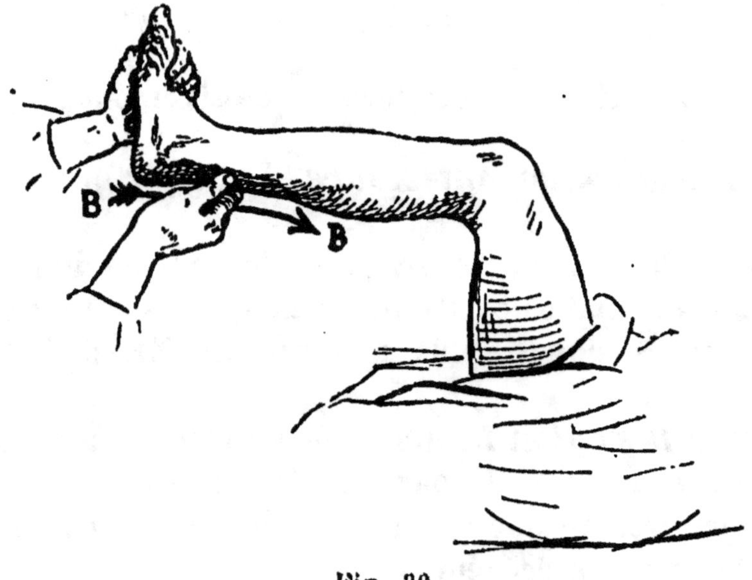

Fig. 30.

c'est-à-dire qu'on ne devra lui imprimer que deux sortes de mouvements : la flexion et l'extension.

Le mouvement de *flexion* (dos du pied ramené vers la partie antérieure de la jambe) est plus limité que le mouvement en sens contraire, qui est celui de l'*exten-*

sion. Le masseur apprendra à connaître ces limites en constatant sur son pied l'étendue exacte de ces mouvements.

La jambe, saisie par son extrémité inférieure le plus bas possible, reste fixée solidement contre le coussin, pendant que de l'autre main le masseur saisit le pied à pleine main et le reporte en avant (*flexion*) et en arrière (*extension*). Ces mouvements seront faits très lentement, poussés le plus loin possible et maintenus pendant quelques instants à leur maximum quand ils l'auront atteint. Il est quelquefois besoin de déployer de grands efforts, tant l'articulation peut être enraidie.

Troisième temps ou *temps des mouvements actifs contrariés :*

Ce sont ces mêmes mouvements de flexion et d'extension, mais, cette fois, c'est le malade qui les fait et le masseur qui les contrarie.

Celui-ci s'opposera donc tout d'abord aux mouvements de flexion tentés par le malade.

Pendant que le malade fait des efforts pour reporter la pointe du pied dans la direction de la flèche CC (fig. 31), le masseur, qui a saisi le pied à pleine main, l'attire vers lui (AA).

Pour contrarier l'extension, le masseur soutiendra fixe, de son poing fermé, la plante du pied du malade, tandis que celui-ci fait effort pour l'étendre (DD, fig. 32).

Cette série de mouvements sera répétée une quinzaine de fois et terminée par une :

Douche locale (à jet plein) d'une durée de cinq minutes, suivie de l'application, à l'aide d'une bande de flanelle, d'un bandage immobilisant l'articulation, s il s'agit d'un état aigu pour lequel on puisse craindre

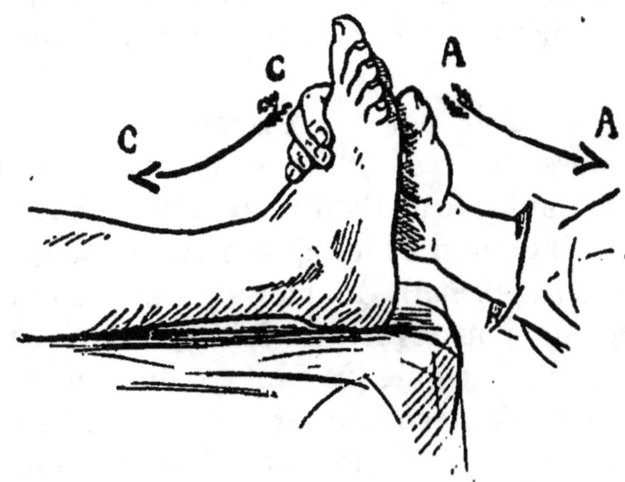

Fig. 31.

un réveil inflammatoire. Tout au contraire, dans les affections chroniques ou non douloureuses, laisser l'articulation libre, en recommandant au malade de

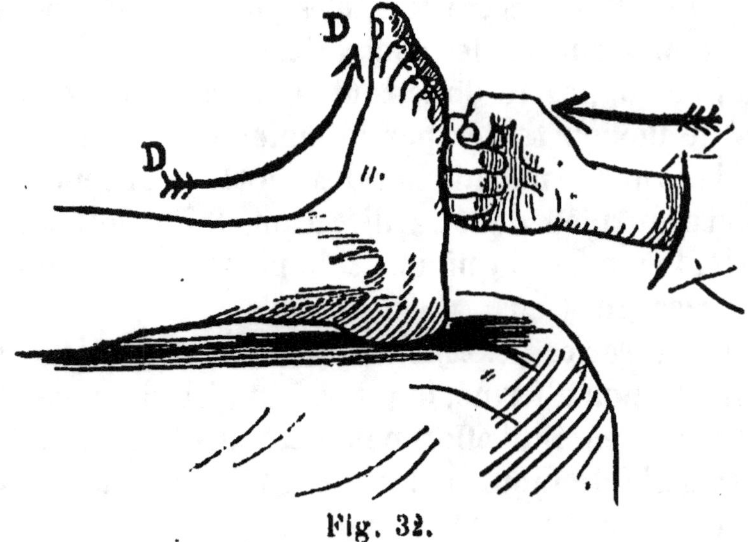

Fig. 32.

faire, dans l'intervalle des séances, des mouvements actifs de flexion et d'extension.

Dans les cas aigus, les séances peuvent être multipliées (deux ou trois) dans la même journée, leur durée moyenne variant entre six et quinze minutes. Après chacune d'elles, le pied doit avoir repris ses formes primitives normales et les mouvements n'être en ce moment que peu douloureux.

Genou.

Articulation en charnière.

Mouvements propres : *flexion* et *extension*.

Le mouvement de flexion peut être poussé très loin, jusqu'à mettre en contact le talon avec la face postérieure de la cuisse.

Le maximum de l'extension est atteint quand la jambe est en ligne droite avec la cuisse.

L'articulation du genou est volumineuse et très fréquemment atteinte d'épanchements, mais elle est en revanche très accessible au massage, en avant et sur les côtés tout au moins. C'est en l'attaquant surtout par la face antérieure que l'on cherche à agir.

TECHNIQUE

POSITION DU MALADE. — *Étendu tout de son long sur le lit, reposant sur le dos quand il y a lieu de présenter au masseur les régions antérieure et latérale, et sur le ventre quand est arrivé le moment de masser la région postérieure.*

Un coussin plat et peu épais est placé au-dessous de

la région pour la soutenir, mais il ne doit amener qu'un très léger état de flexion du membre.

Premier temps. — Se pratique :

1º Sur la région antéro-latérale ;
2º Sur la région postérieure.

Consiste en effleurage et pressions qui doivent être faits avec le plat des pouces en insistant sur les points plus particulièrement tuméfiés ou douloureux.

1º **Sur la région antéro-latérale.** — La rotule R, très superficiellement placée, empêche que le mas-

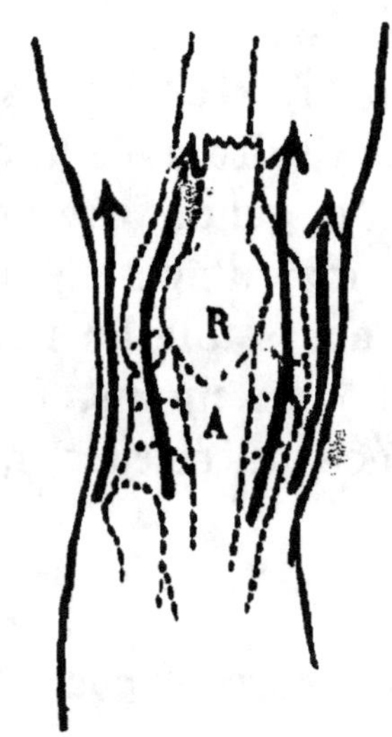

Fig. 33.

sage soit pratiqué directement au-devant du genou. C'est à contourner en tous sens (à droite, à gauche, au-dessous et surtout au-dessus) la rotule que le masseur doit s'appliquer.

Les flèches de la figure 33 indiquent ces différents points.

A partir du bord supérieur de la rotule, les pressions doivent être faites avec plus de vigueur et remonter jusqu'au tiers moyen de la cuisse.

Ne pas négliger le massage des côtés du genou, où souvent on trouvera des points douloureux au niveau desquels le masseur devra s'attarder.

Ce temps est des plus important ; c'est celui auquel il faudra donner la plus grande durée (huit ou dix minutes).

Le plus souvent il sera indispensable de le terminer par les pétrissage et hachage des masses musculaires situées immédiatement au-dessus de la rotule sur la face antérieure de la cuisse, lesquelles, dans la plupart des affections articulaires du genou, ont des tendances à l'atrophie.

2º *Sur la région postérieure*. — Le malade est couché sur le ventre, la jambe est maintenue, par un coussin, légèrement fléchie sur la cuisse.

Les pressions devront être faites avec ménagement au niveau du creux du jarret (Voir fig. 34). Éviter ici les hachures (durée : deux à trois minutes).

Deuxième temps : Mouvements passifs.

Pour ce deuxième temps comme pour le troisième, le malade gardera la dernière position qu'il avait au premier temps, c'est-à-dire restera couché sur le ventre.

D'une main le masseur maintient fortement fixée contre le coussin la partie inférieure de la cuisse (fig. 34).

De l'autre, il saisit la jambe du malade à la hauteur du cou-de-pied, de façon à agir sur un plus long levier.

Il exerce alors des efforts lents et bien gradués pour amener la jambe vers la cuisse (flexion) ou pour l'en

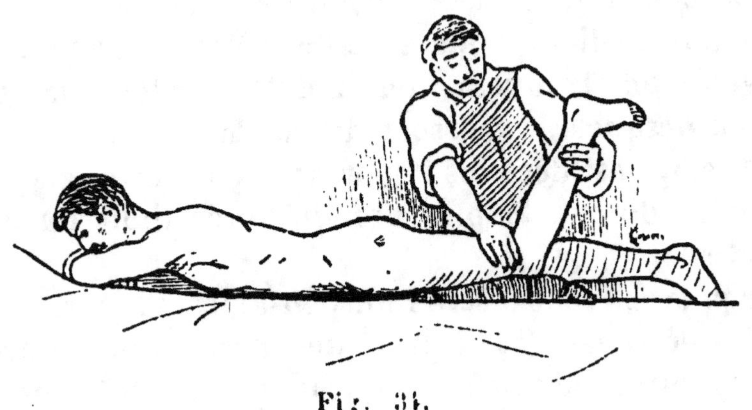

Fig. 34.

éloigner (extension). Ces mouvements doivent être faits avec plus ou moins de force et être plus ou moins complets selon l'état plus ou moins douloureux de l'articulation.

Une moyenne de quinze mouvements successifs de flexion et d'extension suffira.

Troisième temps : Mouvements actifs contrariés.

Même attitude pour le masseur et pour le malade. Les rôles seuls sont changés ; c'est le malade qui, sur l'ordre du masseur, fait effort pour fléchir d'abord, étendre ensuite la jambe sur la cuisse, tandis que le masseur s'oppose par la force à l'exécution de ces mouvements.

Durée moyenne : celle du deuxième temps.

Terminer par une douche locale en jet plein (cinq

minutes). Si l'articulatoin ne reste pas douloureuse, il devra être en outre prescrit au malade d'exécuter, avant de quitter la salle, une série de mouvements actifs (flexion et extension) et, dans le courant de la journée, une mobilisation automatique de vingt à trente minutes.

Notre confrère de l'armée, Thooris, a tout récemment préconisé comme traitement des épanchements du genou (séreux ou sanguins) une sorte d'auto-massage capable d'abréger dans de grandes proportions la durée de l'affection. Tout en faisant des réserves sur des résultats qui semblent quelque peu surprenants et n'ont donné leur plein effet qu'entre les mains de l'auteur, nous croyons devoir exposer, en la recommandant, une méthode toute de douceur et d'innocuité. Il ne resterait qu'à la parfaire, dans les cas où après son essai elle resterait insuffisante, par lemassage régulier, classique, toujours efficace, de l'articulation du genou.

Dans la méthode de Thooris, l'articulation est, tout aussitôt après le traumatisme, immobilisée dans une gouttière, et, tout aussitôt aussi, le *sujet* commence le traitement en s'efforçant d'exécuter lui-même, dans son lit, de petits mouvements d'élévation de sa jambe tout d'une pièce. Il doit s'exercer à soulever doucement et régulièrement le membre, en commençant par de simples contractions du muscle triceps [muscle antérieur de la cuisse qui englobe la rotule (R, fig. 33) dans son insertion inférieure (A, fig. 33)], contractions d'abord esquissées, sans être poussées jusqu'au soulèvement du pied, mais déjà suffisantes à brider la rotule et à la faire s'enfoncer dans le sac synovial sous-jacent, distendu par l'épanchement. Ces efforts doivent être répétés plusieurs fois par heure, et même la nuit aux heures d'insomnie. Peu à peu le malade arrive à soulever légèrement son pied, et finalement la jambe entière, mais toujours *sans la fléchir.* Ces manœuvres agissent de la même façon que le massage direct, et, par la facilité qu'il y a à les répéter, deviennent efficaces. Le muscle échappe ainsi, grâce à cette gymnastique, à l'atrophie qui le menace, et, en outre, la séreuse, sérieusement travaillée par ces pétrissages, ne tarde pas à résorber les liquides épanchés. Lorsque la diminution de l'épanchement est telle que la rotule, saisie de haut en bas (avec les doigts en pince) entre le pouce et l'index, échappe à cette prise au moment où le sujet contracte le muscle, la guérison est proche. Cela signifie, en effet, que la disparition de l'épanchement permet l'application normale de la face inférieure de la rotule sur les condyles. Le malade sera dès lors autorisé à se lever et à marcher sans gouttière, mais d'abord la jambe raidie et posant sur le sol par le talon, plus tard par la plante du pied, et finalement par la pointe des orteils maintenus *toujours en dedans,* à la manière des danseurs de corde.

Hanche.

Le fémur (os de la cuisse) s'emboîte, par son extrémité renflée en boule, dans l'os coxal (os du bassin) comme la *pomme d'une canne* dans le creux de la main qui la porte : c'est dire que la cuisse pourra se mouvoir sur le bassin dans tous les sens :

Se fléchir et s'étendre sur lui ;

Se mouvoir en dedans (action de croiser les cuisses l'une sur l'autre) ;

Se mouvoir en dehors (action d'écarter les cuisses l'une de l'autre).

Et si l'on fait succéder les uns aux autres ces divers mouvements, on pourra obtenir de leur combinaison un mouvement rotatoire comparable à celui que décrivent les ailes d'un moulin à vent.

Ce sont ces quatre sortes de mouvements, et en plus le mouvement de rotation, que le masseur reproduira dans les mouvements passifs, ainsi que le malade lui-même dans les mouvements actifs.

Le maximum de leur étendue à l'état normal, et dont on devra se rapprocher le plus possible, sans jamais le dépasser dans les manipulations, sera déduit du maximum d'étendue que le masseur essaiera de donner, comme terme de comparaison, à son articulation propre.

On peut dire toutefois :

Que la flexion de la cuisse sur le bassin peut être poussée jusqu'au contact de la portion moyenne et renflée de la cuisse avec la paroi abdominale ;

Que l'extension est à un maximum dans l'attitude de la station debout, ou autrement dit, quand la cuisse est sur le prolongement de l'axe du tronc ;

Que le mouvement en dedans doit atteindre l'attitude que prend la cuisse au moment de retomber sur l'autre pour se croiser avec elle ;

Que le mouvement en dehors est à peu près, mais en sens inverse, de la même étendue que le précédent.

TECHNIQUE

Premier temps : Effleurage. — Pressions méthodiques.

Doit se pratiquer successivement :

Sur la région antéro-externe ;
Sur la région postéro-externe.

1° **Région antéro-externe.** — *Le malade repose sur son lit, étendu sur le dos. L'articulation à masser est maintenue légèrement soulevée par un coussin plat et dépasse un peu le bord du lit.*

Les manipulations se pratiquent :

En avant. — De la partie moyenne de la cuisse au pli de l'aine, qu'elles ne doivent pas dépasser ; éviter les pressions fortes et encore plus les hachures.

En dehors. — Du même niveau inférieur, elles atteignent plus haut, jusqu'au rebord osseux du bassin : toute la série des pressions peut être ici employée. Il est préférable de masser avec le talon de la main (Voir fig. 4).

2° **Région postéro-externe.** — Le malade est couché sur le ventre. Un coussin soulève la région de la hanche.

Les manipulations doivent s'exercer sur toute la surface de la fesse et principalement sur la région externe.

Plus que partout ailleurs, la situation profonde de l'articulation et son revêtement par d'épaisses couches musculaires réclament une intervention des plus énergique. On utilisera donc le massage en peigne (à poings fermés) (Voir fig. 5), le pétrissage et les hachures (fig. 6 et 8).

Deuxième temps : Mouvements passifs.

Le malade se replace sur le dos (attitude de première partie du temps précédent).

Si l'articulation est enraidie (ce qui est le cas le plus fréquent) soit par des exsudats intra-articulaires, soit par la contracture des muscles voisins, un aide est indispensable, qui de ses deux mains maintiendra le bassin solidement fixé sur le lit (Voir fig. 35).

Dans le cas contraire, le masseur doit d'une main

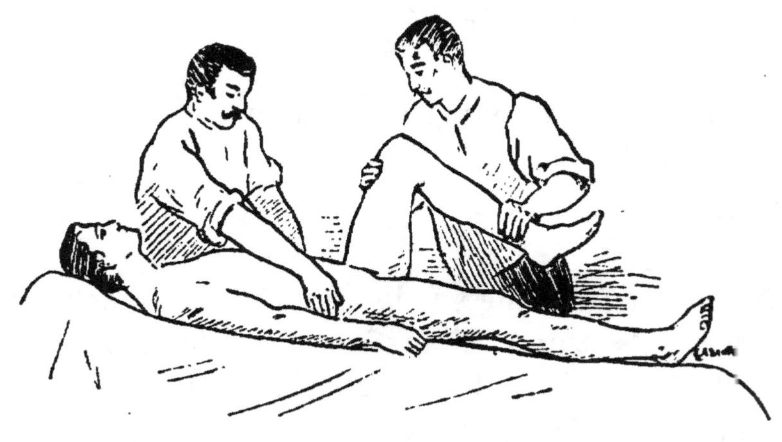

Fig. 35.

suffire à cette immobilisation du bassin, *qu'il faut avant tout assurer.*

La cuisse étant alors saisie tout près du genou, le masseur tâche d'imprimer à l'articulation, lentement

et sans secousses, les différents mouvements qui lui
sont propres :

La flexion ;
L'extension ;
Mouvements en dedans ;
Mouvements en dehors ;
Mouvements en aile de moulin.

Chacun de ces mouvements sera poussé le plus loin
possible et exécuté une dizaine de fois.

Troisième temps : Mouvements actifs contrariés.

*Même attitude du malade. Même fixité donnée au
bassin.* Les mêmes mouvements qu'au deuxième
temps sont répétés un même nombre de fois, exécutés
par le malade et contrariés par le masseur.

Durée totale : de vingt à trente minutes.

Terminer :

1º Par une douche sur la région de la hanche (en
jet plein). Il est impossible d'appliquer ici une douche
qui n'atteigne que la région de la hanche, sans
mouiller les autres parties du corps. Il s'agira donc
dans ce cas de donner une douche générale, en insistant pendant une minute environ sur la région de la
hanche, qu'on douchera sur toutes ses faces (en avant,
en arrière, en dehors) ;

2º Par une série de mouvements actifs (durée : un
quart d'heure environ).

Poignet et main.

Les phalanges des doigts s'articulent entre elles en charnière et n'ont pour mouvements que la flexion et l'extension.

Tout au contraire, les doigts s'articulent à leur base avec la paume de la main par un mode semblable à celui que nous avons décrit pour l'articulation de la hanche et désigné sous la dénomination de « pomme de canne ».

D'où la possibilité pour les doigts de se mouvoir par leur base :

En mouvements de flexion ;
—   d'extension ;
En dedans ;
En dehors ;
En mouvement de rotation (aile de moulin, circumduction).

C'est d'après ces données que le masseur appliquera aux phalanges et aux doigts les manipulations prescrites.

On sait combien sont nombreuses les indications de massage à la suite des affections chirurgicales de la main et des doigts, telles que contusion et fracture des doigts, œdème consécutif aux piqûres d'insectes, d'œdème persistant à la suite des fractures du radius, de raideurs articulaires de nature rhumatismale ou goutteuse et plus fréquemment encore à la suite de plaies infectieuses (panaris et phlegmon). Toutefois, pour que ces dernières catégories d'affections bénéficient de l'intervention, il faut y avoir recours d'assez bonne heure, dès qu'on ne s'expose plus à provoquer par des manœuvres intempestives une extension ou un réveil du processus infectieux. Malheureusement le massage reste en pareille occurrence souvent irréalisable tant que la plaie n'est pas complètement cicatrisée, et il n'est pas rare qu'on l'applique seulement lorsque la mobilité de la main et des doigts est déjà très compromise. Néanmoins le proverbe « Mieux vaut tard que jamais » doit devenir pour ces cas une ligne de conduite.

Le poignet. — Est construit d'après un type analogue aux articulations en pomme de canne et possède ainsi les cinq sortes de mouvements précités. Leur maximum, que le masseur doit bien connaître pour ne jamais l'outrepasser, sera atteint quand :

Dans la flexion. — La paume de la main, qui, par ce mouvement, tend à se rapprocher de la face anté-

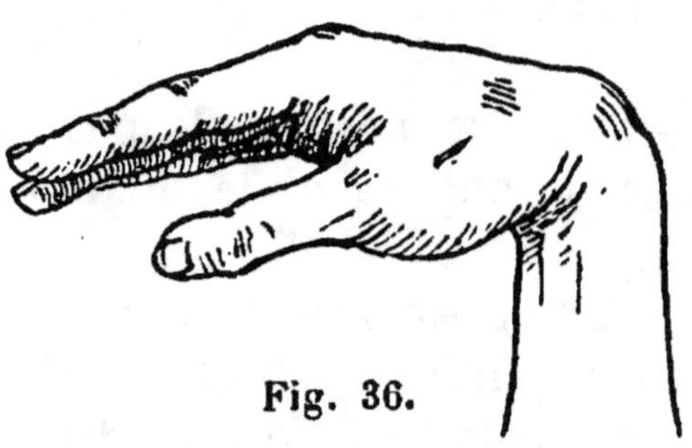

Fig. 36.

rieure de l'avant-bras, sera placée de façon à reproduire la forme de la lettre L, dont le long jambage correspondrait à l'avant-bras et le petit à la main (Voir fig. 36).

Dans l'extension. — Quand la même attitude est obtenue dans le sens opposé (Voir fig. 37).

Les mouvements en dedans et en dehors sont plus limités que les précédents et sont loin d'atteindre

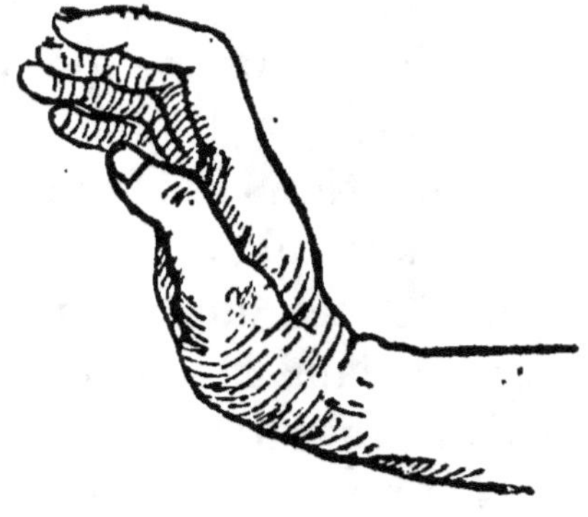

Fig. 37.

l'angle droit. Portés à leur maximum, ils donnent chacun une figure semblable à un accent circonflexe placé de champ : < dont l'avant-bras constituerait une branche et la main l'autre (Voir fig. 38 et 39).

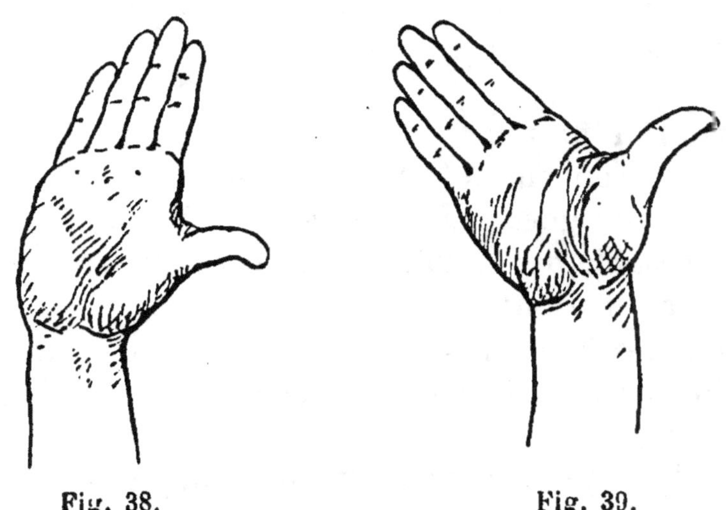

Fig. 38.   Fig. 39.

En outre de ces quatre mouvements, auxquels il faut ajouter celui de rotation (aile de moulin), le poignet peut encore exécuter des mouvements dits *de supination* et *de pronation.*

L'attitude de la supination est celle de la main tendue pour demander l'aumône (la paume de la main regardant en haut).

L'attitude de la pronation est inverse (la paume de la main retournée vers le sol).

La combinaison de ces deux mouvements est obtenue par exemple dans le geste fait pour faire tourner une clé dans sa serrure (le masseur devra ne pas oublier de les reproduire dans ses manipulations).

TECHNIQUE

Position du malade. — *Le malade, à l'encontre de la règle jusqu'ici établie, est assis auprès du lit, le poignet reposant sur le lit, maintenu élevé haut par un coussin carré et épais.*

Premier temps :

Le plus souvent, à la suite de lésions dans l'articulation du poignet, les doigts s'enraidissent, et il est indispensable de les faire participer à toute la série des manipulations.

Dans les cas simples, on pourra se contenter de pratiquer sur les doigts un effleurage et quelques pressions.

L'effleurage et les pressions méthodiques appliqués au poignet doivent s'étendre jusqu'à la région moyenne de l'avant-bras et n'être jamais pratiqués qu'avec le plat des pouces, de façon à bien pénétrer dans les interstices tendineux.

Ils doivent être faits sur les quatre côtés de la région.

Le malade aura donc à modifier sur le coussin la position de son poignet de façon à présenter successivement au masseur les régions antérieure, postérieure, interne et externe.

Cette phase du massage est des plus importante et doit durer dix minutes au moins.

Deuxième temps : Mouvements passifs.

D'une main le masseur saisit et fixe contre le coussin (au delà duquel la main doit déborder tout entière) l'extrémité inférieure de l'avant-bras.

De sa main libre il saisit par le plat la main du malade, et alors, lentement et en déployant parfois une certaine force, il fait exécuter les différents mouvements du poignet, en les portant le plus près possible de leur maximum.

Ainsi il met la main : en flexion ;

en extension.

Il la porte en dedans, en dehors, lui fait décrire le mouvement de moulin à vent, et le geste consistant à ouvrir ou fermer une serrure.

Chacun de ces mouvements sera répété une dizaine de fois.

Troisième temps : Mouvements actifs contrariés.

Les mêmes mouvements que ci-dessus, lesquels le masseur s'efforce d'empêcher, le malade faisant tous ses efforts pour les exécuter. Les répéter un même nombre de fois qu'au deuxième temps.

Terminer par une douche locale en jet *brisé.*

Si la région n'est pas restée douloureuse, engager le malade à faire une série de mouvements actifs.

Coude.

L'articulation du coude est le type le plus parfait des articulations en charnière ; sa flexion maximum peut être portée jusqu'à mettre l'avant-bras en contact avec le bras.

Le maximum d'extension est atteint quand le bras et l'avant-bras sont en ligne droite.

TECHNIQUE

Premier temps :
L'effleurage et les **pressions méthodiques** doivent être pratiqués :

1º Sur la région antérieure ;
2º Sur la région postérieure.

1º *Région antérieure.*

POSITION DU MALADE. — *Le malade est couché sur le lit, le bras qui doit subir les manipulations est nu jusqu'à l'épaule et repose sur un coussin plat et long, lequel dépasse légèrement les bords du lit.*

Les manipulations s'étendent de la partie moyenne de l'avant-bras à la naissance de l'épaule, doivent être faites avec le plat des pouces et en évitant d'exercer des pressions fortes, aux régions suivantes :

1º Au niveau du *milieu* du pli du coude ;
2º Sur la partie interne du bras.

Le pétrissage à pleine main doit être pratiqué au-dessous de la ligne du pli du coude sur les masses musculaires latérales et au-dessus de cette même ligne sur le muscle biceps.

Durée : trois ou quatre minutes.

2° *Région postérieure*.

POSITION DU MALADE. — *Le malade, couché sur le ventre, présente au masseur la face postérieure du bras maintenu étendu le plus possible sur le coussin.*

Cette région est, au point de vue du massage, l'analogue de la région antérieure du genou. C'est sur

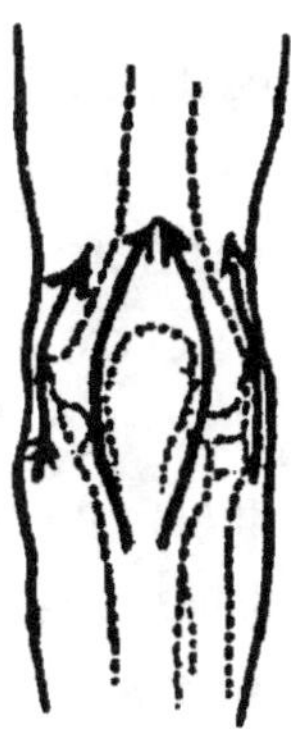

Fig. 40.

elle aussi que les manipulations doivent être le plus longuement pratiquées ; car c'est par là que l'on peut agir le plus efficacement sur les épanchements intra-articulaires. Comme à la face antérieure du genou où nous avons rencontré la rotule, la partie moyenne de la région est occupée par une saillie osseuse (l'olécrâne ou pointe du coude), autour de laquelle les pouces du masseur devront exercer des pressions profondes. Ainsi les pouces posés à plat au-dessous de l'olécrâne, au niveau de la crête osseuse qui fait saillie à la face postérieure de l'avant-bras, remonteront à droite et à gauche pour aller se rejoindre au-dessus de la pointe du coude, et les pressions atteindront jusqu'à la partie moyenne de la face postérieure du bras (Voir fig. 40). Les flèches indiquent le sens et l'étendue des pressions.

Les masses musculaires placées au-dessus du coude à la face postérieure du bras tendant, dans la plupart des affections articulaires, à s'atrophier, le masseur doit apporter tous ses soins à éviter cette complication. Ces muscles seront dans ce but pétris à pleine main et vigoureusement hachés.

Deuxième temps : Mouvements passifs.

Le malade se replace sur le dos, dans la position qu'il avait prise au commencement du premier temps.

Le masseur applique une de ses mains sur le bras du malade, le plus près possible du pli du coude, pour mieux fixer contre le coussin ce segment du membre.

De l'autre main il saisit l'avant-bras au *niveau du poignet*. Il commence alors à s'efforcer d'amener successivement et lentement le membre en état de flexion d'abord, d'extension ensuite, en donnant à ces mouvements la plus grande étendue possible et en les maintenant quelques instants dans leur attitude maximum.

Chacun de ces mouvements sera répété une dizaine de fois.

Troisième temps : Mouvements actifs contrariés.

Le malade ainsi que le masseur conservent la position prise pour le temps précédent.

Le malade fait effort pour fléchir d'abord, et étendre ensuite, l'avant-bras sur le bras, tandis que le masseur s'oppose par la force à l'accomplissement de ces mouvements (fig. 9).

Même durée que le deuxième temps.

Terminer par :

Une douche locale (en jet plein) d'une durée de cinq minutes et la pratique d'une série de mouvements actifs.

Enfin, pratiquer dans le courant de là journée, en une ou plusieurs reprises, chacun des exercices de mobilisation à l'aide de la chaise orthopédique (Voir p. 57).

Épaule.

L'articulation de l'épaule est constituée par l'humérus (os du bras), dont l'extrémité supérieure

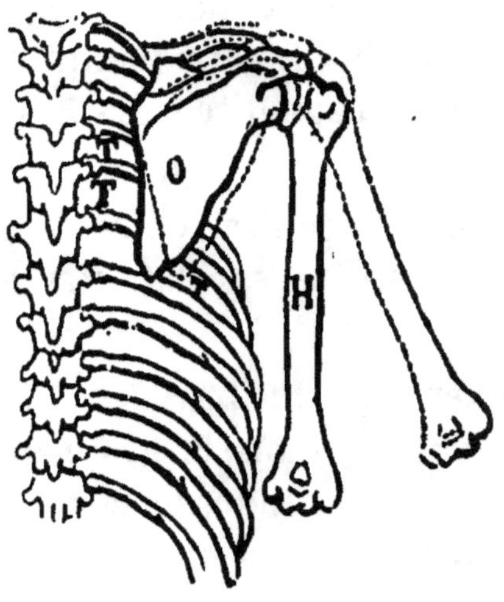

Fig. 41.

renflée en « pomme de canne » est reçue dans une cavité creusée sur l'os de l'épaule (omoplate) (fig. 41).

Mais l'omoplate (O), appliquée contre la face postérieure du thorax (T), est elle-même mobile sur son plan d'appui costal :

D'où il suit qu'afin que tous les mouvements du bras aient pour centre l'articulation de l'épaule, il est indispensable que l'omoplate soit maintenue dans la position fixe de la figure ci-dessus. C'est à quoi le masseur doit veiller dans le cours de ses manipulations,

En raison de son mode d'articulation, le bras pourra se mouvoir sur l'épaule dans tous les sens.

On pourra obtenir ainsi :

1º L'abaissement du bras qui aura pour limite l'adossement du bras contre le thorax (position du soldat sans arme au commandement de *Fixe !*).

2º L'élévation, quand l'omoplate est solidement fixée et ne participe point, par conséquent, au mouvement d'élévation du bras. Le maximum d'élévation est acquis dans l'attitude dite « des bras en croix ».

3º Un mouvement du bras en avant, obtenu dans l'attitude des bras croisés sur la poitrine.

4º Un mouvement du bras en arrière, dont le maximum est obtenu dans le geste qui consisterait à essayer de mettre les coudes en contact en les reportant en arrière du dos.

5º Par la combinaison de ces quatre attitudes successivement prises, on arrive à faire décrire au bras le mouvement dit « d'aile de moulin à vent ».

TECHNIQUE

POSITION DU MALADE. — *Le malade est couché sur le lit. L'épaule est maintenue soulevée par un coussin carré et dépasse un peu le bord du lit.*

Premier temps : **Effleurage et pressions.**

Les manipulations s'étendent de la région moyenne du bras à la base du cou en contournant l'épaule en avant, en arrière et en dehors. En raison de l'épaisseur des couches musculaires de la région, elles seront pratiquées à l'aide du talon de la main et devront être suivies de pétrissage et de hachures.

Pour qu'elles soient efficaces, elles doivent agir sur des muscles en état de relâchement. Ce relâchement sera obtenu par l'attitude du bras (bras écarté du tronc le plus possible jusqu'à l'horizontale, si l'état de l'articulation le permet).

Deuxième temps : **Mouvements passifs.**

Le malade garde la même position.

De tous les mouvements à provoquer, celui de l'élévation du bras est le plus utile à obtenir (car c'est celui qui agit le plus efficacement sur l'articulation et celui qui servira le plus au malade quand il lui sera devenu possible).

Mais il ne saurait être, avons-nous dit, réellement rapportable à l'articulation de l'épaule que si l'omoplate n'y participe pas.

Pour obtenir ce résultat, voici le moyen à employer :

Le masseur, assis sur un tabouret, à hauteur du

lit (fig. 42), engage son genou dans le creux de l'aisselle du malade et le plus loin possible, tandis que
d'une main il coiffe pour ainsi dire l'épaule qu'il
maintient fortement comprimée contre son genou.

De l'autre main il saisit le bras du malade à la hauteur du poignet, et lentement, sans à-coups, mais en

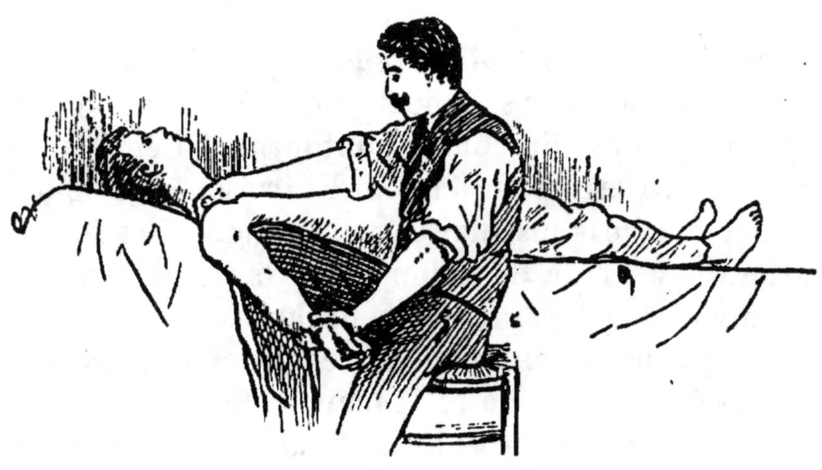

Fig. 42.

déployant toutefois une certaine force, de façon à produire dans certains cas des craquements articulaires,
il repousse le bras en dehors de manière à l'éloigner de
plus en plus du corps et le reporter le plus près possible de l'horizontale (attitude maximum).

Le masseur devra utiliser cette même attitude
pour exécuter la série des autres mouvements.

Troisième temps : Mouvements actifs.

Ce temps comporte la même attitude pour le
malade et pour le masseur, et l'exécution des mêmes
mouvements, que le masseur contrariera par ses
efforts.

Terminer par :

1º Un nouvel effleurage général de la région ;

2º Une douche locale à jet plein (de cinq minutes de durée) ;

3º L'invitation faite au malade de ne pas quitter la salle de massage sans avoir pratiqué pendant un quart d'heure au moins, et une demi-heure au plus, une série de mouvements actifs qui seront exécutés sans aucun secours de la part du masseur et seront les mêmes que les mouvements du deuxième et du troisième temps ;

4º Enfin pratiquer dans le courant de la journée une série d'exercices d'automobilisation articulaire à l'aide de la chaise orthopédique (Voir p. 59).

CHAPITRE II

DU MASSAGE APPLIQUÉ AUX DÉVIATIONS DE LA COLONNE VERTÉBRALE OU RACHIS

Les déviations de la colonne vrtébrale constituent une affection très fréquente dans le cours de la période de croissance. Ce que le masseur ne doit pas ignorer, c'est qu'il existe des déviations qui ne sont que la conséquence inévitable, qu'une sorte de mode de guérison, de maladies spéciales à la colonne vertébrale (mal.de Pott, fractures du rachis, etc.) sur lesquelles on ne saurait tenter sans danger les plus légères manœuvres de redressement. Il importe donc, avant tout, que le médecin ait vu le malade et ait autorisé le massage. Ces sortes de déviations à part, le masseur aura pour les autres toute liberté d'action et n'aura pas à craindre de ne pas limiter ses efforts.

La colonne vertébrale ou rachis pourrait être grossièrement comparée à une haute colonne qu'on édifierait en superposant une série de disques épais. En anatomie, ces disques deviennent les vertèbres, petits os cubiques épais de $0^m,02$ à $0^m,05$ suivant la région, creusés à leur centre d'un trou qui livre passage à la moelle, et empilés les uns au-dessus des autres depuis le bassin jusqu'au crâne, lequel prend appui dessus et en constitue le couronnement. Ces disques osseux arrivent à constituer une tige à peu près rigide, grâce aux solides moyens d'union qui les rattachent les uns aux autres. Mais ces moyens d'articulation des vertèbres entre elles ne laissent pas de recevoir un solide appoint de la disposition autour de la tige osseuse de masses musculaires, qui s'attachent d'un bout à l'autre du rachis et qui, placées en avant, en arrière et sur les côtés de la colonne osseuse, aident par leur état d'équilibre de tension à en maintenir la rectitude. C'est en outre à l'action isolée de ces masses musculaires que le rachis doit de pouvoir prendre les attitudes diverses de flexion en avant, en arrière et sur les côtés. Dans le mouvement qui consiste, par exemple, à se ployer, étant debout, pour ramasser un objet posé à terre, les muscles placés sur la face antérieure de la colonne vertébrale se contractent seuls, tandis que leurs antagonistes de la face postérieure se relâchent. Dans le mouvement contraire qui consiste à se redresser alors qu'on est dans l'attitude de flexion en avant, ce sont les muscles postérieurs (extenseurs) qui seuls se contractent. Ces diverses masses musculaires sont en outre disposées par paire aussi bien en avant qu'en arrière du rachis. C'est-à-dire qu'il y a en arrière, par exemple, une masse musculaire placée à droite et l'autre à gauche de la ligne vertébrale constituée par la saillie postérieure médiane de chacune des vertèbres (ligne des apophyses épineuses très accessibles au doigt chez les personnes maigres) ; en avant, il existe une disposition analogue. On comprend dès lors comment doit se produire le mouvement de flexion sur le côté. Il suffit, pour que le tronc s'infléchisse à droite, par exemple, que les masses musculaires placées à gauche de la colonne vertébrale, en arrière et en avant, se mettent en état de relâchement, pendant que se contractent celles de droite, et inversement pour le mouvement de flexion à gauche.

Ces simples données, quelque incorrectes qu'elles soient au point de vue anatomique, auront pour résultat de mettre le masseur à même de comprendre le pourquoi du mode d'intervention qu'il aura à appliquer.

Le plus souvent, en effet, dans les cas qui relèvent du traitement par le massage, les déviations du rachis sont dues à des défauts de synergie dans l'état de tension des différents muscles sus-indiqués et chargés de régler les mouvements du rachis.

On distingue trois variétés principales de déviations du rachis.

1° La *cyphose*.

La colonne vertébrale, au lieu de garder ses courbures normales, est incurvée en avant en arc de cercle de façon que le malade, vu de dos, présente à une certaine hauteur de son rachis, habituellement à hauteur de la région dorsale (au niveau des omoplates), une saillie arrondie formée par une série d'apophyses épineuses vertébrales plus proéminentes en arrière et donnant au malade un dos rond ou voûté. Cette mauvaise conformation est dénommée *cyphose*. Quand elle est d'ordre musculaire, elle tient le plus souvent à un affaiblissement de tous les muscles extenseurs, c'est-à-dire des masses musculaires implantées à droite et à gauche des saillies de la colonne vertébrale en arrière, etaux larges nappes musculaires qui les recouvrent et sont placées plus superficiellement sur la peau (muscles trapèze, grand dorsal, etc.).

2° La *lordose*.

La colonne vertébrale n'est pas une tige droite. Elle possède des courbures physiologiques qui ont pour effet de lui donner une plus grande force de

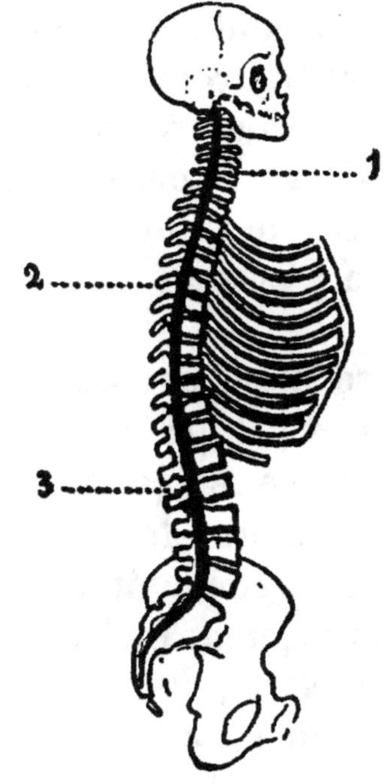

Fig. 43.

résistance. C'est ainsi que, dans la région du cou, on rencontre une première courbure constituant un arc ouvert en arrière (fig. 43, 1); dans la région du dos, une deuxième courbure formant un arc ouvert en avant (fig. 43, 2).

Dans quelques cas pathologiques, la troisième courbure, celle qui correspond aux lombes (fig. 43, 3), s'incurve plus fortement au point de transformer la courbure normale en véritable déformation. On dit de cette catégorie de malades qu'ils sont atteints d'*ensellure*, de *lordose*. Le ventre est rejeté en avant, les fesses fortement reportées en arrière. La déviation peut être acquise et résulte des attitudes propres à certaines professions. On les rencontre chez les blanchisseuses dont le rachis a cédé sous le poids des énormes paquets de linge portés sur la tête ; chez les colporteurs, les marchandes ambulantes qui portent constamment un éventaire et rejettent leur colonne vertébrale en arrière pour réagir contre le poids de leur fardeau ; chez les personnes obèses, les femmes enceintes ou affectées de tumeur abdominale et obligées de ramener le tronc en arrière pour conserver l'équilibre.

Quand la lordose n'est pas une courbure dite *de compensation* amenée par les attitudes permanentes d'ordre professionnel (comme dans les exemples cités) ou pathologique (comme dans le cas d'ancienne coxalgie ou de luxation congénitale de la hanche, qui, portant en avant le segment inférieur du corps, rejettent le thorax en arrière), elle est rapportable à des lésions d'ordre musculaire, et c'est sur celles-là seulement que le massage peut agir avec succès. Elle est due dans ce cas : tantôt à la paralysie des muscles fléchisseurs du rachis : la contraction des muscles extenseurs agissant seule relève le bassin en arrière et renverse dans le même sens les premières vertèbres lombaires, d'où résulte une ensellure lordosique ; tantôt à la paralysie des muscles extenseurs eux-mêmes : le malade, sollicité à tomber en avant, fait un effort pour reporter les épaules et la tête en arrière.

Chez les enfants, cet état peut être le résultat d'une paralysie dite *infantile*.

D'autres fois, chez les adultes le plus souvent, c'est une contracture rhumatismale des muscles des lombes (masse des extenseurs de la colonne vertébrale à la hauteur des reins) qui détermine l'attitude d'ensellure. Dans la lordose paralytique, l'excavation des reins disparaît quand le malade est couché à plat sur le dos ; elle subsiste, au contraire, dans le cas de contracture.

3° La *scoliose*

On désigne sous cette dénomination une incurvation *latérale* de la totalité ou d'un segment de la colonne vertébrale, la lordose et la cyphose étant au

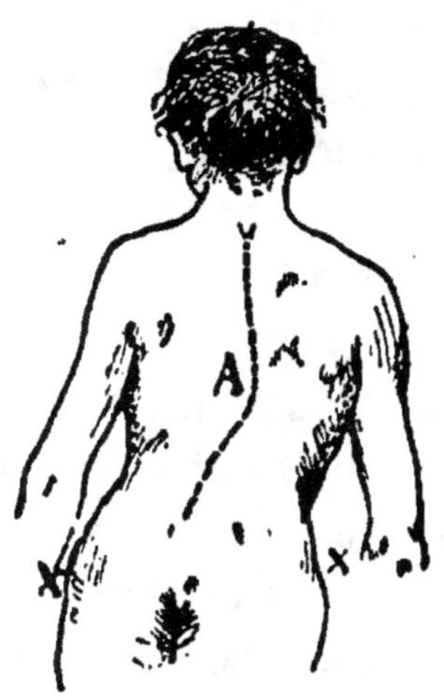

Fig. 44.

contraire des déviations qui se font dans le sens antéro-postérieur. La scoliose est dite *à convexité droite* (fig. 44) quand la convexité de la ligne de déviation A (fig. 44) est tournée vers l'épaule droite. Elle est dite *à convexité gauche* dans le cas contraire.

Elle peut ne porter que sur un segment de la colonne vertébrale ; elle est alors dite *cervicale, dorsale, lombaire*, selon que c'est au niveau du cou, du dos ou des lombes qu'existe la déviation. Elle est la plus fréquente des déviations du rachis et, de toutes ses variétés, c'est la scoliose dorsale que l'on rencontre presque toujours. Ses causes de production sont des plus variées et des plus complexes. Le masseur n'aura rien à entreprendre contre toute une classe de cette affection. Les scolioses d'ordre statique, par exemple, qui sont compensatrices d'une inégalité des membres inférieurs (boiterie), celles qui compliquent les maladies de la moelle, celles qui sont l'aboutissant d'une ancienne affection tuberculeuse des vertèbres seraient les unes inutilement, les autres dangereusement traitées par le massage.

Celles qui fourniront le lot le plus important relevant de la massothérapie sont :

1º Les scolioses dites *des adolescents* ;

2º Les scolioses survenues consécutivement à une pleurésie qui aura eu pour effet d'amener la rétraction de l'une des cavités pleurales, le rapprochement des côtes correspondantes et, par suite, une incurvation latérale de la colonne, incurvation à concavité tournée du côté du thorax où a évolué l'affection pleurale ;

3º Les scolioses de cause musculaire et qui sont la conséquence du raccourcissement *unilatéral* des muscles de la région vertébrale atteints de spasme, de paralysie, d'atrophie (comme dans les cas de rhumatismes chroniques, de contractures hystériques, etc.).

La scoliose des adolescents est, de toutes les variétés de scoliose, la plus fréquente et fort heureusement aussi celle contre laquelle la massothérapie aura l'action la plus efficace. Pour la traiter intelligemment, le masseur doit posséder quelques données sur son mode de formation.

Il y a, pour expliquer la genèse de ces déviations :

1º Des causes prédisposantes ;
2º Des causes efficientes.

Parmi les premières, il faut compter la faiblesse générale de la constitution, l'anémie, la croissance exagérée ou irrégulière, surtout la croissance brusque, la faiblesse ligamenteuse et musculaire. Chez les jeunes filles, il faut y ajouter la chlorose, les troubles menstruels, l'absence d'exercices physiques.

Ce court autant qu'aride exposé des causes prédisposantes les plus communes suffit à démontrer quel heureux profit on peut déjà tirer du massage général (Voir chap. XV) qui aura pour effet d'activer la nutrition, de fortifier le système musculaire, etc.

Parmi les causes efficientes, il faut citer en première ligne les mauvaises attitudes prises pendant la station assise pour le piano, l'écriture, le dessin, les travaux à l'aiguille, etc.

Ainsi, sous l'influence de ces diverses causes parfois combinées, la colonne vertébrale est livrée à l'action de la pesanteur. Il se produit à un certain moment une surcharge inégale des différents segments du rachis d'autant plus efficace que la colonne vertébrale est en voie de développement et privée de ses tuteurs naturels, les muscles et les ligaments. Des attitudes vicieuses se montrent au début, suivies bientôt de troubles dans l'ossification consistant dans l'arrêt de développement dans la moitié du rachis correspondant à la concavité, et dans une suractivité nutritive dans la moitié correspondant à la convexité. On comprend donc combien il importe d'intervenir tôt. Il faut, pour qu'on puisse compter sur un succès par la massothérapie, que la déviation ne soit qu'*en voie de formation* : ce qui sera reconnaissable à ce fait que, par des tractions bien appliquées, on peut momentanément amener le *redressement absolu* de la colonne vertébrale. Un bon moyen pour le masseur de se rendre un compte exact de la quantité de déviation de la colonne sera le suivant : l'index droit parcourra de haut en bas la ligne des apophyses épineuses des vertèbres (ligne A, fig. 44) en reconnaissant successivement, à la saillie osseuse nettement sentie sous le doigt, la proéminence de la vertèbre. De la main gauche armée d'un crayon d'aniline ou même d'un bout d'allumette de bois imprégné d'encre, il marquera un point sur la saillie médiane postérieure de chaque vertèbre ; il aura ainsi tracé, par la juxtaposition de ces points, une ligne plus ou moins courbe qui lui indiquera nettement la *variété* et la *quantité* de la lésion, en même temps qu'elle lui donnera la mesure des efforts qu'il aura à faire pour obtenir le redressement et du degré d'amélioration qu'il sera en droit d'escompter et de demander aux manœuvres de massothérapie.

TECHNIQUE

La technique du massage appliqué aux malformations du rachis devra se résumer en deux modes d'intervention, dont l'un, le premier, sera commun à toutes les variétés et sera le massage appliqué au *système musculaire* de la région, et dont l'autre variera d'après la variété de la malformation et consistera en des mouvements passifs ayant tous pour but d'amener le redressement de la colonne vertébrale, et en des mouvements actifs contrariés devant avoir pour effet de provoquer de la part du malade la contraction volontaire des muscles qui, par leur affaiblissement, ont permis à leurs antagonistes de constituer la déviation.

PREMIÈRE PARTIE

La première partie comprendra donc un massage régulier de tout le dos du malade.

POSITION DU MALADE. — *Couché horizontalement sur le ventre, les bras écartés du corps et même élevés au-dessus des épaules.*

POSITION DU MASSEUR. — Assis ou debout à côté du lit, à droite du malade. Les manipulations seront pratiquées : en hauteur, de la racine du cou à la naissance des fesses ; en largeur, d'une épaule à l'autre.

1º Effleurages rapides (deux à trois minutes).

2º Pressions méthodiques d'abord avec le talon de la main, puis à poings fermés (en peigne). Le masseur

peut s'aider de ses deux poings, qu'il dispose à la naissance des fesses, l'un à droite, l'autre à gauche de la
saillie des dernières vertèbres lombaires. Partant de
là et développant le plus de force possible, il remonte
lentement tout le long de la colonne sans s'en éloigner
d'abord, et jusqu'à la racine du cou. Ces mêmes sortes
de pressions sont ensuite exercées plus-latéralement,
de façon à remonter sur le trajet d'une ligne droite
qui passerait par le milieu de l'omoplate, de telle
sorte que tous les muscles du dos aient eu leur part
des manipulations, sans oublier que c'est surtout sur
les masses musculaires disposées tout le long de la
saillie des apophyses épineuses qu'on doit le plus
insister.

Ne pas craindre de prolonger ce temps. Huit ou dix
minutes devront toujours lui être consacrées.

3° Pétrissage et hachage de ces mêmes masses
musculaires qui viennent de subir les pressions méthodiques, et en opérant dans le même ordre que pour
les pressions méthodiques.

Durée : trois à quatre minutes.

DEUXIÈME PARTIE

Mouvements passifs et actifs contrariés appliqués :

A. — A la cyphose

Malade d'abord couché horizontalement sur le
ventre.

Mouvements passifs. — Le masseur appuie le plat

de la main sur la moitié de la colonne vertébrale, siège de la cyphose, et, par une série de pressions faites sans brusquerie, il essaie d'en déterminer l'affaissement. Il maintient par application de la main, pendant trois ou quatre minutes, le maximum de réduction qu'il aura pu obtenir.

Mouvements actifs contrariés. — 1º Le malade reste dans l'attitude précédente. Le masseur, penché au-dessus du lit, saisira les bras du malade à hauteur des coudes, tandis que celui-ci s'efforcera de les rapprocher du tronc. Cet effort musculaire a souvent pour effet de redresser la déviation quand elle siège à hauteur de la région cervicale ou dorsale supérieure.

Durée de ce temps : deux à trois minutes.

2º Le deuxième temps que nous allons décrire variera suivant qu'on aura à traiter une cyphose de la région cervicale (saillie au niveau du cou) ou de la région dorsale (saillie au niveau du dos, à la hauteur des omoplates).

La position du malade sera dans les deux cas modifiée. Le malade sera *assis* sur son lit.

Cyphose cervicale.

a. Le malade s'efforce d'incliner une série de fois la tête le plus fortement possible en arrière, tandis que le masseur, à l'aide de sa main appliquée à la nuque du malade, essaie de s'opposer à cet effort. (Pratiquer ce mouvement dix à quinze fois.)

b. Le masseur tient les mains appliquées de chaque côté de la tête du sujet et s'efforce de maintenir la tête fixe, tandis que le malade fait effort pour imprimer à sa tête un mouvement circulaire en insistant sur l'*inclinaison en arrière*. (Répéter ce mouvement dix à quinze fois aussi.)

c. Le malade, fixant le tronc en état de flexion en avant, tentera de se redresser, tandis que le masseur essaiera, par le plat de sa main placée à la nuque du malade, de s'opposer à ce redressement. (Même durée que le temps précédent.)

Cyphose dorsale,

a. Le sujet s'assied, le tronc très penché en avant, et il se redresse lentement contre la résistance que lui oppose le masseur dont les mains restent appliquées sur les épaules du malade. (Exécuter ce mouvement dix à quinze fois.)

b. L'exercice suivant, un peu plus pénible, a pour effet d'agir sur la partie dorsale des muscles placés le long de la colonne vertébrale (muscles sacro-spinaux).

Le sujet *debout*, les bras étendus en croix, s'accroche solidement de ses mains à des points fixes (meubles, montants de porte, anneaux disposés dans ce but). Il tient les jambes fermes et résiste à une pression qui est exercée en arrière, au niveau des épaules, par le masseur. C'est la reproduction par le malade du mouvement qui consiste, selon l'expression vulgaire, *à se mettre en travers d'une porte* pour s'opposer au passage de qui voudrait en franchir l'issue. (Reproduire ce mouvement dix à quinze fois.)

B. — A la lordose.

Le siège de la déviation est, rappelons-le, à la région lombaire. Le massage doit consister, en tant que deuxième partie, en des exercices agissant *en sens inverse* de ceux que nous avons décrits pour la cyphose. Ces mouvements doivent avoir pour but de fléchir le tronc et d'effacer l'inclinaison du bassin.

a. Le malade, couché bien horizontalement sur le dos, les bras étendus et appliqués contre le corps, fait effort pour redresser le tronc sans secousses et sans bouger les jambes, et arriver ainsi à s'asseoir sur le lit. *Dans les commencements*, le masseur aidera ce mouvement en appuyant sur les jambes pour les fixer et augmenter ainsi le point d'appui. (Pratiquer cet exercice quinze à vingt fois de suite.)

b. Le sujet, toujours couché sur le dos, mais les cuisses et les jambes pendantes au delà de la partie inférieure du lit, résiste au masseur qui relève les membres inférieurs l'un après l'autre jusqu'à angle droit et même au delà (attitude qui est à peu près représentée dans la figure 54). (Répéter cet exercice dix à quinze fois.)

c. Le malade *debout* penche la partie supérieure du corps en avant, les bras étendus, et s'efforce de toucher le sol avec les mains sans fléchir les genoux et à l'aide de petits efforts successifs. Le malade se redresse ensuite lentement et reproduit cet exercice dix à quinze fois encore.

d. Le malade toujours debout, les bras étendus horizontalement en avant, lève successivement chaque pied à hauteur de la main et recommence huit ou dix fois cet exercice avec chaque jambe.

C. — *A la scoliose.*

Le siège de la scoliose est le plus souvent à la région dorsale supérieure **ou moyenne.**

Les mouvements passifs et actifs contrariés devront avoir pour but :

1º De redresser la colonne vertébrale ;

2º De faire agir les muscles de la *convexité* de la courbure.

Lorsqu'on intervient assez tôt, on peut compter ne pas trouver de corde musculaire faisant obstacle au redressement absolu, comme on le voit se produire par exemple sur le muscle sterno-mastoïdien dans le cas de torticolis (Voir fig. 54 et 55).

Mouvements passifs.

Le malade est *assis* sur le lit de massage.

Le masseur, placé du côté qui correspond *à la concavité* de la colonne vertébrale, saisit et fixe de sa main gauche l'épaule qui correspond à ce même côté, tandis que, de l'autre main appliquée à plat sur le dos du malade du côté *de la convexité* et sur le point le plus saillant, il exerce sans brusquerie une série de pressions de plus en plus fortes dans le but d'amener l'aplatissement de la région voûtée et, par suite, le redressement du rachis. Le masseur ne doit pas craindre de développer de grands efforts musculaires. Le redressement a été déclaré possible par le médecin, donc il peut et doit être atteint par ces premières manipulations.

Pratiquer cet exercice pendant dix à quinze minutes.

Mouvements actifs contrariés.

Supposons une courbure scoliotique à convexité tournée à droite (Voir fig. 44).

POSITION DU MALADE. — *Assis sur le bord du lit, les pieds reposant sur le sol, les hanches maintenues fixes par un aide. Le bras droit est élevé et étendu, la paume de la main dirigée en dedans ; le gauche est moins élevé et fléchi de manière que la paume de la main s'applique derrière la tête.*

POSITION DU MASSEUR. — Placé à gauche, il applique sa main gauche au côté externe de l'avant-bras droit du malade et sa main droite sur le côté droit du thorax, à hauteur du summum de la courbure dorsale (A, fig. 44).

a. Le malade fait alors graduellement tous ses efforts pour redresser la courbure en contractant les fléchisseurs latéraux du côté droit, et en même temps le masseur résiste de plus en plus à cette contraction avec sa main droite, qu'il fait agir comme pour attirer le tronc vers lui. Ce mouvement est répété trois fois de suite avec un repos de cinq secondes et une profonde inspiration après chaque mouvement ;

on donne ensuite au malade cinq minutes de liberté avant de passer à l'exercice suivant.

b. Le malade *debout* raidit le cou et l'épaule droite. Le masseur saisit le bras droit et fait exécuter un mouvement du haut du tronc ayant pour but de le porter légèrement en arrière et à droite, sans fléchir le tronc sur la hanche droite et sans baisser l'épaule.

Reproduire ce mouvement une dizaine de fois.

c. Le malade reprend sa position qu'il avait en *a* (assis sur le bord du lit) ; le masseur fixe d'une main la hanche gauche de façon à empêcher le bassin de suivre le mouvement qui va se produire.

Le malade, redressant alors le haut du corps, abaisse un peu l'épaule droite et porte par un effort soutenu tout le thorax à gauche sans le faire pencher dans ce sens. Pendant ce temps, le masseur fait effort pour empêcher le bassin de suivre ce mouvement et le pousse même en sens contraire de gauche à droite.

Avec un peu d'habitude, cet exercice peut être pratiqué par le malade seul sans l'aide du masseur, en portant simplement les hanches à droite pendant qu'il exécute les mouvements des parties supérieures.

Cet exercice sera pratiqué un nombre égal de fois au précédent ; dans les cas où la courbure scoliotique est à *convexité gauche*, les attitudes et les mouvements se font en sens inverse de ceux que nous venons de décrire.

CHAPITRE III

MASSAGE APPLIQUÉ AU TRAITEMENT DU PIED BOT

Le pied bot est une difformité consistant en une déviation permanente du pied qui, pendant la marche, appuie sur le sol par une autre partie que par toute l'étendue de la face plantaire.

Suivant la forme de la déviation, on a :

Le **pied bot équin** : le pied est en extension sur la jambe et ne repose sur le sol que par les orteils (c'est

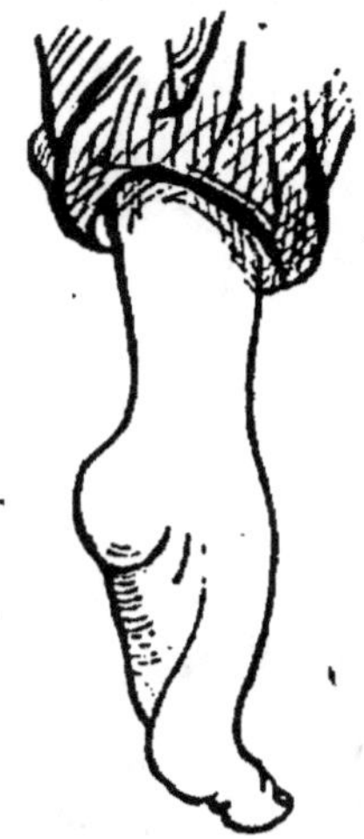

Fig. 45.

l'attitude des pieds des danseuses marchant sur leurs pointes) (fig. 45).

Le pied bot talus : le pied est en attitude absolument inverse de la précédente. C'est-à-dire qu'il est en flexion dorsale, ne reposant sur le sol que par le talon (attitude que l'on prend lorsque, pour éviter, par exemple, de salir les chaussures sur un sol boueux, on marche sur le talon en maintenant relevée le plus haut possible la pointe du pied.

Le pied bot varus : le pied est dévié en dedans ; le bord interne ne touche plus le sol sur lequel le malade n'appuie que par le bord externe (fig. 46).

Le pied bot valgus : le pied a une attitude inverse du pied varus. C'est-à-dire que le bord externe est

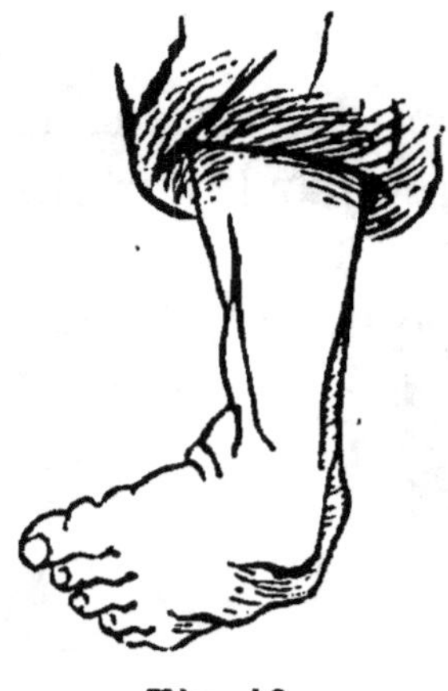

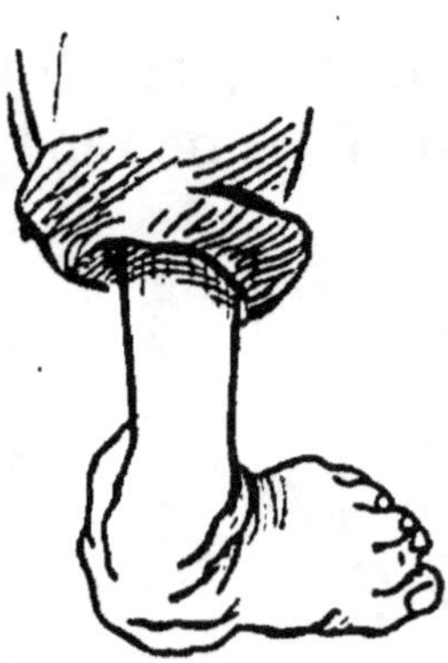

Fig. 46.   Fig. 47.

relevé plus ou moins au-dessus du sol sur lequel le malade n'appuie que par le bord interne (fig. 47).

Le plus souvent ces quatre espèces de pied bot se combinent deux à deux. Par exemple : le pied équin est en même temps varus ou valgus ; de là les dénominations, dans le premier cas, de *pied équin varus* ou de *pied varus équin*, et, dans le second, les dénominations de *pied équin valgus* ou de *pied valgus équin*, suivant que c'est l'une ou l'autre de ces déviations qui prédomine.

Cette déformation est congénitale (l'enfant naît avec des pieds bots), ou elle s'acquiert plus ou moins tard. On comprend dans ces derniers cas ceux où, par exemple, une large cicatrice de la peau à la suite d'une brûlure, une déformation par fracture du cou-de-pied vicieusement consolidée, une luxation du pied mal réduite, des arthrites agissant directement ou par la rétraction consécutive des muscles contracturés pendant la période inflammatoire, arrivent à donner au pied une attitude vicieuse et définitive. D'autres fois, et c'est le cas le plus fréquent, le pied bot n'est que la conséquence d'une paralysie infantile, de convulsions ou de contractures spasmodiques survenant chez les enfants, etc.

On voit, par cette multiplicité de causes dont nous n'énumérons que les plus importantes, qu'avant de rien tenter le masseur doit s'être renseigné auprès du médecin pour savoir si le pied bot pour lequel on réclame son intervention est de ceux qui peuvent tirer bénéfice d'une action massothérapique simple. En effet, le massage le plus scrupuleusement fait ne saurait permettre d'avoir la prétention de redresser un pied maintenu en déviation par des tendons fortement rétractés, par des os déformés, par des cicatrices profondément adhérentes, etc.

Très rares même seront les cas où le massage seul pourra suffire comme moyen thérapeutique. Le plus souvent l'intervention thérapeutique aura dû être précédée d'une intervention chirurgicale qui aura permis, à l'aide d'une opération sanglante, le redressement immédiat du pied, et, dans ce cas, ce ne sera que lorsque le pied aura été débarrassé de l'appareil de contention placé tout aussitôt après l'opération que le massage pourra intervenir favorablement, en rendant aux articulations du pied la souplesse qui leur manquerait et aux muscles un réveil de contractions.

C'est surtout dans le pied bot congénital que le massage pourra compter non plus comme un simple moyen adjuvant, mais comme un moyen thérapeutique d'emblée.

Au point de vue de l'application de la massothérapie au traitement du pied bot, il y a lieu de se préoccuper tout d'abord de savoir si celui-ci est ou n'est pas *réductible*.

1º Le pied bot est réductible.

C'est-à-dire que le pied peut être ramené à une attitude normale après des efforts plus ou moins prolongés de simples manipulations.

A quelle époque doit-on commencer le massage? Le plus tôt possible, c'est-à-dire qu'il ne faut pas attendre que l'enfant ait marché. La règle veut même que le médecin présent à l'accouchement et qui a constaté la déviation sur le nouveau-né ne sorte pas de la maison avant d'avoir commencé le traitement.

Il est aisé de justifier cette façon d'agir : chez les enfants, en effet, les articulations sont souples, les tendons et les ligaments cèdent, et l'on peut rapidement et toujours obtenir un redressement. De plus, en ne laissant pas le pied se développer dans sa position vicieuse primitive, on empêche les altérations et rétractions des muscles et des tendons de se produire ;

on modifie favorablement la difformité destinée à s'aggraver en raison de la rapidité de la croissance et de l'augmentation de volume du squelette du pied en position vicieuse. Il est démontré que le pied s'accroît très rapidement dans les premiers mois de la vie et que c'est surtout à ce moment que l'on peut le plus efficacement s'opposer aux aggravations et, en corrigeant les difformités, rétablir la forme normale.

TECHNIQUE

Agir avec prudence, la peau mince et délicate de l'enfant ne comportant pas des pressions fortes et prolongées.

L'enfant est maintenu assis sur les genoux de sa garde.

Le masseur est aussi assis en face de lui.

Premier temps : Effleurage et pressions méthodiques légères sous forme de frictions douces, destinées à préparer le temps suivant (durée : deux à trois minutes).

Deuxième temps : Le masseur saisit de sa main gauche et à pleine main l'extrémité inférieure de la jambe, *le plus près possible* du talon, de façon à maintenir comme dans un étau l'articulation du cou-de-pied et d'éviter ainsi que cette articulation, qui n'est pour rien dans la lésion qu'on a à traiter, ne subisse le contre-coup fâcheux des manœuvres employées.

La main droite prend sinon à pleine main (le petit

volume du segment à manipuler s'y opposant), tout au moins à pleins doigts (de façon à éviter de pincer en saisissant), le pied de l'enfant, en arrière des orteils, à peu près à mi-longueur du pied. C'est alors la main droite qui doit agir seule et par des mouvements *petits, secs, saccadés*, assouplir le pied, gagner du terrain, marcher vers le redressement et préparer ainsi le troisième temps (durée : cinq à dix minutes).

Troisième temps : C'est celui de la réduction et du redressement complet.

Même position qu'au temps précédent, pour la main gauche.

La main droite saisit le pied le plus commodément soit en dessous, soit en dessus, et alors lentement, mais en déployant une certaine force, *doit arriver* à mettre le pied en bonne attitude, l'y maintenir pendant quelques instants et recommencer la même manœuvre de réduction cinq ou six fois. Parfois le redressement ne pourra être obtenu pendant les premières séances de massage : il faut savoir attendre et se contenter d'un redressement graduel.

La séance de massage terminée, le pied ne doit pas être laissé libre de reprendre sa mauvaise attitude, sous peine de laisser se perdre tous les bénéfices de l'intervention, mais il doit être maintenu redressé au moyen d'appareils très simples indiqués par le médecin, tels que gouttières, bottes en feutre, en gutta-percha, en cuir, en fer-blanc, qui   vront être gardées nuit et jour.

Les séances doivent être fréquentes (quatre à cinq par jour au début) jusqu'à obtention de la réductibilité complète. Il sera en outre nécessaire que le médecin surveille les résultats obtenus par le masseur et pratique lui-même tous les huit ou quinze jours un redressement *forcé* plus ou moins important suivant les cas.

2° Le pied bot n'est pas réductible, solidement fixé qu'il est, dans son attitude vicieuse, par des cicatrices, des tendons rétractés ou des déformations osseuses.

Dans ce cas, la première intervention doit consister dans une opération sanglante. Le chirurgien pratiquera sur le malade anesthésié les sections cutanées, tendineuses ou les résections osseuses nécessaires pour pouvoir ramener le pied en bonne position. Le pied est tout aussitôt après l'opération maintenu en état de redressement par un appareil plâtré, et ce n'est que lorsque l'opérateur aura jugé définitive la guérison de la plaie opératoire que la massothérapie pourra utilement intervenir.

Le rôle du masseur sera le suivant :

a. Masser l'articulation du cou-de-pied de façon à lui rendre les mouvements qu'elle aura en partie perdus par suite d'une immobilisation prolongée sous l'appareil [reproduire en fait de technique celle indiquée pour l'articulation du cou-de-pied (p. 86), et la pratiquer telle qu'elle est décrite, moins la série des mouvements actifs contrariés qui seront réservés pour la fin de la séance].

b. Pratiquer sur la face dorsale du pied, plus accessible aux manipulations, une série de pressions méthodiques centripètes (au moyen du plat des pouces, en remontant de la racine des orteils jusqu'au cou-de-pied).

c. Masser les muscles de la jambe pour les entretenir dans un état de contractilité et de tonicité musculaire indispensable au maintien du pied en bon état de redressement. Pour ce faire, exercer du cou-de-pied jusqu'au genou et successivement sur la région antérieure, puis sur le côté externe, enfin sur la région postérieure de la jambe, toute la série de moyens de massothérapie appliquée aux muscles, c'est-à-dire :

1º Un effleurage d'une durée de trente minutes ;

2º Des pressions avec le plat des pouces ;

3º Un temps de pétrissage ;

4º Une série de mouvements actifs contrariés tels qu'ils sont indiqués page 89.

Une séance de massage quotidienne d'une durée totale de vingt minutes suffira dans les cas habituels, car il ne faut pas oublier qu'ici le massage n'est qu'un adjuvant de l'acte opératoire, auquel seul est dévolu le soin du redressement.

CHAPITRE IV

MASSAGE APPLIQUÉ AUX FRACTURES

Le massage utilisé à titre de moyen thérapeutique dans le traitement des fractures peut et, dans certains cas, doit être commencé quelques instants après l'accident. Jusqu'à l'apparition des brillants travaux du professeur Lucas-Championnière, on avait en France, dans les cas de fracture, trop insisté sur la question de consolidation et trop négligé le rétablissement fonctionnel de l'appareil musculaire et tendineux. Toute fracture détermine la formation dans l'épaisseur des tissus d'un *hématome* (foyer d'épanchement sanguin), qui, plus tard, se diffuse, s'infiltre au loin, créant des adhérences plastiques, des dégénérescences musculaires, englobe les tendons dans des exsudats inflammatoires qui ont pour effet d'enrayer leur jeu physiologique. Ces méfaits sont réalisés à leur maximum par le traitement des fractures au moyen de l'*immobilisation*.

Le massage précoce, que nous désignerons ainsi pour le différencier du massage que nous qualifierons de *tardif* (celui par lequel on n'intervient qu'une fois bien effectuée la consolidation osseuse), agit comme préventif de toutes les pénibles conséquences que nous venons d'attribuer aux fractures.

1° Il diminue la douleur très vive qui survient après les fractures, surtout après celles qui siègent au voisinage des articulations, et qui est le plus souvent rapportable à l'entorse concomitante et à l'exagération de pression intra-articulaire produite par l'épanchement.

2° Il réduit à son minimum l'atrophie musculaire si considérable après le traitement par l'immobilisation continue. En effet, pendant que se consolide l'os fracturé, le muscle ne reste pas inactif. Grâce au massage, la circulation intramusculaires restant la même, la fibre musculaire dont la nutrition est assurée a moins de tendance à dégénérer. Il ne se produit donc pas d'atrophie sensible du membre.

3° Il évite plus sûrement que les autres moyens de traitement les raideurs articulaires. Même chez les blessés âgés, les mouvements redeviennent complets aussitôt que la fracture est consolidée.

4° Il abrège la durée de la cure et supprime la longue période de convalescence. Ce n'est pas à dire pour cela que la consolidation soit plus prompte, mais, aussitôt celle-ci acquise, les articulations et le système musculaire sauvegardés par le massage peuvent fonctionner sans qu'on doive, comme après le traitement ordinaire, soumettre le malade à un long traitement consécutif, consistant en frictions, mouvements provoqués et bains sulfureux.

5° Enfin, il met à l'abri des troubles trophiques du côté de la peau qui, grâce aux manipulations massothérapiques, aura été maintenue dans d'excellentes conditions de vitalité et de fonctionnement physiologique. Il en sera de même des vaisseaux qui ne présenteront pas d'altérations, et ainsi se trouveront évités les accidents si graves d'ordre vasculaire (thromboses et embolies).

Des expériences pratiquées sur les animaux par Ress (de Milan) ont nettement démontré que le massage précoce, loin de retarder la consolidation, entraîne au contraire la formation d'un cal plus résistant.

Il est en outre accepté aujourd'hui qu'un certain nombre de fractures peuvent être toujours mobilisées et massées hâtivement avec suppression de tout appareil d'immobilisation proprement dit. Ce sont :

Pour l'humérus :

Toutes les fractures de l'extrémité supérieure jusqu'à l'insertion du muscle deltoïde (c'est-à-dire celles dont le trait de fracture ne siégera pas au-dessous du quart supérieur de l'humérus) et toutes celles de l'extrémité inférieure qui ne se produiront pas au-dessous de quatre travers de doigt de l'articulation du coude.

Pour le coude :

Toutes les fractures et surtout celles de l'olécrâne.

Pour l'avant-bras :

Les fractures de l'extrémité inférieure du radius ne s'accompagnant pas de ce gros déplacement de la main en arrière qui est le lot des fractures compliquées.

Les fractures des divers os de la main.

Les fractures de la clavicule, de l'omoplate.

Ici l'hésitation est d'autant moins permise qu'aucun des appareils d'immobilisation préconisés n'arrive à maintenir les fragments en place.

Pour le pied :

Les fractures des os du pied.

Les fractures malléolaires sans tendance à la déviation de l'axe du pied. [Le pied est dans l'axe normal quand, placé à angle droit sur la jambe, la crête du tibia (qu'on peut suivre du doigt) prolongée par en bas vient tomber sur le premier espace intermétatarsien (qui correspond à l'intervalle digital du premier et du deuxième orteil).]

Presque toutes les fractures du péroné.

Pour le genou :

Dans les cas de fracture du fémur sans déplacement.

Dans les cas de fracture du plateau tibial.

Voici, au sujet de cette thérapeutique nouvelle, quelques conseils sur la technique générale à suivre :

Le massage précoce, qui, bien entendu, doit être réservé pour les fractures simples (c'est-à-dire sans plaie, sans grande attrition des parties molles, etc.), demande à être appliqué intelligemment. Le masseur ne saurait l'entreprendre que sous la surveillance constante du médecin. Mal fait, il entraîne de la douleur, peut déterminer le déplacement des fragments et amener des complications inflammatoires.

Commencer par un massage biquotidien, régulier, limité aux effleurages, frictions, pressions méthodiques appliqués d'une main légère et restant peu douloureux pour le blessé. Entre les séances, immobiliser le membre dans une gouttière ou par des attelles fixées à l'aide de bandes.

N'avoir recours à l'appareil plâtré que dans le cas où le déplacement des fragments est considérable et ne saurait être corrigé par de simples attelles et, dans ce cas, ne le laisser à demeure que pendant une semaine ou deux au maximum.

Du quinzième au vingtième jour, on pourra ajouter aux manipulations précédentes :

Le pétrissage des muscles, et essayer de pratiquer la mobilisation très limitée des articulations situées au-dessous et au-dessus de la fracture.

Une fois la consolidation osseuse effectuée, et avec l'autorisation du médecin, masser selon les règles établies pour le massage tardif (Voir plus loin).

I

DU MASSAGE PRÉCOCE APPLIQUÉ A QUELQUES VARIÉTÉS DE FRACTURES SIMPLES

Massage dans les fractures de la rotule (Voir fig. 48). — Le squelette du genou est constitue par l'extrémité inférieure du fémur (F), os de la cuisse articulé en charnière avec les extrémités supérieures du tibia (S) et du péroné (V) (os de la jambe). Au-devant d'eux et les recouvrant comme un couvercle de boîte, se trouve la rotule (R), petit os ayant la forme d'un disque épais, de la grandeur d'une pièce de cinq francs, facile à délimiter du doigt sous la peau qui seule le recouvre. Cet os est développé dans l'épaisseur même du tendon (T) du muscle *triceps fémoral*, muscle volumineux (M) qui à lui seul constitue la masse musculaire de la région antérieure de la cuisse,

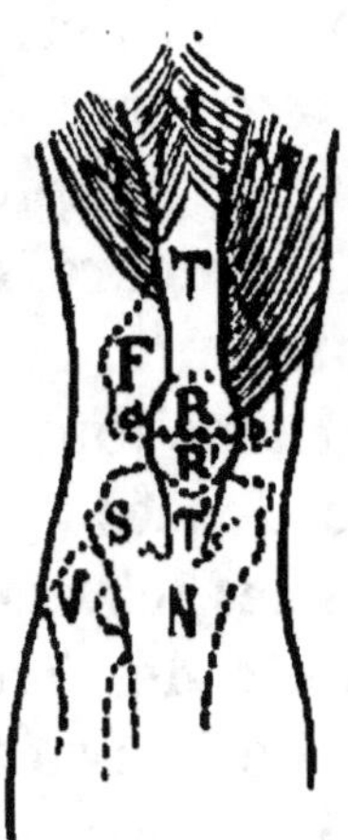

Fig. 48.

et s'insère par sa partie inférieure sur la face antérieure de l'extrémité supérieure du tibia (N). C'est lui qui préside au mouvement d'extension de la jambe sur la cuisse et qui agit seul, par exemple, dans l'acte qui consiste à lancer un coup de pied en avant. Lorsque la rotule se fracture soit par suite d'une contraction trop brusque et trop violente du muscle triceps, dont le tendon T se rompt, dans ce cas, déterminant du même coup une rupture transversale de la rotule, le plus souvent au niveau du tiers inférieur de cet os, suivant la ligne *ab* (fracture dite *indirecte*) ou que le même os se brise dans une chute sur le genou en état de flexion (fracture directe), on observe des phénomènes :

1º *Immédiats.* — Qui consistent en un épanchement abondant de sang dans l'articulation du genou, qui *immédiatement* se distend et devient globuleux (*hémarthrose*) ;

En un plus ou moins grand écartement des deux fragments de la rotule brisée (R et R'), le fragment supérieur (R) remontant plus ou moins haut, entraîné par le muscle M, tandis que le fragment R' reste fixé à l'extrémité du tendon rompu T'.

2º *Consécutifs.* — Qui sont la conséquence inévitable d'une pareille lésion et consistent en :

a. Un certain degré d'arthrite (inflammation de l'articulation) provoquée par la présence du sang dans l'article, préparant pour plus tard de la raideur articulaire tout au moins.

b. Une atrophie rapide du muscle (M) par suite d'inaction, et même d'inflammation de ses fibres musculaires, aboutissant à une impotence très accentuée si on n'a pas soin de la prévenir par un traitement approprié.

Or, il est *maintenant* démontré que, si les fractures de la rotule entraînent le plus souvent une impotence fonctionnelle du membre, cela est dû bien moins à l'absence de soudure des deux fragments osseux rotuliens qui restent quelquefois écartés l'un de l'autre de plusieurs centimètres (de 0,01 à 0,10), unis seulement par une interposition de tissu fibreux, qu'à l'atrophie hâtive du muscle (M). On comprend aisément que, le tendon (TT') s'étant allongé de toute la distance qui sépare les deux fragments de la rotule, le muscle (M), pour agir efficacement par sa contraction sur l'extrémité du tibia, doit se raccourcir beaucoup plus. Or, c'est la contraction qui raccourcit le muscle. Cette contraction n'est possible que si le muscle (M) ne s'atrophie pas, et c'est à cela surtout qu'il faut veiller.

Dans le traitement des fractures de la rotule, il n'y a pas trop à se préoccuper, comme on le faisait jadis, de maintenir *à tout prix* par l'immobilisation dans l'extension forcée et au moyen d'appareils les plus divers les deux fragments osseux en contact. Ce n'est pas à un degré plus ou moins parfait de coaptation que sera rapportable le plus ou moins heureux résultat définitif. On a reconnu maintenant qu'avec un écartement même considérable des fragments bien des malades ont pu recouvrer l'usage presque intégral de leur membre sous la condition que la musculature du muscle triceps (M) ait pu être maintenue en état de conservation parfaite, de telle sorte que, par des contractions vigoureuses, celui-ci puisse arriver, malgré la plus grande longueur acquise de son tendon inférieur (T'T'), à se tendre pour ainsi dire en corde et à agir ainsi sur son point d'insertion inférieure, tibial (N).

De ces données découle la technique thérapeutique suivante :

1° Se préoccuper avant tout de faire disparaître par un massage scientifiquement fait l'épanchement sanguin intra-articulaire et, par suite, éviter les raideurs habituellement consécutives à cette sorte de lésion.

2° Empêcher que la présence d'un épanchement sanguin, qui se produit le plus habituellement à la suite de l'accident dans l'épaisseur du muscle triceps (M), n'entraîne bien plus encore que l'inaction forcée l'atrophie et, partant, l'impuissance définitive et irrémédiable. Que va devenir, en effet, ce sang épanché ou infiltré dans le muscle? S'il ne se coagule pas et s'il est ainsi rapidement résorbé, on comprend qu'il ne laisse que peu de trace. Par contre, s'il se coagule, non seulement il se résorbera plus lentement, mais pendant ce laps de temps sa présence entretiendra un état d'irritation qui désorganisera la structure intime de la fibre musculaire et entraînera l'atrophie. En présence d'une telle éventualité, il y aura plutôt lieu de proscrire d'une façon relative les appareils immobilisants et de chercher avant toute chose à amener *le plus rapidement* possible la résorption des épanchements. Le massage seul peut efficacement aider à obtenir ce résultat et d'autant mieux qu'il sera appliqué plus tôt après le traumastime (à partir du quatrième ou cinquième jour dans les cas ordinaires).

Son but sera double :

a. Conserver la souplesse de l'articulation et des gaines synoviales situées dans le voisinage de la fracture.

b. Débarrasser le muscle triceps (M) du sang qui l'infiltre et secondairement entretenir l'excitabilité de la fibre musculaire.

Le *premier but* (*a*) sera atteint par le mode de

massage tel qu'il a été décrit plus haut (p. 91) (Voir fig. 32). La seule modification à apporter à cette technique sera la suivante :

Éviter de pratiquer le deuxième temps (mouvements passifs), ainsi que le troisième temps (mouvements actifs contrariés), pendant la première quinzaine du traitement, et, même ce temps écoulé, ne les commencer qu'avec circonspection, et en exécution de la prescription médicale.

Nombre de séances à pratiquer : Une seule séance par jour pendant la première huitaine du traitement. Double séance quotidienne à dater de cette époque.

Le *deuxième but (b)* nécessite un mode spécial de massage appliqué au muscle triceps (M), qui pourra être commencé le lendemain même de l'accident et sera gradué de la façon suivante :

1º *Pendant les quatre premiers jours.* — Effleurage et légères pressions méthodiques toujours pratiquées en remontant du genou vers la racine de la cuisse (durée huit à dix minutes ; une séance par jour).

2º *Du quatrième au treizième jour.* — Ajouter aux manœuvres précédentes le pétrissage à pleines mains qui aura pour effet d'agir sur le muscle en l'exprimant, pour ainsi dire, comme une éponge et qui contribuera plus sûrement que les autres moyens à diffuser au loin l'épanchement sanguin interstitiel. Toute la masse musculaire de la région antérieure de la cuisse doit subir ces pressions que le mas r rendra aussi fortes que le malade le pourra supporter. Il faut les pratiquer jusqu'à la racine du membre en se reportant un peu en dehors à mesure que l'on remonte au-dessus de la partie moyenne de la cuisse.

C'est là le temps le plus important du massage dont il y a lieu de prolonger le plus possible la durée (dix à quinze minutes).

Terminer la séance par quelques tapotements et hachures qui agiront en excitant la contractilité musculaire (durée : deux à trois minutes).

3° *A dater du treizième jour*, si *aucune complication n'est survenue* et si *le médecin l'a autorisé*, on peut ajouter à la technique précédente : les mouvements passifs et actifs contrariés qui seront pratiqués ainsi qu'il est dit pages 93 et suivantes, mais avec *beaucoup de modération* tout d'abord et en faisant durer ce temps de deux à dix minutes, selon que cette sorte d'exercices sera bien ou mal supportée par le malade. Une douche locale terminera fort efficacement la séance. La marche sera autorisée le plus tôt possible avec le support d'une genouillère et à l'aide d'une canne tout d'abord.

Ultérieurement, si la raideur articulaire persistait et si le muscle (M) tardait à se régénérer, il y aurait lieu d'annexer aux séances de massage des exercices pratiqués au moyen du segment (fig. 15) de la chaise orthopédique. En adaptant à l'extrémité du segment en *o* un poids de jour en jour plus lourd, on arrive à obliger, dans l'acte du redressement de la jambe sur la cuisse, le muscle triceps à travailler activement et par suite efficacement à sa *réfection* parfaite.

II

MASSAGE DANS LA FRACTURE DE L'EXTRÉMITÉ INFÉRIEURE DU PÉRONÉ

L'extrémité inférieure du péroné fait partie des os qui servent à constituer l'articulation du cou-de-pied (articulation tibio-tarsienne).

Les deux os de la jambe, tibia en dedans, péroné e dehors, bien fixés l'un à l'autre, forment, par le solide adossement de leur extrémité inférieure, une sorte de voûte dans laquelle vient s'emboîter le premier os du pied (l'astragale). Dans le cas d'entorse grave, lorsque le pied, au lieu de porter à plat sur le sol, se retourne brusquement soit en dehors, soit en dedans, le péroné se fracture plus ou moins haut au-dessus de son extrémité inférieure (malléole externe). Parfois c'est simplement la pointe de la malléole qui est arrachée ; d'autres fois, c'est à la base de la malléole que siège le trait de fracture ; d'autres fois encore, c'est à 5 ou 6 centimètres au-dessus de cette base. C'est au médecin qu'il appartiendra de donner au masseur ces indications de siège de fracture.

La fracture du péroné, en quelque point de l'extrémité inférieure de cet os qu'elle se produise, n'est jamais qu'une complication de l'entorse du cou-de-pied. De telle sorte que le rôle du masseur est ici tout simple à interpréter. Il ne s'agit que de combiner le mode de massage que nous avons décrit (p. 86 et suiv.) relatif aux manipulations applicables à l'articulation du cou-de-pied avec quelques manœuvres de massothérapie à exercer sur le trajet du péroné.

TECHNIQUE

Avant de commencer le massage proprement dit de l'articulation, le masseur interviendra sur l'os fracturé de la façon suivante :

1º Effleurages pratiqués d'abord très légèrement tout le long du péroné (face externe du pied et de la jambe), de la pointe de la malléole jusqu'à la naissance du mollet. L'os est sur toute cette hauteur *facilement suivi au doigt.*

Prolonger ces effleurages assez longtemps (huit à dix minutes) afin de rendre possible, par une insensibilisation relative de la région, les manœuvres ultérieures.

2º Pressions méthodiques exercées avec le plat des pouces sur le même trajet, en insistant plus spécialement sur le point fixe, lieu du *maximum* de la douleur et qui indique le siège précis de la fracture.

Durée : huit à dix minutes.

3º Continuer par le massage du cou-de-pied tel qu'il a été décrit (p. 86 et suiv.).

III

MASSAGE DANS LA FRACTURE DE L'EXTRÉMITÉ INFÉRIEURE DU RADIUS

Deux os, le radius en dehors (côté du pouce), le cubitus en dedans (côté du doigt auriculaire), constituent le squelette de l'avant-bras. Par leur extrémité inférieure, ces deux os se fixent solidement l'un à l'autre pour former ainsi une sorte de voûte dans laquelle vient s'emboîter la partie supérieure du squelette de la main. Cet emboîtement osseux correspond à l'articulation du poignet. L'entorse simple ou distension traumatique de l'articulation est très rare au poignet. Presque toujours (à la suite de chute sur la paume de la main qui est sa cause la plus habituelle), elle s'accompagne d'une fracture transversale de l'extrémité inférieure du radius. Le trait de fracture siège alors très près de l'interligne articulaire, à 2 ou 3 centimètres environ au-dessus de lui. Ce genre de lésion nécessite, avant tout traitement par le massage, que le médecin ait opéré le redressement du membre ou, autrement dit, la réduction de la fracture. Mais, une fois cette opération faite, c'est-à-dire la main une fois replacée dans le prolongement de l'axe de l'avant-bras, les manœuvres de massothérapie peuvent être aussitôt pratiquées et de la façon suivante.

TECHNIQUE

Elle ne différera de celle que nous avons indiquée page 104 (massage du poignet) que par quelques manipulations plus spécialement destinées à agir sur le foyer de la fracture.

Ce foyer est accessible par la face antérieure et postérieure du poignet, mais *surtout par cette dernière.*

Le poignet reposant à plat sur un coussin par sa face antérieure (côté correspondant à la paume de la main), le masseur pratiquera :

1º Des manœuvres d'effleurage destinées à insensibiliser la région.

Durée : quatre à cinq minutes.

2º Des pressions méthodiques exercées à l'aide du plat des pouces sur le dos de la main (côté du pouce surtout) remontant sur le radius, en insistant plus spécialement à hauteur du trait de fracture qui révèle son siège par l'excessive douleur que le malade accuse au passage, à ce niveau, du doigt du masseur.

Durée : cinq à dix minutes.

Ces deux mêmes sortes de manipulations seront ensuite appliquées dans les mêmes conditions de durée sur la *face antérieure* du poignet.

La séance se continuera par la pratique de *toutes* les manipulations que nous avons décrites à l'occasion du massage du poignet (p. 104 et suiv.).

IV

MASSAGE DANS LES FRACTURES
DE L'OLÉCRANE

L'olécrâne (Voir fig. 40) est constitué par l'extrémité postérieure renflée du cubitus et forme la saillie médiane et postérieure du coude.

Sa fracture est le plus souvent directe et la conséquence d'une chute sur le coude ou d'un choc reçu sur cette région.

Cette fracture a été justement comparée à la fracture de la rotule (le coude étant en anatomie l'analogue du genou).

Dans la fracture de l'olécrâne, comme dans celle de la rotule, le fragment supérieur a des tendances à être entraîné en haut par les contractions du muscle triceps qui vient s'y attacher par son extrémité inférieure, et la cavité articulaire immédiatement sous-jacente est, comme au genou, immédiatement distendue par un épanchement sanguin.

D'où résulte, en ce qui nous concerne, une technique de massage identique à celle décrite pour les fractures de la rotule.

TECHNIQUE

Pendant les quatre premiers jours, pratiquer deux fois par jour sur le membre placé *en extension* des effleurages et pressions méthodiques faites de bas en haut autour de l'olécrâne et autour de la région postérieure du coude, dans le sens des flèches de la figure 40.

Du quatrième au treizième jour, ajouter aux manipulations précédentes le massage spécialement appliqué au muscle triceps : pressions et pétrissage sur la masse musculaire occupant toute la hauteur (du coude à l'aisselle) de la face postérieure du bras.

A dater du treizième jour, on pourra pratiquer quelques mouvements provoqués de flexion et d'extension de l'avant-bras sur le bras.

Ultérieurement, utiliser la chaise orthopédique pour compléter le rétablissement fonctionnel et prévenir la raideur articulaire.

Dans l'intervalle des séances, qui seront de dix à quinze minutes de durée, le membre supérieur sera maintenu au moyen d'une écharpe dans une flexion légère d'abord, qui ira en augmentant à mesure que l'amélioration s'accentuera et pourra atteindre la flexion à angle droit vers le treizième jour.

V

LE MASSAGE TARDIF

Est celui que l'on exerce sur un membre qui aura été le siège d'une fracture, mais sur lequel la soudure des deux fragments osseux aura eu le temps de se faire et sera telle qu'il n'y aura plus à craindre de produire par des manipulations même pratiquées avec force une fracture nouvelle.

Le but à atteindre est :

1º D'amener un dégorgement des tissus au niveau du siège de la fracture. En effet, autour du foyer de la fracture et dans le foyer même, il se fait toujours des ruptures vasculaires et, par suite, des épanchements sanguins qui distendent plus ou moins tous les tissus. Il est créé ainsi de véritables barrages pour la circulation. Le courant veineux surtout ne se rétablit que très difficilement et très lentement en utilisant les quelques veines superficielles des membres qui n'ont pu être atteintes et sectionnées par le traumatisme. C'est ce qui explique qu'au niveau de la fracture subsiste pendant longtemps un gonflement apparent des veines, de l'empâtement, de l'œdème. Quand il s'agit du membre inférieur, la difficulté du rétablissement de la circulation s'augmente de toute la gêne que la déclivité du membre apporte déjà physiologiquement au courant sanguin veineux.

2° De rendre aux muscles de la région la tonicité et d'enrayer leur marche naturelle vers l'atrophie.

3° De ramener de la souplesse dans les articulations du membre et plus particulièrement dans celles qui sont immédiatement sus et sous-jacentes à la fracture, car ce sont surtout celles-là qui, presque toujours, sont enraidies par suite de l'immobilisation prolongée et de la propagation inflammatoire qui s'y est faite.

TECHNIQUE

La *technique* doit s'adapter à ce triple but.

POSITION DU MALADE. — *Le malade est étendu sur le lit; la région à masser est maintenue soulevée par un coussin long.*

Premier temps :
L'effleurage et les pressions peuvent être avantageusement pratiqués sur le membre entier, de son extrémité à sa racine, en insistant davantage au niveau du siège de la fracture. Ils doivent, pour le moins, s'étendre de l'articulation située au-dessous de la fracture à l'articulation située au-dessus.

On utilisera :
Le plat des pouces s'il s'agit de masser une région pourvue de tendons ou dans laquelle l'os est pour ainsi dire à fleur de peau.

Tout au contraire, les pressions faites avec le **talon
de la main** ou même **à poings fermés**, et combinées
avec le pétrissage et les hachures, conviennent aux
régions abondamment pourvues de muscles.

Ce temps est des plus importants ; il doit être fait
avec le plus grand soin et durer de dix à quinze
minutes.

Deuxième temps : **Mouvements passifs.**

Ce temps s'adresse aux articulations situées dans
le voisinage de la fracture, au-dessus et au-dessous
d'elle, principalement.

Ces manipulations sont les mêmes que celles que
nous avons, dans les chapitres précédents, appris à
appliquer à chaque articulation en particulier (s'y
reporter).

Ne pas craindre de déployer une certaine force, ce
qui est à peu près sans danger, quand on a affaire à une
fracture datant de deux mois et demi à trois mois.

Durée de ce deuxième temps : cinq minutes.

Troisième temps : **Mouvements actifs contrariés.**

Ils sont ici d'une importance capitale, en raison des
bons effets qu'on obtient d'eux dans le traitement des
muscles en voie d'atrophie (ce qui est toujours le cas
dans les fractures).

La technique consistera à contrarier les mouvements propres :

1° A l'articulation située au-dessous de la fracture ;
2° A l'articulation située au-dessus.

Durée : cinq minutes.

La séance aura donc duré vingt minutes au moins et se terminera par :

1º Une douche locale (jet brisé) d'une durée de cinq minutes ;

2º La pratique par le malade d'une série de mouvements actifs.

VI

MASSAGE DANS LES CAS DE RETARD DE CONSOLIDATION ET DE PSEUDARTHROSE

Dans quelques circonstances, mais surtout dans les cas de fractures qui ont nécessité un traitement par l'immobilisation absolue et prolongée, et malgré toutes les précautions qu'a pu prendre le chirurgien, on constate, après le temps qui aurait dû normalement suffire à la formation d'un cal solide, que les fragments osseux ne sont nullement soudés l'un à l'autre et que la mobilité anormale est aussi grande qu'aux premiers jours. Chez d'autres malades, la mobilité est moindre qu'après l'accident, mais le squelette, loin d'être rigide en son entier comme après une consolidation régulière, présente à la hauteur de la fracture un centre de mouvements plus ou moins étendus. On dit alors qu'il existe un *retard de consolidation* ou une *pseudarthrose*, selon que plus ou moins de temps s'est écoulé depuis le traumatisme.

Avant d'en arriver au traitement chirurgical utilisé en pareil cas, ou même à de simples injections irritantes dans le foyer de la fracture, il y a lieu de recourir au massage qui suffit souvent à amener la formation d'un travail de soudure.

Le massage a pour but, dans les pseudarthroses, de déterminer par les manœuvres extérieures une irritation du foyer traumatique. Il faudra en attendre de meilleurs résultats dans les cas de simple retard de consolidation que dans les cas de pseudarthrose confirmée.

Jadis les chirurgiens préconisaient un massage brutal que réalisait le frottement des fragments l'un contre l'autre. Le chirurgien saisissait avec chaque main la partie du membre qui correspondait à chaque fragment et provoquait de la sorte des mouvements et des frictions plus ou moins rudes. Les manœuvres étaient répétées chaque jour jusqu'à ce qu'il y eût tuméfaction locale et douleur à la pression. D'autres fois (frottement automatique) le membre était mis dans un appareil contentif qui assurait la rigidité tout en permettant une certaine mobilité des fragments. L'appareil appliqué, le malade était autorisé à se servir de son membre ; les extrémités jouaient l'une sur l'autre, s'irritaient, sécrétaient de la substance osseuse, et la soudure pouvait en résulter.

Le massage pratiqué par le masseur devra consister dans des procédés plus doux.

La technique en est des plus simple.

Ce sont des frictions, des pressions méthodiques, des tapotements pratiqués quotidiennement pendant dix minutes ou un quart d'heure, d'abord au niveau de la pseudarthrose, puis dans les régions du membre situées au-dessous et au-dessus de la fausse articulation.

CHAPITRE V

MASSAGE APPLIQUÉ AUX MALADIES DU SYSTÈME MUSCULAIRE

On doit attendre les meilleurs effets du massage appliqué aux affections du système musculaire quand celles-ci relèvent :

1° D'une altération de cause locale dans la nutrition du muscle, altération qui, si on n'intervient pas, aura pour conséquence définitive et irrémédiable l'atrophie, ainsi que cela se produit dans les contusions un peu fortes, dans les fractures et dans les entorses, même simples. Il survient en effet, à la suite des lésions articulaires d'ordre traumatique, des phénomènes neuro-musculaires qui accompagnent les lésions articulaires et qui aboutissent rapidement, si on n'intervient pas, à la disparition du muscle par atrophie. Ces phénomènes sont souvent précoces.

L'atrophie des muscles qui ont pour fonction de déterminer la mobilisation des articulations traumatisées se produit souvent d'une façon si rapide et si imprévue que l'impuissance fonctionnelle du membre est la règle quand les symptômes et les lésions anatomiques de la synovite ont disparu. Si le repos absolu d'une articulation enflammée est le premier et le plus important moyen thérapeutique qu'on oppose à l'évolution inflammatoire, il sera bon de penser un peu aux muscles qui font pour ainsi dire partie intégrante du mécanisme fonctionnel de l'articulation, et de se rappeler que le repos forcé est aussi fatal aux muscles qu'il peut être utile, d'autre part, à la synoviale enflammée. En effet, l'atrophie souvent commence à se manifester à une date précoce et se développe avec une rapidité telle qu'en une ou deux semaines le mal sera porté à son point extrême. Ce qui complique la question, c'est qu'on ne saurait prévoir dans quel cas cette atrophie se produira ; souvent une arthrite grave dans ses lésions anatomiques entraînera une atrophie beaucoup moins rapide qu'une arthrite de moyenne intensité à symptômes plutôt douloureux qu'inflammatoires. Prenons le genou, par exemple, qui, à ce point de vue, est le cas le plus facile à observer, parce que c'est bien l'articulation la plus exposée. Pour une inflammation de la synoviale, même légère, sans trop de douleur et de réaction, à peine un épanchement peu considérable s'est-il produit que, si l'on examine le malade dans la station debout et si on lui commande de marcher, on le verra hésiter, se plaindre, dès qu'il veut étendre l'articulation, d'une sensation pénible, obscure, presque indéfinissable, mais qui lui enlève la confiance dans ses moyens et qu'il représente comme une sorte de crampe ou trépidation habituellement ressentie vers la partie inférieure du triceps fémoral (masse musculaire) (M, fig. 48), formant, comme on le sait, le groupe antérieur des muscles de la cuisse. La maladie se prolonge-t-elle, évoluant dans le sens inflammatoire, voici l'exagération de la tonicité des muscles qui s'annonce, surtout celle des *fléchisseurs* de l'articulation (muscles postéro-externes .de la cuisse), tandis que les extenseurs (M, fig. 48) semblent au contraire pris d'atonie, tombent dans le relâchement, deviennent mous et flasques, ce qui donne comme résultat une tendance marquée à l'articulation de se fléchir de plus en plus. Cette contraction des muscles fléchisseurs, qui n'est pas la contracture, épuise la fibre musculaire et son innervation, et, après un certain temps, muscles fléchisseurs et surtout muscles extenseurs sont atrophiés, et le membre au-dessus de l'articulation a maigri au point de perdre sa forme et ressemble à un fuseau cotonneux. On a observé que les muscles fléchisseurs subissaient, en raison de cette exagération de tonicité signalée plus haut, la dégénérescence fibreuse (sclérose), tandis que les extenseurs, que nous avons vus devenir pendant ce temps flasques et mous, présentaient tous les signes de la dégénérescence graisseuse. A toutes ces modifications pathologiques, le meilleur remède à opposer est le *massage*.

2º D'un traumatisme ayant déterminé la rupture totale d'un muscle, ou dans l'épaisseur du muscle la rupture de quelques fibres, avec formation de petits foyers sanguins intramusculaires (tels le coup de fouet, le lumbago et le torticolis d'origine traumatique).

3º D'un état inflammatoire subaigu ou chronique, habituellement rapportable à la diathèse rhumatismale (et dont les plus communes et les plus typiques manifestations sont le torticolis et le lumbago).

Il y a en outre quelques sièges de prédilection : aux membres supérieurs, le deltoïde et les muscles qui s'insèrent au condyle externe de l'humérus (extenseurs et long supinateur) ; aux membres inférieurs, les muscles fessiers et les muscles péroniers.

D'une façon générale, l'intensité de la médication par le massage (pétrissage et frictions plus ou moins énergiques) doit être graduée d'après la consistance et l'ancienneté des foyers de myosite. Les inflammations subaiguës, et à plus forte raison aiguës, doivent être traitées avec des ménagements qu'on n'a plus à prendre à l'égard de myosites anciennes.

Dans les cas de myosites à évolution lente, une première atteinte grave est portée aux faisceaux musculaires par la dissociation que font en s'infiltrant les globules blancs du sang. Sous l'influence du processus inflammatoire, ces globules ont traversé (par diapédèse) les parois des petits vaisseaux qu'ils peuvent arriver à rompre par suite de la poussée congestive. Une deuxième atteinte non moins grave provient de ce que le tissu conjonctif interstitiel prend feu pour son compte et subit toutes les phases de l'inflammation qui lui est propre ; il s'hypertrophie d'abord, pour aboutir définitivement à une transformation en un tissu dur, sclérosé, fibreux (celui qui constitue les cicatrices de la peau, par exemple), essentiellement rétractile par sa nature. En se rétractant, il comprime, étreint les éléments nobles du muscle, et tend à amoindrir leur fonctionnement physiologique, si bien que le muscle arrive à n'être plus constitué que par une sorte de corde raide et inextensible. A cette période de transformation, la lésion est définitive.

Ces quelques grossières indications suffisent à nous montrer combien il est utile d'agir vite et d'enrayer par le massage la formation des exsudats inflammatoires destructeurs de la fibre musculaire, et plus tard d'agir sur les tissus scléreux dont on n'a pu éviter la formation. Ce tissu, encore jeune, est capable de se laisser distendre, de garder une certaine souplesse, et ainsi de ne pas compromettre par la rétraction qui surviendrait ultérieurement le fonctionnement du peu de tissu musculaire qui a échappé à l'envahissement inflammatoire.

MASSAGE DANS LA CONTUSION

Lorsqu'un corps résistant vient frapper sur une région quelconque (comme il arrive quand on reçoit un coup de bâton ou de pierre, par exemple), ou qu'inversement une région quelconque du corps vient heurter un corps résistant (comme dans un cas de chute sur le sol), sans que pour cela il en résulte une solution de continuité des téguments, c'est-à-dire sans que la peau soit déchirée et que la *plaie* s'ensuive, la région heurtée est dite *atteinte de contusion*. Les parties molles sont plus ou moins froissées contre l'os ou les os qu'elles recouvrent ; quelques fibres musculaires sont souvent déchirées, quelques vaisseaux sanguins, capillaires, veinules et artérioles, saignent dans l'épaisseur des tissus. Le sang ne s'est-il épanché qu'en petite quantité et superficiellement, infiltrant le tissu cellulaire sous-cutané, et apparaissant plus ou moins tôt sous la peau en y déterminant une tache ecchymotique vulgairement dénommée « bleu », on a le premier et le plus simple degré de la contusion. A un degré plus avancé (deuxième degré des traités classiques), les vaisseaux rompus, étant de plus fort calibre, ont déversé plus abondamment le sang dans les tissus, si bien qu'il se fait une véritable collection ou *bosse sanguine* qui soulève les parties molles (phénomène très fréquent après un choc reçu sur la tête ou le front). Au degré plus avancé encore, la contusion est caractérisée par un écrasement tel des parties molles que celles-ci sont le plus souvent vouées à la mortification, c'est-à-dire à la gangrène.

C'est seulement aux deux premiers degrés de la contusion que le massage pourra convenir. Encore faudra-t-il surseoir au massage dans le cas où la bosse sanguine sera volumineuse, fluctuante et très superficiellement placée sous la peau. Dans ce cas le médecin procédera d'abord à une ponction, videra ainsi la poche des parties liquides qu'elle contient, et le masseur ne saurait intervenir que tout autant que la petite plaie produite par l'intervention chirurgicale sera complètement cicatrisée. Dans les cas de contusion légère, au contraire, masser la région traumatisée, c'est en hâter la restauration. Car c'est le sang extravasé qui produit l'enflure, amène la douleur, gêne les mouvements ; c'est lui qui, en se figeant dans les tissus, peut s'y transformer en corps étranger qui gênera les mouvements des années durant et parfois pendant une vie entière. C'est de ces données, connues de tout temps, qu'a découlé la thérapeutique populaire qui consiste à traiter les bosses sanguines par l'écrasement produit par une forte compression pratiquée aussitôt après l'accident, au moyen d'une pièce de monnaie ou d'un corps de forme et de résistance analogues.

TECHNIQUE

1º Séance d'effleurage prolongée jusqu'à ce que la douleur ait été apaisée et que puissent être ainsi commencées les manipulations plus profondes qui vont suivre.

2º Pressions méthodiques exercées d'abord avec le plat, puis avec le talon de la main, et toujours centripètes, c'est-à-dire dans la direction du courant veineux (Voir fig. 1).

Si l'œdème semble résister à ces manœuvres, on peut les continuer par un massage fait au moyen du plat des pouces (Voir fig. 3), qui, cheminant plus exactement dans les interstices musculaires, débarrasseront plus efficacement la région des extravasations sanguines. Le coup de pouce écrase le caillot plus facilement que toute autre manipulation.

Une fois l'écrasement ainsi obtenu, une nouvelle et dernière séance de pressions méthodiques, d'une durée de trois à quatre minutes environ, achèvera la dissémination au loin. Chasser par des pressions le sang des plans dans lesquels il s'est infiltré ou collecté et le rejeter ainsi dans la circulation veineuse est chose possible si on agit quand le sang est relativement frais, que les caillots sont friables. On interviendra en outre à ce moment sans provoquer trop de douleur. Au contraire, si l'on a trop attendu, le caillot s'est durci, et son écrasement et sa diffusion ne seront obtenus qu'après de nombreuses et douloureuses tentatives. Le massage devra donc être commencé le plus tôt possible après l'accident et sera renouvelé chaque jour qui suivra, à moins ne se soit produit intercurremment un état inflammatoire aigu qui se caractérisera par un gonflement plus considérable, de la rougeur et de la chaleur de la peau à la région massée, ainsi que de la douleur plus vive à la pression. Dans ce cas, il faut interrompre toute manœuvre massothérapique.

Toutes autres manipulations que celles ci-dessus indiquées devront être absolument délaissées dans tous les cas. C'est-à-dire qu'il faudra s'abstenir de pétrissage, pincement, hachure, etc.

3º A la thérapeutique ancienne, consistant dans l'immobilisation absolue de la région contusionnée, aidée d'applications de compresses d'eau froide simple ou mélangée de liquides astringents, on devra substituer :

La mobilisation modérée, qui sera un précieux adjuvant pour arriver à dissiper le sang extravasé. Les mouvements passifs et actifs contrariés amèneront la contraction des muscles et, par suite, leur tassement, le glissement des tendons sur les plans osseux profonds, et contribueront ainsi à précipiter la guérison.

Durée du premier temps : dix minutes.
    —   deuxième temps : cinq minutes.
    —   troisième temps : cinq minutes.

DES RUPTURES MUSCULAIRES

Un trop brusque et trop violent effort de contraction peut déterminer la rupture totale du muscle, et plus souvent une rupture partielle dont les conséquences relèvent essentiellement de l'intervention par le massage. Ces ruptures se produisent plus spécialement sur certains muscles. Chez les cavaliers, elles sont relativement fréquentes au niveau de la partie supérieure et interne de la cuisse, et elles sont l'effet d'un trop grand effort fait pour se maintenir en selle. Dans des efforts de gymnastique, on voit assez souvent l'un des muscles de la paroi antérieure de l'abdomen (le muscle *grand droit*) (qui, par son siège, correspond à une ligne qui s'étendrait du creux épigastrique au pubis, en passant par l'ombilic) se rupturer dans son quart inférieur, à quelques centimètres au-dessus du pubis. Le muscle biceps (du bras) est aussi un muscle sur lequel semblable lésion n'est pas rare.

Les muscles, dans leur mouvement de contraction, glissent dans une gaine aponévrotique, véritable manchon qui les enveloppe de toute part, de telle sorte que l'épanchement de sang intramusculaire qui accompagne toute rupture ne peut franchir cette barrière. Il en résulte que l'épanchement se collectionne au point traumatisé, subit là une série de modifications qui aboutissent à la formation, dans l'épaisseur du tissu musculaire, d'un corps dur de consistance pierreuse, qui se modifie lentement de façon à constituer une véritable ossification et une tumeur dénommée *ostéome*.

La présence de ces ostéomes gêne le jeu du muscle

au point qu'un cavalier, par exemple, atteint d'une pareille lésion, ne saurait reprendre l'exercice du cheval. D'un autre côté, l'extirpation de ces masses, en outre qu'elle constitue une intervention chirurgicale d'une certaine gravité, ne saurait amener dans l'état du blessé qu'une amélioration relative. Le seul traitement efficace et pourvu d'innocuité est le traitement qui préviendra ces transformations osseuses, qui évitera la formation de ces ostéomes en ne laissant pas à la collection sanguine le temps de s'organiser. Ce but sera atteint par le massage hâtif, qui réussira à chasser le sang du point où il s'est épanché et en provoquera l'infiltration au loin, de façon à favoriser la résorption par les voies de la circulation de retour.

TECHNIQUE

Position du malade. — *Le malade est placé de telle sorte que le muscle à masser soit en état de relâchement. Dans le cas de rupture du moyen adducteur (muscle interne et supérieur de la cuisse), par exemple, le malade est couché sur le lit de massage, les jambes écartées, et la cuisse, siège de l'affection, soulevée par un coussin disposé au-dessous du genou. Le pied correspondant est renversé en dehors de façon à imprimer à tout le membre inférieur un certain degré de torsion qui reportera le plus en avant possible la région à masser.*

Dans les cas de rupture du muscle grand droit de l'abdomen, le malade est encore étendu sur le lit, mais les épaules et les cuisses sont légèrement soulevées par un coussin. Pour la rupture du muscle biceps brachial, le malade est assis et présente, reposant sur un plan solide, table ou lit, son bras légèrement fléchi.

POSITION DU MASSEUR. — Debout ou assis à droite du malade.

Manipulations :

1° Effleurage de la région de manière à produire l'insensibilisation relative.

Durée : trois à quatre minutes.

2° Pressions méthodiques pratiquées à l'aide du plat des pouces (fig. 3) commençant (dans le cas de rupture d'un des adducteurs) vers le milieu de la cuisse. Elles doivent remonter jusqu'à la racine même du membre et le long de sa face interne. Dans le cas où le malade pourra le supporter, il y aura lieu de modifier, de la façon suivante, la manipulation, au niveau de l'épanchement, point précis où il s'agit de déterminer l'écrasement parfait du caillot sanguin : un des pouces est posé à plat sur le point traumatisé et appuyé le plus fortement possible en progressant jusque vers la racine de la cuisse.

Ces manœuvres sont les seules qu'on puisse légitimement pratiquer. Toutes les autres, telles que pétrissage, pincements, hachures, seraient plutôt nuisibles, car elles auraient pour effet d'exciter le muscle à se contracter, ce qui pourrait augmenter l'hémorragie intramusculaire primitive ou même déterminer l'inflammation du tissu musculaire.

Il en sera de même des mouvements passifs et actifs contrariés du membre. On les évitera avec soin.

Ainsi le simple massage, tel qu'il est décrit ci-dessus, suivi du repos absolu du membre, est la seule intervention logique et véritablement capable d'entraîner la guérison et de prévenir la formation d'un ostéome, et cela en provoquant la résolution immédiate du foyer sanguin. La séance de massage, d'une durée moyenne d'un quart d'heure, sera d'abord quotidienne. A partir du quinzième jour, et jusqu'à guérison définitive, on pourra se contenter de pratiquer une séance tous les deux jours.

Dans les cas de rupture d'un des muscles grands droits de l'abdomen, les manœuvres massothérapiques seront analogues.

Les manipulations s'exerceront sur le trajet d'une ligne qui, du pubis, remonterait jusqu'au-dessus de l'ombilic à droite ou à gauche de la ligne médiane, selon que c'est le muscle grand droit du côté droit ou gauche qui est atteint de rupture.

Les pressions seront exercées de bas en haut.

Pour le massage à pratiquer sur le biceps brachial, les manipulations s'étendront sur la face antérieure du bras, du pli du coude à la naissance de l'épaule.

TENDANCE DES MUSCLES A L'ATROPHIE

L'intervention doit être commencée à une époque aussi rapprochée que possible de l'accident. Car, si elle prévient les atrophies, on ne saurait plus compter sur elle pour les faire rétrocéder.

Le massage appliqué à un muscle ou à un groupe musculaire dans le but d'exciter sa nutrition ne comporte aucune manipulation en dehors de celles que nous avons appris à pratiquer. La technique seule est particulière, en ceci qu'elle ne comprend que deux temps.

Premier temps : Effleurage et pressions.

Ici on peut à la rigueur, mais nous ne le conseillons pas, enfreindre la loi générale qui a été établie relativement à la direction qu'on doit donner aux pressions méthodiques. C'est-à-dire qu'on peut les pratiquer dans tous les sens, aussi bien de bas en haut que de haut en bas.

Ces pressions seront exercées de plus en plus vigoureusement et suivies de toutes les manipulations que nous avons signalées comme s'adressant spécialement aux muscles (pétrissage, hachures, pincements).

Ce temps est important et doit avoir une durée de douze minutes.

Deuxième temps : Mouvements actifs contrariés.

Pour arriver à une exécution méthodique, il faudrait que le masseur connût le rôle physiologique de chacun des muscles qu'il doit masser. On ne saurait lui réclamer pareille science.

Un moyen peu scientifique, mais sûr toutefois, pourra tenir lieu de guide dans l'exécution de ce temps :

« *Le masseur opérera comme s'il s'agissait d'appliquer le temps des mouvements actifs contrariés* » au massage de l'articulation immédiatement sous-jacente aux muscles sur lesquels il veut agir. Exemple : pour appliquer ce deuxième temps aux muscles du mollet, le masseur contrariera les mouvements propres à l'articulation située au-dessous (articulation du coude-pied) et n'aura qu'à contrarier la flexion et l'extension du pied sur la jambe.

Durée de ce temps : cinq minutes.

Terminer la séance par :

1° Un nouvel effleurage de la région (talon de la main ou **poing fermé**) ;

2° Une douche locale (jet plein) de cinq minutes de durée.

La même technique sera applicable aux affections d'ordre traumatique et rhumatismal. Toutefois, en raison de la localisation plus fréquente des affections de cette nature aux lombes et au cou (lumbago, torticolis), et plus encore en raison de la constitution anatomique de ces régions, qui sortent à ce titre du cadre tracé et imposent aux manipulations des modifications importantes, nous devons décrire en un chapitre particulier le traitement à appliquer :

1° Au lumbago ;
2° Au torticolis ;
3° A la crampe des écrivains.

LUMBAGO

Vulgairement dénommé *tour de reins*.

Premier temps :
POSITION DU MALADE. — *Le malade se tient couché sur le ventre.*

L'effleurage est pratiqué sur toute la région des lombes et plus particulièrement au niveau des points douloureux. Il est poussé jusqu'à déterminer la rougeur de la peau et l'atténuation de la douleur, ce qui permet de pratiquer plus efficacement :

Les pressions. Celles-ci seront exercées principalement au niveau des saillies longitudinales musculaires qui bordent à droite et à gauche la gouttière médiane qui correspond à la colonne vertébrale. Elles doivent s'étendre un peu sur les flancs et remonter bien au-dessus du point où est ressenti le maximum de douleur. En raison de l'épaisseur des masses musculaires sur lesquelles on doit agir, les pressions se font à poings fermés et sont suivies d'un pétrissage et surtout de hachures vigoureusement pratiquées. (Cette manipulation est reproduite dans la figure 8.)

Deuxième temps : **Mouvements passifs.**
Position du malade. — *Le malade est placé sur le dos.*

Le masseur le saisit par la nuque, l'amène dans la position assise, position qu'il exagère en ployant le malade en avant jusqu'à un maximum qui varie avec la souplesse de la colonne vertébrale de chaque individu, mais qui, dans tous les cas, doit avoir pour limite l'excès de tension et de douleur ressenties par le malade.

1º C'est le **mouvement de flexion.**

Le mouvement en sens inverse qui replace le malade sur le dos est :

2º Le **mouvement d'extension.**

3° Les *mouvements de latéralité* (tronc porté à

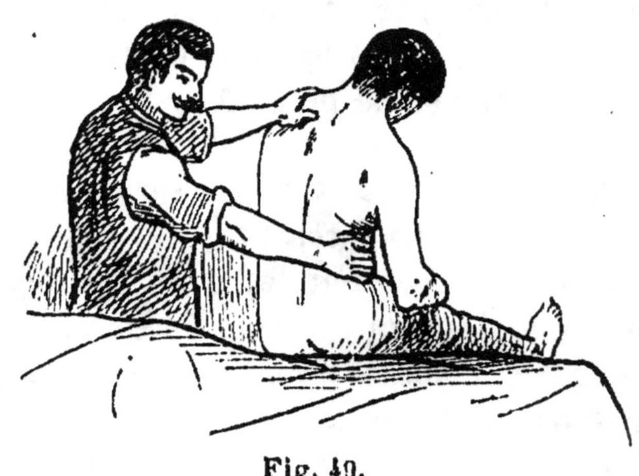

Fig. 49.

droite et à gauche) seront pratiqués de la façon
suivante :

Le malade est assis sur le lit, les jambes étendues.
D'un bras, le masseur enlace le bassin et le main-

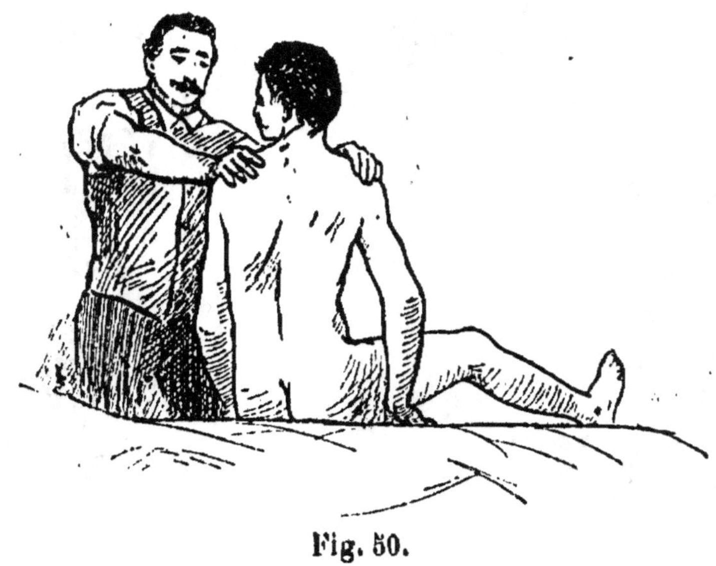

Fig. 50.

tient fixe (cette précaution est indispensable pour
que les mouvements de latéralité aient pour pivot

la colonne vertébrale) (fig. 49). De l'autre, il repousse le tronc dans un premier mouvement, l'attire à lui dans un deuxième, de façon à lui faire décrire les mouvements d'un balancier de pendule.

4° Le *mouvement de torsion* sera ainsi obtenu :
Le malade est assis sur son lit.

Le masseur le saisit par les deux épaules et imprime au tronc des mouvements de torsion à droite, puis à gauche, comme pour amener le malade à regarder derrière lui (fig. 50).

Chacun de ces quatre mouvements doit être exé-

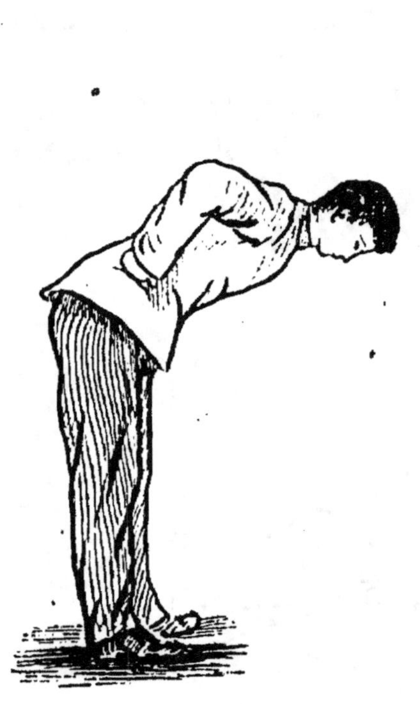

Fig. 51.

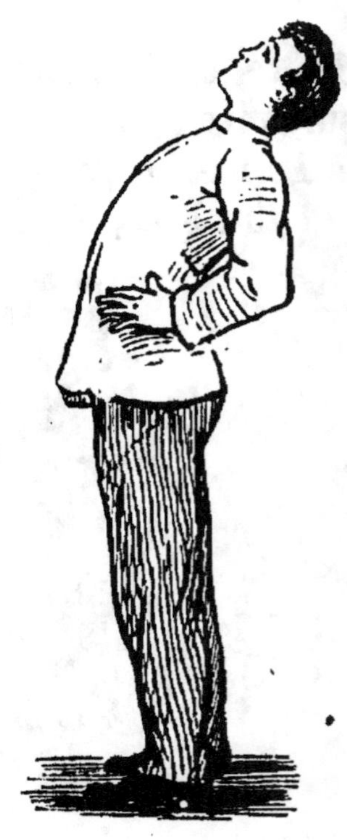

Fig. 52.

cuté lentement, être poussé le plus loin possible et reproduit une dizaine de fois.

Troisième temps : **Mouvements actifs contrariés.**

Ce temps consiste, comme toujours, dans la reproduction de la série des mouvements qui constituent le deuxième temps. Il y a seulement un changement

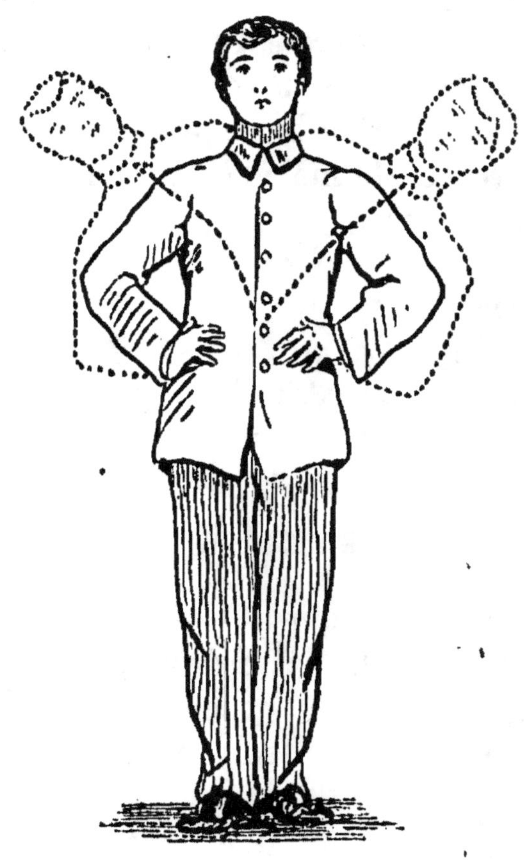

Fig. 53.

de rôle. Le malade est engagé à les faire lui-même, tandis que le masseur les empêche.

Ils seront exécutés dans le même ordre, avec la même lenteur et un même nombre de fois que les mouvements passifs.

La séance ne sera terminée par une douche lombaire (à jet plein) que si le médecin en a fait la prescription. Car cette même douche, qui constitue un complément indispensable dans la thérapeutique du lumbago traumatique, pourrait être nuisible si elle était appliquée à un malade rhumatisant.

En revanche, les *mouvements actifs* seront prescrits dans tous les cas et aideront beaucoup à l'obtention du résultat cherché. Ils pourront être prolongés fort longtemps, d'un quart d'heure à trente minutes.

Pour les exécuter, le malade sera debout et pratiquera successivement :

La flexion (fig. 51) ;
L'extension (fig. 52) ;
Les mouvements de latéralité (fig. 53) ;
Les mouvements de torsion.

TORTICOLIS

On désigne sous ce nom une attitude particulière de la tête, qui, au lieu d'être droite, est maintenue

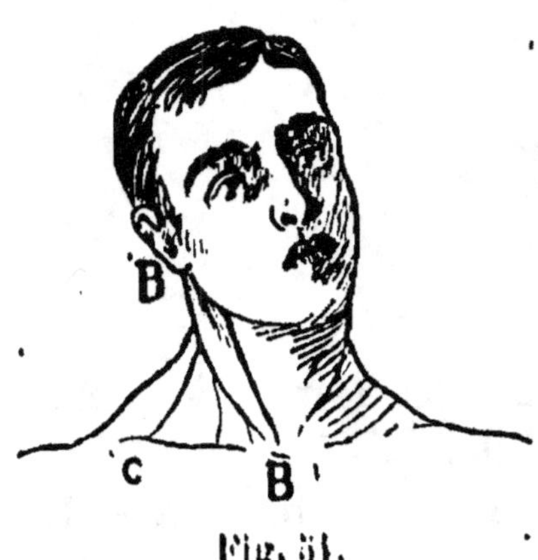

Fig. 51.

penchée soit sur les côtés, soit, moins souvent, en avant ou en arrière, par une contracture douloureuse de certains muscles du cou.

Le plus souvent, ce sont les muscles des côtés du cou qui sont contracturés et qui maintiennent la tête penchée sur l'épaule, tandis que la face du malade regarde au contraire vers l'épaule opposée. Il est facile de retrouver la cause de cette attitude. Au toucher, en effet, les muscles du côté fléchi sont durs et donnent la sensation de cordes tendues de derrière l'oreille au sternum, en avant, et sur les côtés au moignon de l'épaule (fig. 54 et 55).

La technique est analogue à celle du lumabgo et comprend aussi *trois* temps, dont l'exécution est suivie parfois d'une douche, mais toujours de la pratique d'une série de mouvements actifs.

Premier temps : Effleurage et pressions.

L'effleurage, d'abord léger, va en s'accentuant de façon à rendre moins douloureuse l'application des pressions.

Les pressions consistent en passes douces d'abord, plus énergiques ensuite, pratiquées *avec le plat des quatre doigts.*

Elles commencent derrière l'oreille et s'étendent ensuite en avant jusqu'à la naissance du cou au niveau du sternum (fig. 54, BB), en suivant la direction BC, pour aboutir au moignon de l'épaule.

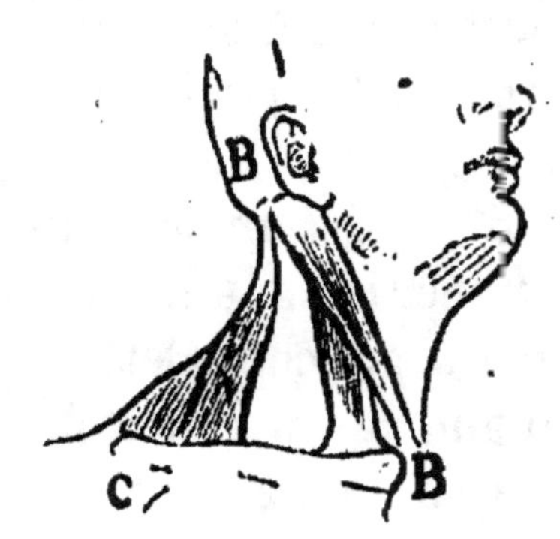

Fig. 55.

A ces pressions succède le pétrissage de ces mêmes masses musculaires contractées. Les hachures, qui seraient ici très utiles, doivent être soigneusement évitées sur la région latérale du cou (ligne BB), mais peuvent être pratiquées suivant la ligne BC.

Durée : cinq minutes.

Deuxième temps : **Mouvements passifs.**

Le masseur saisit entre ses deux mains la tête du malade à la hauteur des tempes, et lentement :

1º *La fléchit en avant.* — Le maximum de flexion est atteint quand le menton est mis en contact avec la base du cou.

2º *La fléchit en arrière.* — L'extension a son maximum quand le malade est arrivé à être dans l'attitude d'un homme qui regarderait directement au-dessus de lui.

3º *La fléchit à droite.*

4º *La fléchit à gauche.* — La flexion à droite ou à gauche est à son plus haut degré quand l'oreille est près d'effleurer l'épaule.

5º *Lui imprime un mouvement de rotation*, pour amener le malade à regarder derrière lui : soit à droite, soit à gauche. Cette rotation maximum est acquise quand le menton est arrivé à se placer presque au-dessus le l'épaule vers laquelle la tête doit être tournée.

Ces mouvements seront répétés cinq fois chacun.

Troisième temps : **Mouvements actifs contrariés.**

Les mêmes mouvements que ci-dessus sont répétés par le malade et contrariés par le masseur.

La douleur est quelquefois grande, mais elle aura été fortement atténuée par les manipulations précédentes, et le malade devra la surmonter s'il veut hâter sa guérison.

La *douche*, si elle a été prescrite par le médecin, sera d'une durée de deux minutes et donnée :

En jet brisé : sur la région antéro-latérale du cou ;

En jet plein : sur la nuque (Voir chap. HYDROTHÉRAPIE).

Ce serait laisser le traitement incomplet que de ne pas le terminer par une série de mouvements actifs.

CRAMPE DES ÉCRIVAINS

On distingue sous cette appellation une affection qui consiste en une inaptitude de certains muscles des doigts de la main, le pouce et l'indicateur principalement, à se contracter régulièrement pour retenir et diriger une plume, pour appuyer sur les touches d'un piano ou des appareils télégraphiques, pincer les cordes d'un violon, etc.

Pendant que les muscles de la main et de l'avant-bras conservent leurs aptitudes et leur force pour tout effort plus énergique ou même pour toute action d'un autre genre, tous les actes qui exigent des mouvements peu étendus mais précis de la main et des doigts (tels ceux de friser la moustache, de feuilleter un livre, etc.) sont également impossibles. Aucun des moyens jusqu'à ce jour préconisés, y compris la section des tendons des muscles atteints, n'a réussi contre ces contractures à accès paroxystiques. Seul, le massage possède à son actif quelques cas de guérison bien authentiques.

TECHNIQUE

1º *Gymnastique à la fois active et passive.*

a. *Active.* — Trois séances par jour d'une durée d'une demi-heure.

Exécuter une série de mouvements des membres supérieurs dans toutes les directions (bras en croix, portés verticalement en haut, en bas, en avant, en arrière, avec les mains· tantôt ouvertes, tantôt fermées).

Ces mouvements devront être opérés très brusquement.

b. *Passifs.* — Consistent dans l'élongation, pour ainsi dire, des muscles spécialement affectés. De la main saine, le malade, s'il opère lui-même, saisit successivement les doigts sujets à la raideur spasmodique et les porte une série de fois à leur maximum de flexion et d'extension.

C'est là la partie la plus délicate du traitement, attendu qu'il serait préjudiciable au but à atteindre de dépasser un certain degré de force. Ces manœuvres seront pratiquées par le malade sur lui-même trois ou quatre fois par jour à raison de sept à dix minutes par séance.

2' *Massage et frictions biquotidiens.*

Une séance matin et soir d'un quart d'heure de durée.

Effleurages suivis de pressions méthodiques exercées tout le long des muscles atteints de spasmes, et qui s'étalent sur les deux faces de l'avant-bras (face antérieure pour les fléchisseurs, face postérieure pour les extenseurs).

Terminer par une série de tapotements et de fines hachures sur ces mêmes muscles. Tous les auteurs insistent sur l'importance de ce mode de manipulations.

Le traitement sera de quinze jours, et il sera inutile de le continuer si, au bout de ce temps, on n'a pas obtenu d'amélioration.

Dans cette méthode, la partie essentielle est sans doute l'étirement des muscles trop excités ; mais les longues séances de gymnastique et le massage doivent être aussi de quelque importance.

LA MALADIE DE DUPUYTREN

Dénommée encore plus ou moins justement *rétraction de l'aponévrose palmaire*, est une affection de la main qui aboutit définitivement à une flexion permanente de plusieurs doigts ; l'auriculaire et l'amulaire sont plus spécialement atteints. Lentement, graduellement, ils tendent à se fléchir en crochets, pour arriver enfin à l'attitude fixe figurée dans le dessin ci-contre (fig. 56).

Lorsqu'on essaie de redresser les doigts, on détermine la saillie, à la paume de la main, des tendons fléchisseurs, que l'on perçoit et que l'on voit rétractés en cordes tendues sous la peau, et enveloppés par des zones d'indurations parcheminées donnant l'illusion d'une sorte de plaque cartilagineuse.

Cette affection atteint plus particulièrement les

hommes, et, parmi eux, les sujets déjà âgés, de pré-
férence ceux qui se livrent à des professions manuelles
pénibles : forgerons, laboureurs, menuisiers, etc. ; ce
qui semblerait indiquer que le traumatisme chronique pourrait en favoriser la détermination. Mais
cette cause ne saurait être seule invoquée. Nous
avons vu évoluer une double maladie de Dupuytren
chez un vieux Père trappiste qui, depuis quarante

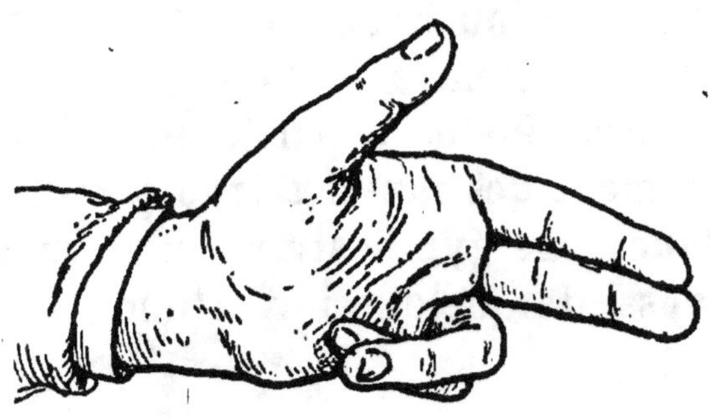

Fig. 56.

ans, n'avait eu d'autre occupation que celle de
prier. Il faut compter parmi les causes agissantes :
l'hérédité, la goutte, le rhumatisme, le diabète, la
syphilis.

Cet état est la conséquence d'un processus inflammatoire chronique qu'on a cru primitivement devoir
localiser à l'aponévrose palmaire, mais qui en réalité
porte sur le plan fibreux et résistant qui double les
téguments de la face palmaire, depuis le derme
(partie profonde de la peau) jusqu'aux ligaments
latéraux des articulations.

L'attention du malade est d'abord attirée par une
gêne de l'extension de l'annulaire et de l'auriculaire ;
sur la partie interne de la paume de la main apparaissent des noyaux d'induration de la grosseur de

lentilles ou de pois. La peau, d'abord lisse, devient rugueuse. Les nodosités, d'abord éparses, se fusionnent, se disposant en brides sous-cutanées, qui s'étendent jusqu'à la base de la deuxième phalange. A mesure que l'affection progresse, le doigt s'infléchit sans que jamais la flexion atteigne les deux dernières phalanges. Parce qu'elle est indolore, cette affection préoccupe peu le malade à son début, et c'est pourtant à ce seul moment que l'intervention par le massage pourrait être d'une certaine efficacité. On doit agir par des frictions puissantes tout le long des tendons fléchisseurs, du talon de la paume de la main à l'extrémité de la face antérieure des doigts atteints, suivies d'un pétrissage par les pouces, le tout complété par des mouvements de redressement lent.

Quand l'affection est constituée, il n'y aurait lieu de faire intervenir le massage que pour parfaire l'acte opératoire que le malade aura subi. Quand le chirurgien sera intervenu par l'exérèse des brides cicatricielles, et aura rendu aux doigts leur rectitude, il sera alors indispensable de recourir au massage pour maintenir les résultats opératoires et enrayer les tendances à la récidive.

CHAPITRE VI

MASSAGE APPLIQUÉ AUX MALADIES DES NERFS

On peut retirer de bons et sérieux résultats du massage appliqué à deux affections des nerfs, toutes les deux caractérisées par un phénomène commun : la douleur. Ces affections sont :

1º La névralgie ou simple état douloureux du nerf.

2º La névrite, maladie dans laquelle la douleur est due à l'état inflammatoire des éléments constitutifs du nerf.

Dans ces deux cas, le masseur doit se proposer de masser très exactement sur le *trajet* du nerf douloureux, afin d'arriver, par des pressions bien directes, à modifier la nutrition intime du cordon nerveux et à déterminer la résorption d'épanchements inflammatoires, qui, dans le cas de névrite surtout, se seront toujours produits.

Quel que soit, d'ailleurs, le mécanisme de la guérison, ce qui importe, c'est que le nerf soit massé sur tout son trajet et très exactement sur ce trajet : or le masseur ne saurait avoir la prétention d'arriver jamais à faire son éducation sur ces points difficiles de l'anatomie.

Mais cette lacune peut être comblée en recourant à un bien simple artifice :

« Que le médecin qui a prescrit le massage pour un cas de névralgie ou de névrite prenne soin de tracer sur la peau de son malade, au moyen d'un crayon de nitrate d'argent, la ou les lignes qui devront correspondre à l'application des manipulations. »

Cette indication graphique ne s'effaçant que très lentement (en huit ou quinze jours), le masseur aura eu tout le temps nécessaire pour apprendre à aller ensuite sans guide.

Dans toute névralgie, il existe sur le trajet du nerf atteint des points plus spécialement douloureux, qu'il faut savoir rechercher. Ces points dits de Vallex, du nom du médecin qui les a le premier signalés, correspondent le plus souvent soit à une situation plus superficielle du nerf en cet endroit, soit à l'émergence d'un filet nerveux se détachant du tronc.

Hors des névralgies du nerf entier, ces points nerveux se manifestent spontanément par des sensations spéciales chez les neuro-arthritiques, neurasthéniques, goutteux, rhumatisants, hystériques, intoxiqués chroniques (tabac, alcool, convalescents de maladies infectieuses).

Le médecin devra marquer aussi ces points divers, et le masseur y pratiquer un massage plus direct.

TECHNIQUE

La technique est des moins compliquée. Elle consistera dans l'application du premier temps *seul* (effleurage et pressions), s'il s'agit de masser des nerfs du tronc ou de la tête ;

Que l'on fera suivre de l'exécution des deux autres temps, s'il s'agit d'intervenir sur des membres.

D'une façon générale, la pression du doigt ne devra jamais être assez intense pour éveiller une douleur véritable. Commencer par des effleurages avec la main placée à plat sur la région, puis rechercher les points nerveux par un massage au moyen d'un va-et-vient où d'un mouvement circulaire du doigt.

La durée des séances et leur fréquence devront être calculées d'après la réaction que l'on aura constatée sur chaque malade.

Si le malade résiste bien, sans insomnies, sans excitation nerveuse, on pourra prolonger les séances de quelques minutes. Dans le cas contraire, diminuer la durée ou s'abstenir temporairement. Au début, plus d'un malade, traité trop brusquement, se décourage et abandonne une thérapeutique qui, avec de la prudence et de la patience, l'aurait conduit à la guérison.

La durée moyenne sera de dix minutes à un quart d'heure.

S'attacher surtout à calmer par le massage les points douloureux. Chez les femmes, cesser toute manipulation pendant la période menstruelle.

Après deux ou trois semaines, espacer les séances, d'abord quotidiennes, et ne les pratiquer que tous les deux, trois, quatre jours, selon que l'on remarque plus ou moins de somnolence des points nerveux. A ce moment, on est autorisé à considérer le résultat comme atteint.

Prenons comme exemple des cas relevant du massage fait en un seul temps, d'abord, puis en trois temps, deux névralgies pour lesquelles on a le plus fréquemment à recourir au massage :

1º La névralgie intercostale :
2º La névralgie sciatique.

NÉVRALGIE INTERCOSTALE

Le trajet indiqué au crayon sera ici celui d'une ligne marchant parallèlement aux côtes dans un espace intercostal et s'étendant de la colonne vertébrale (en arrière) jusqu'au sternum (en avant).

La technique ne comportera qu'un temps.

1º *L'effleurage.* — Comme tout effleurage appliqué au traitement des névralgies ou des névrites, il devra être pratiqué avec beaucoup de délicatesse au début ; le plus léger attouchement éveille parfois une très grande douleur. Ce ne sera donc que très lentement (en dix minutes ou un quart d'heure, si cela est nécessaire) qu'on arrivera à augmenter l'énergie de la friction, de façon à rendre possibles :

2º *Les pressions méthodiques.* — Qui seront faites avec le *plat des pouces* et en suivant d'arrière en avant la ligne figurée au crayon.

3º *Les vibrations.* — Qui seront exécutées sur ce même trajet d'après les indications fournies à notre technique générale (Voir p. 30).

On douche ou on ne douche pas le malade (jet brisé

dirigé sur la région qui vient d'être massée), suivant que l'indication est ou n'est point portée sur la feuille du massage.

NÉVRALGIE SCIATIQUE

Le tracé au crayon indiquera que les pressions devront être exercées tout le long d'une ligne qui, partie du milieu de la fesse, suit la région postérieure de la cuisse (exactement en son milieu) et qui, arrivée au milieu du creux du jarret, se bifurque en deux lignes dont l'une suit le trajet de la ligne primitive (descendant ainsi sur la face postérieure du mollet, et jusqu'au cou-de-pied), tandis que la seconde se porte en dehors de la jambe, qu'elle longe ainsi sur son côté externe jusqu'à la malléole externe (cheville).

TECHNIQUE

Le malade est couché étendu sur le ventre.

Premier temps :
L'effleurage. — Mêmes recommandations que pour l'effleurage à appliquer au traitement des névralgies intercostales.

Pressions. — Les faire :

1º **Avec le plat des pouces** tout le long du trajet.

2º **A poing fermé,** sur les masses musculaires

voisines, dont l'épaisseur autorise, en outre, l'intervention par le pétrissage et des hachures vigoureusement appliquées (hachures qui devront être, on le sait, soigneusement évitées au niveau du creux du jarret).

3° Vibrations.

Deuxième temps : **Exercices passifs.**

Ici ils ont un but tout particulier, celui d'amener le membre dans une attitude telle que le nerf soit à un moment donné tendu comme une corde de violon. [Cette extension (élongation) est considérée en effet comme une sorte de massage intime des plus efficace.]

On ajoute en plus la pratique des exercices musculaires, dont l'exécution est pour le malade la plus difficile par suite de la douleur qu'elle fait naître.

TECHNIQUE DU DEUXIÈME TEMPS

Le malade se couche sur le dos.

1° La jambe est maintenue solidement étendue sur la cuisse par une main appliquée sur le genou, tandis que l'autre saisit en dessous le talon du malade. Le membre inférieur, ainsi maintenu droit et inflexible (fig. 57) au niveau de l'articulation du genou, est fléchi en avant (par flexion de l'articulation de la hanche). Ce mouvement n'a pour limite que la douleur extrême ressentie par le malade à mesure que s'accroissent les tiraillements sur les nerfs.

En effet, sur un malade endormi et insensibilisé par

le chloroforme, on arrive aisément à pouvoir appliquer la cuisse contre la paroi abdominale.

Ce mouvement de flexion doit être exécuté dix fois par séance en moyenne.

2° On pratique des mouvements de rotation.

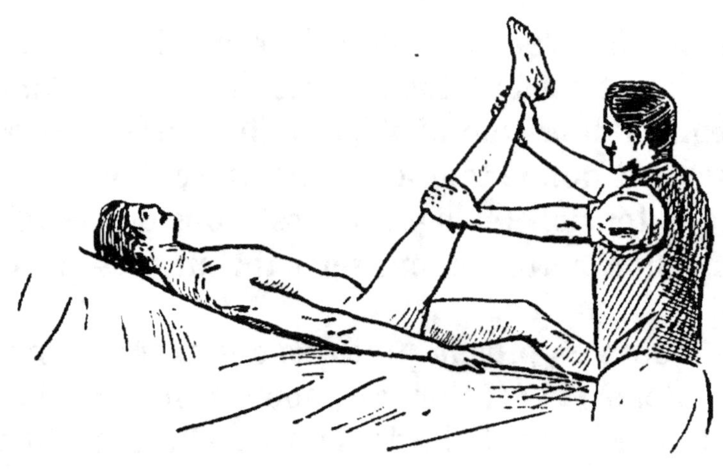

Fig. 57.

Le malade reste allongé sur le dos, les talons rapprochés l'un de l'autre.

Le masseur saisit les pieds au niveau des orteils et les écarte l'un de l'autre le plus possible, les talons restant toujours en contact.

Ce mouvement est aussi reproduit une dizaine de fois.

Premier temps : **Mouvements actifs contrariés.**

Ce temps n'acquiert de l'importance que lorsque la névralgie ou la névrite s'accompagnent de dégénérescence des muscles et que ceux-ci tendent à s'atrophier. C'est alors à eux seuls que le masseur s'adresse, en contrariant les mouvements des articulations qu'ils mobilisent. Ici le masseur devra reproduire les mouvements actifs contrariés tels qu'il a appris à les pratiquer pour l'articulation de la hanche et pour celle du genou. Le plus souvent il pourra se contenter de contrarier uniquement le mouvement d'extension de la cuisse, en maintenant soulevé au-dessus du lit le talon du malade, qui fera au contraire effort pour l'abaisser.

Une douche (à plein jet, dirigée tout le long des lignes tracées) termine presque toujours fort utilement la séance.

Durée : deux minutes.

On peut en outre, pour parfaire le traitement, soumettre le malade à la pratique d'une série de mouvements actifs, qui seront les suivants :

a. *Le malade étant assis.*

Croise ses cuisses l'une sur l'autre (dix ou quinze fois).

b. *Le malade étant debout.*

Pratiquer une série d'accroupissements, les talons étant réunis et les genoux tournés en dehors.

CHAPITRE VII

MASSAGE APPLIQUÉ A LA PEAU

INFLAMMATION DE LA PEAU

Une règle primordiale est de ne jamais pratiquer de massage, même de simples frictions, sur une peau enflammée, c'est-à-dire *rouge*, *œdématiée*, *chaude* et *douloureuse au toucher*. On irait, en agissant ainsi, à l'encontre des héroïques efforts que fait la nature livrée à elle-même pour amener la guérison. L'inflammation d'un tissu organique (peau, muscle, etc.) a pour cause la présence en un point d'éléments septiques (microbes divers) venus le plus souvent du dehors, ainsi que cela se produit par exemple dans les plaies ouvertes à l'extérieur et mal défendues contre tout contact impur. Le premier travail de la nature est de circonscrire l'inflammation en créant autour de la zone infectée un véritable barrage qui fera pour ainsi dire la part du feu. Pour cela, elle laisse transsuder au travers des parois des vaisseaux capillaires les globules blancs du sang qui deviennent alors des *phagocytes*, tandis que le phénomène qui va se produire a été désigné sous le nom de *phagocytose*. Les phagocytes sont chargés d'assurer et de ramener l'ordre. Ils accourent, plus ou moins nombreux selon que le danger est plus ou moins grand, prenant pour ainsi dire des formes de combat, changeant d'aspect, poussant des tentacules, se creusant de cavités dans lesquelles ils précipiteront, pour les étreindre et les étouffer au sein d'eux-mêmes, les éléments virulents. Si les microbes sont les moins forts, ils sont englobés par les leucocytes et détruits ; tout rentre dans l'ordre et l'inflammation se termine par *résolution*. Quand la bataille a été longue et violente, les morts restent nombreux sur le carreau, constituant un déchet fait de leucocytes et de microbes sans vie, le tout formant un abcès circonscrit, qui s'ouvrira naturellement au dehors par un travail éliminatoire lent si le chirurgien n'intervient pas heureusement pour le vider d'un coup de bistouri. Enfin il peut arriver que les phago-cytes nés d'un organisme défaillant, taré par des diathèses (alcoolisme, syphilis, scrofule, etc.), ne soient pas les plus forts ; leur arrière-garde constituant les derniers barrages a cédé sous l'attaque, permettant aux microbes de se répandre au delà ; repris en partie par la circulation lymphatique, ces éléments nocifs auront encore une lutte à soutenir pour franchir de nouveaux et plus solides barrages placés sur leur parcours ; ces barrages sont les ganglions lymphati-ques ; la lutte recommence acharnée, pouvant aussi aboutir à un abcès ganglionnaire. Enfin, et ceci est la dernière et la plus grave étape, l'obstacle lympha-tique n'a pas suffi à arrêter les éléments virulents qui ont alors la voie libre, sont déversés dans la circulation générale, échappant alors à toute intervention chirurgicale, et déterminant, par leur mélange avec le sang, une intoxication des plus graves, aboutissant à l'infection purulente et à la septicémie mortelle.

Ces quelques données, dénuées de toute prétention scientifique, n'ont pour but que de faire comprendre pourquoi toute pression malencontreuse exercée sur une zone de tissus enflammée, ne saurait avoir qu'un effet désastreux. Masser une région enflammée, c'est jeter de l'huile sur le feu.

CICATRICES

Toutes les solutions de continuité des tissus organiques, aussi bien à la peau qu'aux muscles, aux tendons et aux os, etc., se réparent par le même mécanisme, par la formation entre les lèvres ou à la surface de la plaie d'un nouveau tissu dit *tissu cicatriciel*. Ce tissu est constitué par l'exsudation au travers des parois des capillaires d'une lymphe plastique qui, par des transformations que nous n'avons pas à exposer ici, aboutit à la constitution d'un tissu nouveau, doué de propriétés spéciales.

Dans les os fracturés, ce tissu prend le nom de *cal* et fait de la soudure osseuse. Dans les tissus mous, il est le *tissu cicatriciel* tout court. Ce tissu est malheureusement doué d'une propriété (*rétractilité*) qui, dans les vastes et larges plaies, est un obstacle sérieux au rétablissement du jeu normal des régions atteintes. Ce qu'il gagne en solidité à mesure qu'il vieillit, il le perd en extensibilité. Il peut arriver à changer en attitude vicieuse irréductible des segments de membre, telle par exemple une large cicatrice au pli du coude, qui ramène peu à peu et irrémédiablement l'avant-bras en flexion sur le bras.

La cicatrice est dite superficielle quand elle ne comprend que l'épaisseur de la peau (derme et tissu cellulaire sous-cutané) et par conséquent peut glisser sur les plans sous-jacents aponévrotiques. Les cicatrices profondes sont celles dont le bloc cicatriciel rend solidaires les tissus profonds, donnant à la cicatrice une fixité totale et une dureté quasi cartilagineuse.

Il est bien entendu que sur ces dernières on ne saurait agir que par l'intervention chirurgicale (sections de brides, autoplastie, etc.) et que l'action bienfaisante de la massothérapie ne saurait s'exercer que sur les cicatrices superficielles et seulement pendant la période de leur évolution, c'est-à-dire quand elles restent encore souples et extensibles. C'est surtout au titre esthétique que le massage pourra être utilisé, quand il s'agira d'éviter des difformités physiques sur des régions les plus en vue, telles que la face, le cou, les épaules.

TECHNIQUE

Par de douces pressions exercées à plat dans tous les sens et tendant à faire glisser la surface cicatricielle sur les plans profonds, on peut espérer obtenir l'assouplissement du tissu nouveau et empêcher la création d'adhérences sous-jacentes. Cette intervention doit être pratiquée avec douceur pour éviter des déchirements sur des tissus encore jeunes et friables, mais aussi avec ténacité, en raison de la tendance sans cesse croissante des nouveaux tissus vers la rétraction.

L'action bienfaitrice du massage peut trouver un adjuvant précieux dans sa combinaison avec un traitement électrique par courants continus. Voici en quelques mots quel doit être le *modus faciendi* préconisé dans les travaux les plus récents sur ce sujet : on utilise une pile à courants continus de moyenne grandeur (une pile de 10 à 12 éléments est largement suffisante) ; la plaque négative sera appliquée et maintenue par un bandage sur une partie du corps ou segment de membre voisin de la cicatrice, et la plaque positive sera fixée sur la cicatrice même ; on établit le courant : 5 ou 6 milliampères suffisent au début de la séance ; on pousse peu à peu jusqu'à 20 milliampères ; durée de la séance : une demi-heure. Sous cette influence, les éléments de la cicatrice subiraient d'heureuses transformations moléculaires, avec comme aboutissant une souplesse plus marquée. C'est à ce moment que la massothérapie vient parfaire utilement ce nouveau travail en y ajoutant une sorte d'élongation mécanique des tissus. Il ne faut pas trop compter sur des résultats rapidement appréciables ; une vingtaine de séances, à raison d'une par jour, devront avoir été pratiquées avant que de préjuger du résultat.

Une condition sur laquelle nous ne saurions trop insister, est de n'agir ni trop tôt sur une cicatrice en voie d'organisation, sur laquelle les tractions risqueraient de provoquer des craquèlements qui ne seraient eux-mêmes réparables que par de nouveaux tissus cicatriciels, ni trop tard, lorsque la cicatrice est constituée par un tissu fortement sclérosé et intransformable. C'est dire que, encore ici, on ne doit se conduire que d'après les prescriptions médicales.

MASSAGE APPLIQUÉ A QUELQUES AFFECTIONS DE LA PEAU

Une certaine catégorie d'éruptions qui apparaissent sur les téguments rétrocèdent et même peuvent disparaître (ainsi que le démontrent les faits cliniques) par l'intervention d'une thérapeutique qui, s'adressant directement à la peau, aura pour effet de restituer à cette dernière sa souplesse, son activité circulatoire, la sécrétion normale de ses glandes, en un mot de la rendre, en favorisant les phénomènes de sa nutrition intime, à son état physiologique intégral. C'est pour ces motifs qu'on s'explique que les pratiques du massage aient pu être utilisées dans ces dernières années pour le traitement des éruptions scorbutiques, de l'acné de la face, du prurigo, etc., voire même dans certaines inflammations bâtardes de la peau, aboutissant à une formation d'escarre, telle celle du décubitus.

A. *Scorbut.*

Dans les cas de manifestations cutanées scorbutiques, le massage fait rapidement disparaître les soulevures ainsi que l'œdème des membres. Il hâte la convalescence et, sous son influence, la guérison du scorbut s'obtient beaucoup plus vite que par les autres moyens, avec lesquels d'ailleurs il sera toujours bon de combiner le massage.

TECHNIQUE

Massage local des parties œdématiées, associé au massage général et aux pratiques hydrothérapiques.

B. *Acné de la face.*

Sous le nom d'*acné de la face*, on décrit une inflammation des glandes sébacées ou des follicules pileux. Il en existe un très grand nombre de variétés, ne commençant à se développer que dans la seconde enfance, aux approches de la puberté. Les jeunes

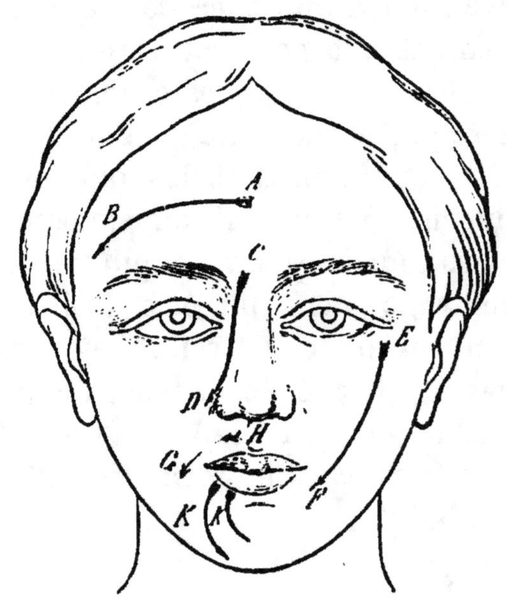

Fig. 58.

filles paraissent plus prédisposées à l'acné ponctuée et à l'acné rosée, soit qu'elles aient un tempérament scrofuleux, soit qu'elles souffrent de dyspepsie, de dilatation d'estomac, etc. Cette forme redouble habituellement d'intensité au moment des époques menstruelles. Elle est sans gravité, mais, en raison de son siège de prédilection à la face, elle constitue une grande cause d'ennui et, par sa ténacité aussi bien que par l'inefficacité des médications prescrites, elle cause le désespoir des jeunes et coquettes malades.

Au dire de certains auteurs, le massage pourrait entraîner la disparition de l'acné. Mais il ne donnerait des résultats favorables qu'à la condition d'être pratiqué suivant *la direction des conduits excréteurs des glandes sébacées et des vaisseaux musculaires du derme*, c'est-à-dire suivant la technique ci-indiquée.

TECHNIQUE (Voir fig. 58).

Masser à l'aide du plat des pouces ou des doigts.

Front. — Masser dans chaque moitié du front de la ligne médiane vers la tempe (suivant les flèches AB).

Aux joues. — De dehors en dedans suivant une ligne courbe parallèle à la mâchoire inférieure (suivant lignes EF).

A la racine et sur le dos du nez. — Directement de haut en bas et de dedans en dehors (lignes CD).

A la lèvre supérieure. — De la ligne médiane vers les commissures latérales (lignes HG).

Région mentonnière. — De haut en bas, mais suivant des arcs de cercle disposés autour du cercle du menton (lignes K).

Le massage est fait par le malade lui-même, le soir, une heure avant de s'endormir. Commencer par bien nettoyer ses mains au savon, par les réchauffer à l'aide d'eau bouillie très chaude (40° à 43°) ; puis, après les avoir lubrifiées avec de la glycérine, pratiquer des effleurages énergiques sur les diverses régions de la face et dans les directions indiquées. La durée d'une séance doit être de douze à quinze minutes. Le massage terminé, le malade se poudre avec du talc. Ce n'est que le lendemain matin qu'il se lave avec une décoction à la température ambiante (20° à 22°)

de bois de Panama (15 grammes de bois de Panama pour 1 litre d'eau). *Ne jamais employer d'eau de savon.* En s'essuyant, avoir soin d'éponger simplement la peau (sans la frotter) avec une serviette bien propre.

Une heure après cette toilette et s'il n'existe pas d'irritation cutanée, le malade procède à un nouveau massage, cette fois au moyen d'un tampon de coton bien serré et enveloppé d'une peau de daim blanche. Les frictions sont faites dans les directions indiquées, mais d'une façon moins énergique et pendant cinq à dix minutes seulement. Puis saupoudrer de talc.

Ces massages quotidiens doivent être pratiqués pendant plusieurs mois pour arriver à rendre à la peau sa turgescence normale et pour que les orifices des conduits excréteurs des glandes sébacées se rétrécissent au point de devenir imperceptibles à l'œil comme dans la peau saine.

C. *Prurigo*.

Le prurigo est une éruption cutanée constituée par des papules peu saillantes, légèrement rouges, produisant une démangeaison très vive et quelquefois intolérable. Il est depuis quelque temps très avantageusement traité par le massage dans les policliniques allemandes.

Le massage agit non seulement sur le prurit, mais encore sur l'éruption. Celles des manifestations éruptives siégeant sur la face et le tronc n'ont pas besoin de traitement direct et rétrocèdent dès que l'état des membres s'améliore sous l'influence du massage.

Immédiatement après la séance de massothérapie,

les nodules prurigineux deviennent plus saillants et plus rouges, mais ne tardent pas à s'effacer plus ou moins.

La rapidité des effets du massage sur le prurit n'est pas toujours en proportion de la gravité de

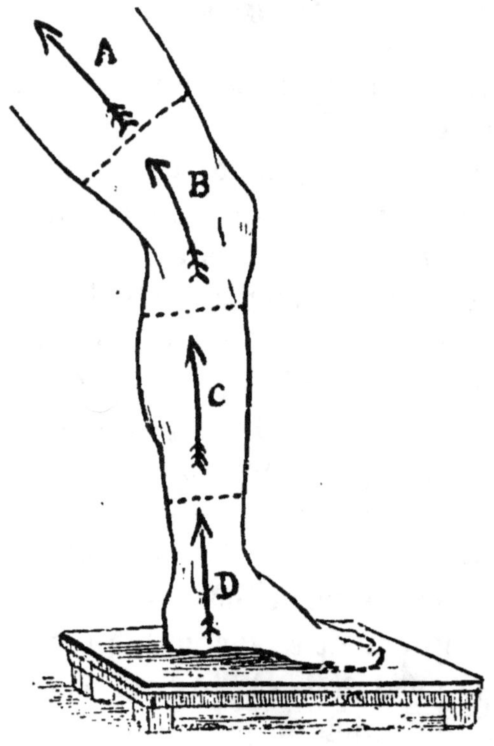

Fig. 59.

l'affection. Les cas les plus légers sont parfois les plus rebelles et résistent à trois ou quatre semaines de traitement.

D'aucuns même, plus tenaces, réapparaissent à distance et exigent que le massage soit continué fort longtemps, quelquefois même pendant toute la vie du malade.

En somme, bien que le massage ne soit pas un

moyen curatif absolu, il n'en constitue pas moins un remède précieux contre cette affection, en face de laquelle la thérapeutique est le plus souvent obligée obligée de désarmer.

TECHNIQUE

Effleurages énergiques exclusivement pratiqués sur les membres.

Commencer par la racine du membre et passer ensuite successivement à des parties de plus en plus périphériques. Diviser pour ainsi dire le membre en tranches ou segments (Voir fig. 59) et prendre successivement les segments A, B, C, D, en ayant soin d'opérer toujours dans le sens des flèches.

Séance quotidienne et d'une durée de dix à quinze minutes pour chaque membre.

Plus tard, réduire la durée à cinq et même trois minutes, suivant le degré d'amélioration observé.

Le Dr Jacquet, dans la thèse de son élève Leroy, a développé longuement sa façon de procéder dans son service de l'hôpital Saint-Antoine. Le champ d'action de sa technique, quelque peu différente de celle que nous avons exposée, et qui mérite d'être connue, s'étend à toutes les dermatoses subaiguës et chroniques, en y joignant les empâtements myxœdématoïdes. Elle serait sans rivale dans le traitement de l'érythrose (rougeurs persistantes), de l'érythroséborrhée, des diverses formes d'acné. A l'encontre de ce qu'on pourrait croire, les plus faciles à guérir sont les grandes acnés profondes, pustuleuses, déformantes, plus ou moins hideuses, accompagnées de cyanose et d'empâtement de la peau. Celles qui résistent sont les acnés sèches, implantées sur des téguments ultra-irritables et eczémateux.

La durée du traitement est souvent très longue ; il faut compter par mois.

Il existe des contre-indications formelles : les dermatoses aiguës, intolérantes, irritables, qui n'auront pas été soumises tout d'abord aux améliorations par le régime pur et des soins spéciaux. Car il ne faut pas ignorer que, le plus souvent, le massage ne doit pas être employé isolément, mais associé à une diététique appropriée, systématique, et à un régime de vie pratiqué sous la surveillance du médecin.

TECHNIQUE

Le patient commodément installé, on presse à coups serrés, en tous sens, entre la pulpe des doigts, les tissus de la face *en toute leur épaisseur.*

Puis on pratique le pétrissage de la peau *seule* à coups menus et rapides, en procédant méthodiquement, du centre à la périphérie, de façon à amener une excitation mécanique graduelle. Commencer faiblement, augmenter progressivement l'énergie et la durée des pressions, et aller en huit ou quinze jours, suivant le cas, *au bout de sa force,* c'est-à-dire faire subir aux tissus un véritable entraînement. Tout est là. Pétrir sur place en évitant toute distension. Autant que possible, faire agir ensemble la pointe des cinq doigts, en faisant des pressions très brèves. Ne jamais écraser les tissus soit entre les doigts, soit contre les plans profonds, *de manière durable.* C'est grâce à cette instantanéité de chaque pression et à la rapidité même de leur rythme que la réaction cutanée parviendra à son maximum. C'est là, d'ailleurs, que gît la difficulté principale, et elle est assez grande à ce seul point de vue pour que certains élèves ou médecins n'arrivent jamais à pratiquer convenablement ce massage.

Chemin faisant, on doit exprimer le plus complètement possible le contenu des tubercules, pustules, kystes sébacés, comédons, et enfin celui des glandes sébacées et sudorifiques elles-mêmes. On doit être prévenu qu'au cours des manœuvres fortes on éveillera assez vivement la sensibilité des tissus, et cela notamment à la paupière et au cou.

Au total, il faut employer :

De la prestesse ;

De la souplesse ;

De la force, et ce dernier élément est si important que la main masculine y est particulièrement apte.

Graduer la durée de quelques minutes à un quart d'heure. Séances d'abord quotidiennes, quelquefois même biquotidiennes. Plus tard, les espacer selon les indications particulières.

Avec ces mouvements passifs (extérieurs au sujet), on pourra utilement combiner des mouvements actifs facilement réalisables à la face et pratiqués de la façon suivante :

Inviter le sujet à mobiliser de façon rythmique les diverses régions de la face ;

Pour le front : le contracter alternativement et rapidement en haut et en bas, grâce à l'action des muscles frontaux.

Pour le nez : faire effort pour en relever les téguments et les abaisser ; dilater et contracter alternativement les ailes du nez.

Pour les lèvres : les mobiliser par la projection en avant (faire la moue).

Pour le menton : actionner ses muscles par un mouvement analogue à celui qu'on emploierait pour rejeter en jet vigoureux de l'eau dont on aurait préalablement rempli la bouche.

MASSAGE CONTRE LA CALVITIE

Un docteur américain, le Dr Elliot, vient tout récemment de donner une explication de la calvitie, qui, si elle était juste, rendrait cette affection très améliorable par le massage. La peau du crâne sur laquelle sont implantés les cheveux ne fait point d'exercice. Il y a des muscles sous cette peau, mais ils ne fonctionnent pas ; la peau est insuffisamment nourrie, et les cheveux ont une tendance plus ou moins grande à dépérir ; c'est pour cette raison que, sur certaines têtes, ils meurent prématurément et disparaissent. Un fait paraît donner une éclatante confirmation à cette théorie : c'est que les femmes ne deviennent chauves que très rarement. Pourquoi? exercent-elles plus que les hommes les muscles qui recouvrent leur crâne? Non ; seulement, par les exercices multiples que nécessitent les opérations de leurs coiffures, elles imposent à la peau de leur crâne et aux muscles sous-jacents un exercice passif qui produit une influence bienfaisante analogue à celle de l'exercice actif.

La théorie et le fait indiquent à l'auteur la méthode à suivre pour empêcher la chute des cheveux et même pour les faire pousser de nouveau lorsqu'ils commencent à tomber : c'est le massage. Ainsi, par un massage raisonné du cuir chevelu, on oblige le sang à circuler davantage et les cheveux, abondamment nourris, restent vigoureux et tenaces ; et comme le bulbe pileux n'est pas encore mort au moment où le cheveu tombe, on comprend facilement que dans certains cas la calvitie disparaisse.

MASSAGE CONTRE L'ESCARRE DU DÉCUBITUS

On appelle escarre du décubitus l'ulcération à forme gangreneuse qui se produit sur le sacrum ou ailleurs quand le malade reste longtemps couché sur le dos ou sur une autre partie du corps, au cours de maladies longues, de fièvres graves, d'affections de la moelle ou pendant la durée d'une réparation de fracture. Ces escarres, contre lesquelles on ne saurait trop vite agir au moment de leur apparition, parce qu'elles peuvent arriver à compromettre la vie même du malade, ou tout au moins constituer pour lui un nouveau supplice, résistent souvent à tous les traitements employés (coussins à air, pansements variés, etc.). Dans ces cas il est bon de savoir que l'on peut recourir avec profit au massage.

Le peu de tendance à la cicatrisation que présente l'escarre du décubitus semble bien relever de la mauvaise circulation des bords mêmes de cette ulcération, et il est logique de chercher, comme vient de le faire le Dr Teller (de Giessen), ancien assistant à la clinique gynécologique de la Faculté de médecine de Greifswald, à modifier l'état de cette circulation cutanée par un massage sérieux et prudent.

La technique à employer sera la suivante : après une désinfection méticuleuse de la région malade et de ses propres mains, on enduit les bords de la plaie de glycérine, puis on exerce avec l'index un pétrissage méthodique de la peau qui entoure l'ulcération pendant un laps de temps variant de deux à dix minutes suivant les cas, de manière à obtenir une forte hyperémie (congestion et rougeur). Faire suivre d'un simple pansement glycériné renouvelé tous les jours, avec application sur les parties sphacélées d'une compresse de tarlatane, imprégnée d'eau oxygénée. Recouvrir le tout de gaze et d'ouate maintenue par un sparadrap. Un tel massage doit être fait avec beaucoup de soin et ne saurait être confié qu'à un masseur expérimenté.

CHAPITRE VIII

MASSAGE APPLIQUÉ A L'APPAREIL DE LA CIRCULATION

DU MASSAGE CHEZ LES CARDIAQUES

Dans les cas de lésions organiques du cœur, on peut, sans danger aucun pour le malade, lui conseiller d'avoir recours, en qualité d'adjuvant des autres moyens de traitement, à un ensemble de manœuvres massothérapiques destinées à faciliter la circulation périphérique, à augmenter l'ampleur des mouvements respiratoires et à calmer l'hyperexcitabilité cardiaque.

La technique à suivre en pareille occurrence est celle à laquelle le Dr Lorand (de Carlsbad) a eu recours avec le plus grand succès.

TECHNIQUE

1° *Afin de favoriser la circulation* dans les parties périphériques du corps, notre confrère procède au massage énergique des extrémités et de l'abdomen, puis il fait exécuter aux membres une série de mouvements passifs ;

2° *Pour stimuler la fonction respiratoire*, il recommande la manœuvre suivante :

Le malade étant assis sur un tabouret, le masseur se place derrière lui, passe les mains sous les épaules du patient et soulève les bras de ce dernier en les portant en arrière et en leur imprimant un mouvement de rotation pendant que le malade fait une inspiration profonde. (Pratiquer ces mouvements lentement et en série de vingt à trente fois par séance quotidienne.)

Enfin le Dr Lorand pratique sur la région cardiaque des frictions accompagnées de petits *tapotements* doux qui exerceraient sur le cœur une action sédative puissante se manifestant par la disparition des sensations si douloureuses des palpitations.

Ce traitement mécanique, continué avec énergie pendant plusieurs jours de suite, atténuerait considérablement la dyspnée, la cyanose et les œdèmes.

MASSAGE DU CŒUR

Il ne saurait être question ici du massage *direct* du cœur, de celui que, au cours de graves interventions opératoires, dans les cas de plaies du cœur ou d'opérations plus spécialement pratiquées sur la région thoracique, le chirurgien est autorisé, de par les résultats enregistrés, à mettre en pratique.

Dans ces cas, où la mort par cessation des battements du cœur est jugée imminente, l'opérateur utilisera, en l'agrandissant, une plaie du thorax, ou pratiquera de parti pris sur la région précordiale un volet thoracique ostéo-musculaire, de façon à pouvoir par cette brèche saisir le cœur à pleine main et pratiquer sur l'organe un pétrissage rythmique qui, bien souvent, a pu rappeler les contractions et sauver le blessé. Cette intervention, qui constitue une des plus belles découvertes de la chirurgie moderne, n'a que des liens de parenté très éloignés avec le massage que nous avons en vue et qui est le massage *indirect*. Mais il n'en est pas moins reconnu que le cœur en inertie syncopale peut être heureusement influencé par un massage pratiqué au travers des parties molles en un point où l'affaissement de ces parties permet de prendre avec l'organe un contact médiat et de lui transmettre par voie de continuité des secousses capables d'en réveiller l'excitabilité musculaire.

La *syncope* cardiaque ou arrêt du cœur est un accident si imprévu et si grave parfois qu'il est indispensable que tous ceux qui, par profession, approchent des malades soient au courant des moyens à appliquer en pareille circonstance. Compter sur le médecin qu'on aura été quérir, c'est quelquefois vouer le malade à la mort ; intervenir immédiatement, c'est quelquefois le sauver.

La **syncope** cardiaque n'est pas une dans son essence. Depuis la syncope légère due à des indispositions passagères, à des troubles stomacaux, à des réflexes d'origine bulbaire, etc., jusqu'à celle qui succède à des hémorragies abondantes laissant le malade exsangue, il y a toute une échelle de gravité à parcourir. La gravité de la cause amène la gravité du pronostic.

Aux syncopes légères suffiront le mode d'intervention connu de tous :

Placer le malade dans le décubitus horizontal, de façon à favoriser l'afflux du sang vers la tête. Desserrer en même temps les liens pouvant entraver la circulation (principalement autour du cou et de la poitrine). Asperger la face d'eau froide vinaigrée, pratiquer des frictions sur le corps. Voilà qui suffit pour les cas légers.

Dans les cas plus graves :

Y ajouter la pratique de la respiration artificielle et des tractions rythmées de la langue. Le médecin pourra même faire sur le trajet des nerfs phréniques des applications de courants faradiques. Mais, en outre de ces moyens héroïques, on pourra en utiliser un moins connu, aussi efficace, inoffensif pour le malade et à la portée de tous : c'est le massage indirect du cœur, tel qu'il a été préconisé par Van Zeuten pour remédier à des syncopes survenues au cours de graves hémorragies. Dans ces cas, le cœur s'arrête parce qu'il se fatigue à se contracter à vide. Il semble que le massage du cœur, pratiqué à temps, puisse permettre à cet organe d'attendre la réplétion du système circulatoire.

TECHNIQUE

Il suffit de jeter un coup d'œil sur la figure schématisée ci-contre pour préjuger de l'efficacité que peut avoir le massage exécuté tel que nous le conseillons. On voit que le cœur, en partie masqué à sa base par le sternum (S), est à découvert dans les quatrième et cinquième espaces intercostaux. Dans ce dernier même, on en sent la pointe battre sous la main en un point qui correspond habituellement à 2 centimètres en dedans du mamelon. Cette portion du cœur est plus spécialement le ventricule gauche, celui sur

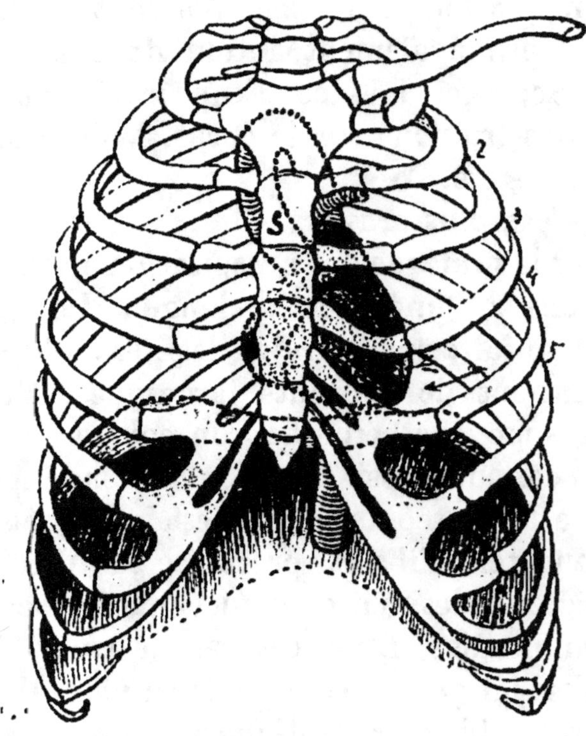

Fig. 60.

lequel il est important d'intervenir. On y arrive en refoulant à pleine main le cinquième espace intercostal dans le sens des flèches et suivant un rythme d'à peu près soixante-dix pressions par minute. Il faut agir vigoureusement et en déprimant fortement la cloison musculaire intercostale. Au début de ces manœuvres, on ne sent pas les faibles battements du cœur. Bientôt ils deviennent perceptibles. Si l'on cesse trop tôt, le pouls continue à battre, puis diminue, et s'arrête. Ce même phénomène se produit pendant les interruptions nécessitées par la fatigue de l'opérateur. Il n'est pas rare, dans les cas graves, qu'on soit obligé de continuer le massage pendant plus d'une heure. On cessera quand le pouls sera redevenu très franchement perceptible, et surtout régulier quoique rapide.

MASSAGE APPLIQUÉ AUX MALADIES DU SYSTÈME LYMPHATIQUE

Le massage peut donner de bons résultats dans certaines maladies des ganglions lymphatiques (hyperplasie simple, tendance à la transformation fibreuse d'adénites passées à l'état chronique, etc.). Ces affections siègent plus fréquemment à la région antérieure du cou et ont pour localisation les nombreux ganglions situés sur le trajet des gros vaisseaux du cou (Voir fig. 65, *Massage du cou*). Les ganglions lymphatiques plus ou moins tuméfiés, plus ou moins durs, peu ou pas douloureux au toucher, sont pris souvent en assez grand nombre pour constituer une traînée de bosselures saillantes et roulant sous la peau (chapelet ganglionnaire).

Il y aura lieu au contraire de s'abstenir de toute manipulation dans les cas d'adénopathie à l'état aigu (ganglion douloureux au toucher, peu ou pas mobile au-dessous des téguments œdématiés et rougeàtres) qui s'accompagnent d'état fébrile. Dans ces cas, le massage n'aurait pour effet que d'amener plus hâtivement la suppuration de la masse ganglionnaire.

La technique sera des plus simple.

Après un effleurage de la région (Voir *Massage du cou*, ch. X) pratiqué dans une direction centripète (dans le même sens que le courant veineux, de haut en bas pour le cou), le masseur cherchera à saisir à pleine main le plus possible, moins que par une sorte de pincement, les noyaux ganglionnaires indurés. Il les malaxera, les pétrira pendant un certain temps qui sera celui de la durée de la séance (cinq à dix minutes).

Il terminera par quelques pressions méthodiques légèrement faites et un nouvel effleurage exercé avec le *plat des pouces* et toujours de la périphérie vers le cœur (Voir fig. 1, AA).

MASSAGE APPLIQUÉ AUX AFFECTIONS DU SYSTÈME VEINEUX ET ARTÉRIEL

A. *Varices*.

Les varices sont constituées par des dilatations permanentes des veines, de causes variées. Dans tous les cas les parois des veines ayant perdu leur tonicité musculaire et leur élasticité se laissent distendre par le sang sans pouvoir revenir sur elles-mêmes et reprendre leur calibre normal. Le plus fréquemment elles siègent aux membres inférieurs, et c'est surtout cette variété que nous aurons en vue dans nos indications de massage.

Elles sont *superficielles*, serpentant sous la peau en nodosités bleuâtres, s'affaissant sous la pression du doigt, ou *profondes*, développées dans la profondeur du membre. Le plus souvent les profondes sont les premières en date, d'où il résulte que les malades présentent tous les symptômes rapportables aux varices des membres inférieurs, avant que les dilatations veineuses n'aient apparu sous les téguments. C'est ainsi que ces malades se plaignent d'une lourdeur du membre qui reste, après la marche, dur, tendu, engourdi, plus volumineux, douloureux et quelquefois atteint de crampes.

Les causes les plus habituelles du développement des varices sont :

Les professions nécessitant une station debout prolongée, l'usage de jarretières trop serrées, les grossesses multiples, une diathèse héréditaire, etc.

Toute la médication efficace se résume (mise à part la suppression des causes ayant pu déterminer la maladie) :

1º Dans l'intervention chirurgicale (extirpation des paquets variqueux, ligatures étagées sur le trajet de la veine saphène interne, etc.), habituellement acceptée par les malades, non sans une appréhension légitime ;

2º Le port de bas élastiques, souvent gênant, qui ne guérit pas mais supprime simplement les manifestations douloureuses des varices ;

3º Le massage. C'est ce dernier moyen de traitement qui semble (combiné avec le port du bas élastique très légèrement serré) devoir être tenté avant que de recourir à une opération sanglante. Encore peu répandu dans la pratique (en France tout au moins), il a donné de bons résultats entre les mains de tous les praticiens qui l'ont mis à contribution. Quand les varices n'ont pas atteint un degré extrême, le massage peut, en diminuant la stase sanguine qui existe dans les veines dilatées, faire cesser les symptômes douloureux et fonctionnels rattachés bien souvent à d'autres causes. Les modifications que produit le massage sont si grandes que, pour les cas légers et moyens, certains auteurs ont pu toujours promettre la guérison.

Il faudrait pour cela opérer assez à temps pour que le massage pût influencer le système musculaire des vaisseaux, lui rendre la résistance qui lui serait nécessaire pour ne plus céder autant à la pression intravasculaire.

TECHNIQUE

ATTITUDE DU MALADE. — Couché horizontalement. Le membre à masser sera placé sur un coussin un peu élevé, de façon que l'inclinaison vers le tronc soit assez accentuée pour aider à la réplétion naturelle du système veineux du membre.

La jambe sera très légèrement fléchie sur la cuisse et la cuisse très légèrement fléchie sur le bassin, de telle sorte que les muscles mis en état de relâchement puissent être plus facilement malaxés et ne constituent pas, placée entre les mains du masseur et les veines profondes, une paroi résistante.

ATTITUDE DU MASSEUR. — Debout ou assis à droite du malade, le masseur pratiquera des effleurages et des pressions méthodiques pour les veines superficielles, augmentés de pétrissages pour les veines profondes. Ces manipulations devront être

faites pendant une dizaine de minutes, quotidiennement, et *toujours* en suivant exactement la direction
du courant veineux, c'est-à-dire en remontant de
l'extrémité à la racine du membre.

Cette même technique sera appliquée aux cas où
les varices se compliqueront de :

B. *Ulcère variqueux de la jambe.*

Dans ces cas il est démontré que le seul moyen de
guérir l'ulcère, c'est d'améliorer l'état variqueux.

Un médecin militaire russe, le Dr Bekariwitch (de
Moscou), a traité par le massage, en trois ans, 264 cas
d'ulcère de la jambe, suivi chaque fois d'application
sur le membre variqueux d'un bandage roulé, com-
pressif.

Les résultats de ce traitement ont été excellents.
La guérison complète a été obtenue chez les quatre
cinquièmes environ des malades, et elle a été généralement rapide.

Ces ulcères, complication relativement commune
des varices, siègent plus spécialement sur les parties
inférieures de la jambe ; une simple petite écorchure
sur une jambe variqueuse peut les déterminer.

Le massage, pourvu qu'il soit pratiqué systématiquement et d'une certaine façon, peut amener une
guérison rapide des ulcères variqueux les plus invétérés, et cela en l'absence de toute autre médication
locale, à part le vulgaire pansement humide à l'eau
boriquée.

Il supprime rapidement la douleur et les troubles
de sensibilité cutanée autour de l'ulcère. Il est le
meilleur des modificateurs de la peau avoisinant les

ulcères. Il permet aux malades de continuer leur travail pendant qu'ils sont en traitement sans que la cicatrisation soit retardée. Continué après la guérison, il assouplit les cicatrices des ulcères, les détache de leurs adhérences avec les couches sous-jacentes et, par suite, les rend moins sensibles aux tiraillements et aux traumatismes, et évite dans une certaine mesure leur déchirure si fréquente.

TECHNIQUE

1º Baignez ou lavez la région siège de l'ulcère. (Lavage à l'eau de savon, suivi d'une lotion à l'aide d'une solution à 4 p. 100 d'acide borique.)

2º Ces soins préliminaires une fois pris, on procède à des :

a. **Effleurages périphériques** pour lesquels on se servira non pas de toute la main, mais seulement de l'extrémité des doigts préalablement enduits de glycérine boriquée. Les commencer à la partie supérieure de la jambe au-dessus de l'ulcère, dont on se rapproche progressivement en pratiquant toujours les effleurages de bas en haut dans une direction centripète. Ces effleurages périphériques doivent varier dans leur énergie et leur durée suivant l'état de la peau au pourtour de l'ulcère. Au niveau des bords de la plaie, on pratique également des effleurages en rapport avec le degré d'induration des tissus.

On commence par le bord supérieur pour continuer par les bords latéraux jusqu'au bord inférieur. On procède ensuite aux effleurages de la jambe au-

dessous de l'ulcère. Lorsque le fond de la plaie est
sanieux, grisâtre, torpide, on ne doit pas se contenter
d'en masser les bords, mais il faut pratiquer aussi
des :

b. **Effleurages sur l'ulcère lui-même.** — Pour ce
faire, on recouvre la plaie d'un morceau de toile fine
enduite de glycérine boriquée, et l'on pratique des
effleurages légers par-dessus ce pansement.

Durée de chaque séance : dix à quinze minutes.

Séances d'abord quotidiennes ; puis, à mesure que
la plaie s'améliore et entre en voie de cicatrisation,
elles peuvent être plus espacées.

La guérison complète peut être obtenue dans un
laps de temps qui, suivant l'étendue de l'ulcère, varie
entre quinze jours et deux mois.

Ce traitement doit comporter comme adjuvant le
port d'un bas élastique ou tout au moins l'application
exacte d'un bandage roulé, de flanelle, autour du
pied et de la *jambe*.

L'inflammation douloureuse des tissus voisins de
l'ulcère, l'imminence d'une phlébite, sont autant de
contre-indications formelles du massage. Il faudra
surseoir à toute manipulation jusqu'à ce que l'inflammation aiguë ait cessé.

Si l'accord est parfait quand il s'agit d'établir les
heureux résultats du massage appliqué aux varices,
il n'en est plus de même quand il s'agit de décider si
l'on doit utiliser le massage dans les cas de :

C. *Phlébite.*

La phlébite, ou inflammation des veines, plus
commune aux membres inférieurs que partout

ailleurs, a pour résultat la formation à l'intérieur du vaisseau, dans les points correspondant à la portion enflammée, d'un caillot de sang qui, sous l'influence du travail inflammatoire, a des tendances à se transformer en un bouchon de tissu fibreux ayant pour effet l'oblitération de la veine et l'arrêt du cours du sang. Si ce bouchon, au lieu de s'organiser solidement, se fragmente, ne contracte pas avec la paroi veineuse des adhérences suffisamment solides, les parties ou le tout peuvent être emportés par le courant veineux jusqu'au cœur droit, déterminant, s'ils sont volumineux, une syncope mortelle. Cette perspective-là ne saurait, si elle est connue du malade et du masseur, donner à l'un le courage et à l'autre l'audace d'intervenir par la massothérapie au cours de l'évolution d'une phlébite.

Malgré ce danger, rare mais possible, quelques praticiens, désireux avant tout d'éviter au malade les raideurs articulaires, les atrophies musculaires avec contractures secondaires, que l'on voit parfois survenir consécutivement à l'immobilisation prolongée du malade atteint de phlébite, n'ont pas craint d'escompter l'époque présumable (mais combien difficilement !) qui aura permis au caillot intraveineux d'être assez solidement organisé et assez adhérent à la paroi pour qu'on puisse substituer à l'ancienne thérapeutique (immobilisation et compression d'une durée souvent de plusieurs mois) une pratique plus hardie et à effet rapide. Le Dr Vaquez commence à mobiliser le membre vingt jours après le début d'une phlébite, de quelque nature qu'elle soit, pourvu que les veines accessibles aient cessé d'être sensibles, que l'œdème soit franchement en décroissance et que la température soit redevenue normale.

C'est assez dire que l'heure du moment d'intervention est des plus difficile à préciser. Le médecin lui-même restera souvent hésitant, et la responsabilité à encourir est telle que nous conseillons au masseur de ne jamais rien tenter dans les cas de phlébite sans l'autorisation *écrite* du médecin.

Ces réserves faites, la technique à employer nous semble devoir être celle qui a eu de très bons résultats entre les mains du Dr Merklen (de Paris).

TECHNIQUE

Pendant les vingt jours qui suivent le début d'une phlébite des grosses veines du membre inférieur, pratiquer l'immobilisation absolue dans un bandage ouaté.

A partir de ce moment, si les veines accessibles ont cessé d'être sensibles, s'il n'y a pas eu de poussées fébriles nouvelles, si l'œdème est franchement en décroissance, pratiquer une série de manœuvres externes ayant pour but de favoriser la circulation dans les réseaux veineux de suppléance, et consistant seulement en effleurages superficiels et en mobilisations partielles des articulations des orteils et du pied.

Plus tard, c'est-à-dire du vingt-septième au trente-cinquième jour, masser les muscles et mobiliser plus activement les articulations (en évitant, bien entendu, les gros troncs veineux). Le malade peut alors faire dans son lit quelques mouvements de latéralité sans fléchir le tronc.

A partir du trente-cinquième jour, la mobilisation

deviendra de plus en plus prononcée, et le sujet pourra se lever. En ce moment encore il faudra éviter l'usage de bas élastiques qui sera remplacé par la simple application autour du membre d'un bandage de flanelle-crêpon.

La guérison est obtenue au cinquantième jour. S'il survient des poussées phlébitiques nouvelles (caractérisées par une élévation de température et une douleur locale avec recrudescence d'œdème), il faudra recourir de nouveau à l'immobilisation, puis, au bout de vingt jours, on pourra recommencer graduellement la mobilisation du membre.

Le Dr Marchais, dans le *Bulletin de l'enseignement professionnel* (janvier 1906), nous fait bénéficier de son expérience, qui lui a permis d'établir des règles fixes. L'auteur, faisant état des recherches anatomo-pathologiques du Pr Cornil, pose en principe qu'une phlébite de quinze jours n'est plus une phlébite jeune et dangereuse, le travail de production cellulaire au niveau du point infecté, et dont le résultat est de fixer le caillot, étant, d'après Cornil, complet au bout de six jours. Mais, si cela est vrai pour un point de phlébite, il ne faut pas oublier qu'au cours de l'infection endovasculaire il se produit des *points successifs* d'infection. La phlébite ne saurait avoir un âge, étant constituée par des points nés à des époques diverses, le plus jeune âge devant être attribué au dernier point du vaisseau où s'est constitué par propagation de continuité ou à distance le dernier caillot. Cela, comme on le voit, complique singulièrement le problème. S'il ne s'est créé qu'un seul point de phlébite, les règles de massothérapie deviennent simples à formuler. Mais le plus souvent il se produit de deux à cinq phlébites sur la région atteinte, et chacune évolue pour son propre compte. Chaque caillot est d'abord libre, c'est-à-dire dangereux, capable, sous l'influence d'une pression extérieure, d'un refoulement provoqué par une masse musculaire voisine en état de contraction, d'être détaché et entraîné par le torrent circulatoire, de remonter vers le cœur, les poumons, le cerveau, et amener ainsi un désastre. On ne saurait donc commencer aucune manipulation avant d'être certain que depuis quinze jours au moins il ne se sera créé aucun point de phlébite.

Et qui pourra nous fixer là-dessus? le thermomètre, et le thermomètre seul. La diminution de l'œdème, la disparition de la douleur, sont des signes insuffisants. Il peut même se produire de nouvelles phlébites sans réapparition des phénomènes douloureux ; tandis qu'il ne s'en produit jamais sans mouvement de température, quelquefois d'ailleurs de faible amplitude : un demi-degré au-dessus de la normale — 37°,6 par exemple chez un malade dont la témpérature habituelle est de 37°,2.

Donc, tant que le thermomètre depuis quinze jours au moins ne sera pas descendu et reste à la température normale (qui le plus habituellement est, comme on le sait, de 36°,5), il y aura lieu de s'abstenir.

Ne pas masser une phlébite, c'est évidemment exposer le malade à rester infirme pendant des mois, avec des œdèmes, des raideurs articulaires, des névrites fort douloureuses parfois. Masser à temps, c'est au contraire lui rendre en quelques semaines son état de santé antérieur. Mais combien l'heure de l'intervention est difficile à fixer ! Le médecin lui-même restera longtemps hésitant. Et puis, toutes les phlébites, quoi qu'en disent certains, ne se ressemblent point au point de vue de la tendance à l'organisation du caillot. Les phlébites goutteuses ne se comportent pas comme les rhumatismales, celles-ci comme les variqueuses, ces dernières comme celles qui succèdent à des infections graves (fièvre typhoïde, fièvre puerpérale, etc.). Pour échapper à une perplexité trop compréhensible, nous croyons qu'il n'y a aucun mérite à vouloir détenir le record du minimum d'attente. *Un mois et même cinq semaines* ne seront pas un délai trop long. A ce moment, on ne courra presque plus de risques, et d'autre part le massage aura été commencé assez tôt pour que les lésions rapportables à l'immobilisation soient facilement réparables.

Ces considérations à part, nous ne saurions formuler la moindre critique sur la technique employée par le Dr Marchais pour les phlébites les plus communes, celles du membre inférieur.

Pendant les quatre premiers jours, se contenter d'imprimer quelques mouvements passifs très lents aux orteils et à l'articulation du cou-de-pied, avec effleurages très légers du pied, de la jambe et de la région externe de la cuisse, tout cela sans détacher le membre du plan du lit, et en ayant bien soin de ne pas masser sur les points correspondant au trajet des veines saphènes, soit internes (fig. 61), soit externes (fig. 62) et de la veine fémorale (fig. 63).

Pour le masseur peu familiarisé avec les dispositions anatomiques des veines du membre inférieur, il sera indispensable qu'il demande au médecin de vouloir indiquer d'un trait de crayon au nitrate d'argent sur le membre du malade le trajet de ces veines et les points à éviter au cours des opérations de massage. Ces points à respecter sont constitués par le trajet

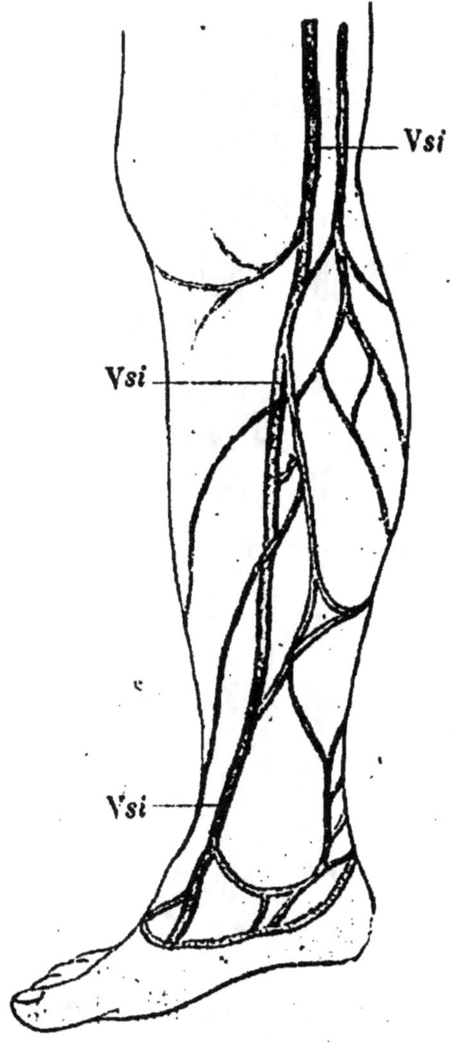

Fig. 61. — *Veine saphène interne.*
V*si*, veine saphène interne avec ses anastomoses et ses branches collatérales principales (d'après Bonamy et Beau).

même des veines principales du membre sur toute leur étendue.

A la jambe : 1° le trajet de la saphène interne sur

une hauteur qui s'étendra du bord antérieur de la
malléole interne en suivant la région antéro-interne

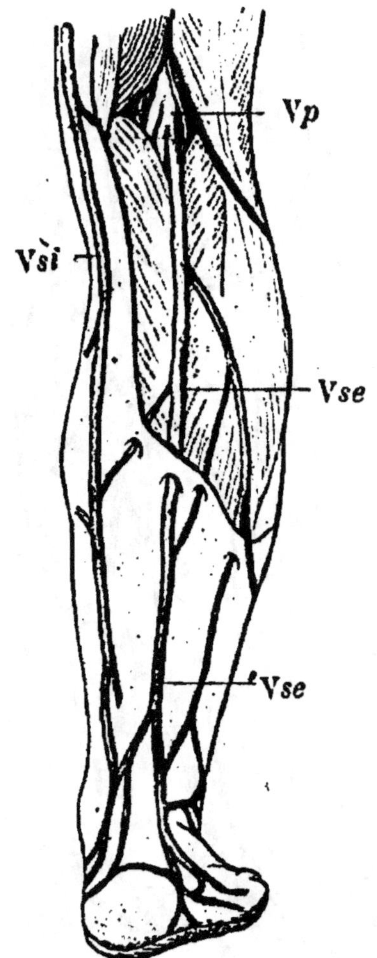

Fig. 62. — Veines saphènes (m. droit).
Vp, veine poplitée ; Vse, veine saphène externe; Vsi, saphène
interne (d'après Poirier et Charpy, imité d'Hirschfeld).

de la jambe, jusque derrière le condyle interne du
fémur (Voir fig. 61).

2º Le trajet de la saphène externe de derrière le
bord postérieur de la malléole externe au milieu du

creux du jarret, en suivant une ligne qui correspondrait à la partie médiane du mollet (fig. 62).

A la cuisse :

La partie fémorale de la saphène interne qui, du

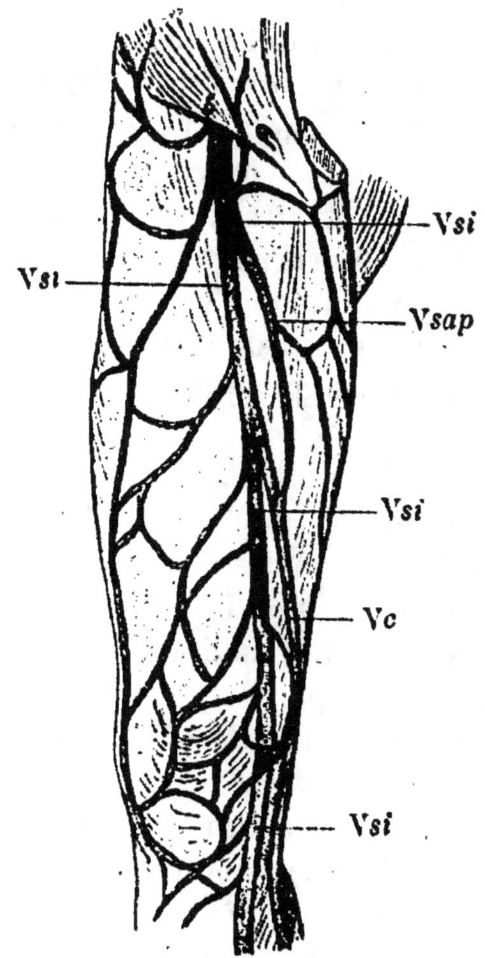

Fig. 63. — Veine saphène interne à la cuisse droite.
Vsi, veine saphène interne; Vsap, veine saphène accessoire ;
Vc, veine collatérale (d'après Bonamy et Beau).

bord interne du condyle où nous l'avons laissée à la jambe, remonte en prenant en écharpe la région antérieure de la cuisse jusqu'à 4 centimètres en dessous du pli de l'aine, à l'union du tiers interne avec les deux tiers externes de ce pli (S) (pointe du triangle dit de Scarpa) (Voir fig. 63).

Au cinquième jour, en plus des manipulations sus-indiquées, le malade fait lui-même ces mêmes mouvements et exerce les muscles de la jambe.

Au huitième jour, faire exécuter les mouvements du genou, masser plus énergiquement les muscles.

Au dixième jour, faire exécuter à la hanche les mouvements normaux. Pratiquer le massage de la hanche tel qu'il est décrit page 96.

Permettre au malade de s'asseoir sur son lit. On pourra mettre le malade debout vers le quinzième jour et lui laisser faire quelques pas.

On voit par ces détails combien est délicat le massage au cours d'une phlébite. Il n'en sera plus de même quand on interviendra très tard, de longs mois après l'accident, alors que l'inflammation aura complètement disparu et qu'il s'agira seulement d'obtenir par le massage la disparition de l'œdème dû à la difficulté de l'établissement d'une circulation de suppléance.

Ici, plus de risques à courir : la veine est bien et solidement oblitérée. Les manipulations de toutes sortes (*toujours pratiquées dans le sens du courant veineux*) auront pour effet de pousser dans les veines restées libres un courant sanguin qui agira par pression sur les parois, les étirant, agrandissant ainsi la lumière des vaisseaux veineux et permettra, par suite, le rétablissement d'une circulation veineuse suffisante pour amener la disparition de l'œdème et de ses conséquences (fatigue, douleurs, etc.).

D. *Coup de fouet.*

On désigne généralement sous le nom de « coup de fouet » une affection caractérisée par une douleur subite dans le mollet, survenue à la suite d'une contraction énergique des muscles extenseurs de la jambe sur le pied. Il faut tout de même savoir qu'il n'est souvent pas besoin d'un grand effort pour déterminer cet accident. Nous l'avons vu survenir sous le simple effet de l'effort fait pour passer de la station assise à la station debout. Il se produit le plus souvent sur des sujets arthritiques, artérioscléreux, âgés, et pour tous ces motifs prédisposés à la rupture facile des petits vaisseaux.

Quelques causes qui le produisent, le coup de fouet s'accompagne très rapidement d'un gonflement considérable de la jambe avec ou sans ecchymoses, mais toujours avec impotence plus ou moins complète du membre.

Cet accident ne serait pas, comme on l'a cru longtemps, attribuable à la rupture de quelques fibres tendineuses ou musculaires des muscles de la partie postérieure de la jambe, mais aurait comme cause la rupture de veines variqueuses profondes. Cette pathogénie expliquerait l'apparition de certains symptômes fâcheux qui peuvent survenir comme complications, et faire modifier un pronostic le plus souvent bénin.

Au moment de faire un violent effort pour s'enlever du sol, comme dans l'acte de franchir un obstacle, et, comme cela arrive si souvent au cours de la chasse, en sautant un fossé, une douleur extrêmement vive est ressentie tout à coup dans le mollet, analogue à celle qui résulterait de la chute d'un corps dur (pierre lancée avec force ou coup de bâton). Cette douleur s'accompagne d'un bruit net de craquement ; cependant la jambe ne manque pas sous le blessé, comme dans la fracture ou la luxation, et la douleur se calme rapidement sous l'influence du repos, mais le moindre mouvement la réveille. Dans le plus grand nombre de cas, l'examen attentif du mollet par le toucher et la vue ne présente rien d'anormal ; quelques rares fois, au contraire, on constate une ecchymose très étendue, apparaissant dans les jours qui suivent l'accident, et pouvant se compliquer de phénomènes généraux de phlébite (tension généralisée et douloureuse de la région, chaleur anormale, etc.).

Ordinairement le coup de fouet est une lésion des plus bénigne ; néanmoins les douleurs violentes qui se réveillent à chaque effort obligent le malade à garder le repos pendant plusieurs jours, après lesquels les choses reviennent graduellement à leur état normal ; mais le blessé conserve pendant longtemps, quelques mois parfois, de l'appréhension et de la gêne à la marche.

Le repos, joint à l'application autour de la jambe d'un bandage roulé, constitue le traitement des premiers jours. Mais, sauf dans les cas graves, quand l'accident sera survenu sur une jambe fortement variqueuse, ou sur laquelle se développeront dès le début des œdèmes et des nodosités, quelques séances de massage sagement faites auront raison des symptômes douloureux, et diminueront de moitié le temps de la convalescence.

TECHNIQUE

Attendre, pour intervenir, la disparition de tout phénomène inflammatoire (rougeurs, chaleur locale, œdème).

Commencer par une série de manipulations douces, légères, consistant uniquement en frictions avec le plat de la main et toujours dans le sens du courant veineux (de bas en haut), s'étendant sur toute la région postérieure de la jambe, du talon au creux du jarret, d'une durée de quatre à cinq minutes, et à raison de quatre séances par jour.

Après quatre ou cinq jours, y ajouter l'action du pétrissage des muscles et d'un massage plus profond à l'aide du talon de la main, en donnant au malade l'attitude indiquée à la figure 34. Continuer la séance par un pincement profond des muscles du mollet et terminer par une série de mouvements actifs contrariés du cou-de-pied et du genou (fig. 28 et suivantes).

Ce massage aurait tout avantage à être exécuté sous un jet d'eau chaude (Voir chapitre XVI).

E. Dans les cas d'*embolie artérielle* (c'est-à-dire d'oblitération du calibre de l'artère par la formation d'un caillot sanguin qui se sera constitué sur place par suite d'inflammation de la paroi ou qui, formé dans une artère de plus gros calibre, aura été entraîné par le courant sanguin jusqu'à une artère plus petite qui ne permettra pas son transport plus loin et qu'il bouchera à la manière d'un piston), le danger à courir en utilisant le massage ne sera plus aussi grand. La poussée plus en avant du caillot par les manœuvres massothérapiques n'aurait pour conséquence que de le chasser vers la périphérie (dans le sens du courant artériel), vers la subdivision en capillaires infranchissables pour lui des terminaisons artérielles. Les poumons, le cœur, le cerveau, les organes délicats restent donc à l'abri de sa pénétration.

Donc, à la suite d'embolie artérielle, le massage peut être hardiment pratiqué aussitôt après l'accident et consistera non seulement en effleurages, mais aussi en pétrissages énergiques. Il y aura simplement lieu de pratiquer toutes les manipulations en sens inverse de celles qu'on pratiquerait sur les veines. C'est assez dire qu'il faudra opérer de la racine des membres vers leur extrémité.

Grâce à ce traitement, le plus souvent utilisé pour mobiliser le caillot obturateur d'une grosse artère, telle que la fémorale ou toute autre artère principale de la racine d'un membre, et à le refouler le plus possible vers la périphérie, là où ses effets nocifs sont pour ainsi dire réduits au minimum, la circulation se rétablit au niveau du membre, qui cesse d'être douloureux. En l'espace de vingt-quatre heures on a pu ainsi arrêter les symptômes de l'embolie artérielle (douleur atroce, algidité du membre, abolition de la sensibilité, suppression des battements de l'artère au-dessous de l'obstacle). Néanmoins, il ne faudra pas, si on s'en rapporte aux observations publiées, compter sur le rétablissement des battements des artères à l'extrémité du membre avant plusieurs mois.

F. *Hémorroïdes* (Voir p. 297). Massage de l'abdomen.

CHAPITRE IX

MASSAGE APPLIQUÉ AUX MALADIES DE L'APPAREIL RESPIRATOIRE (MASSAGE DU THORAX) (1)

MASSAGE THORACIQUE

Il est de notion vulgaire que, dans la plupart des maladies des poumons et de leurs annexes, les muscles du thorax subissent d'importantes altérations contemporaines de la fluxion de poitrine, de la tuberculose, des bronchites chroniques, de la pleurésie aiguë ou chronique, etc. Or, le jeu intégral de ces muscles est d'un très grand secours dans le rétablissement physiologique de l'acte si important de la respiration. Partout où il y a à refaire la nutrition générale d'un malade, il importe de tenir compte de la quantité et de la qualité d'air qu'il respire. L'air est un véritable élément nourricier du sang. Les cures d'air que ceux qui vivent dans l'atmosphère confinée des villes, des ateliers, etc., vont chercher à la campagne et demander à une vie momentanément pleine d'activité agissent

(1) Pour plus amples détails, voir *Le massage thoracique*, par Dumont, auquel sont empruntées en grande partie les considérations générales ci-dessous.

par un air non pas seulement respiré en plus grand état de pureté, mais encore en plus grande quantité. Sous l'influence des exercices musculaires auxquels on se livre à cette phase de l'année, les mouvements respiratoires s'accélèrent, la poitrine se dilate surtout sous l'influence des muscles respirateurs devenus plus puissants, plus actifs, et l'amélioration de l'état général est des plus rapide.

Le massage thoracique est un succédané de cette thérapeutique. Que peut-on attendre de lui?

En passant en revue les divers plans qui constituent le thorax et sur lesquels le massage aura à porter son action bienfaisante, on rencontre :

a. *La peau*. — Par la stimulation cutanée locale, le massage produit des effets comparables aux moyens révulsifs et sédatifs (tels qu'en produirait l'application d'un sinapisme).

b. *Le tissu cellulaire sous-cutané*, où il dissipe les œdèmes et provoque la résorption des engorgements ou infiltrations.

c. *Les muscles*. — Là il prévient les dégénérescences musculaires et conserve ainsi, quand il ne renforce pas, des organes si nécessaires au bon fonctionnement de l'acte de la respiration.

d. *Les nerfs*. — Les effets sédatifs s'exerçant sur les terminaisons nerveuses amènent la disparition des douleurs (points de côté, pleurodynies, névrites consécutives au zona, etc.), qu'on peut compter parmi les facteurs principaux de la dyspnée.

e. *Les vaisseaux.* — La circulation sanguine et lymphatique est activée, et cette accélération du courant circulatoire se transmet de proche en proche jusqu'aux vaisseaux profonds, où elle a pour effet d'amener de la décongestion (c'est surtout à ce mécanisme que le massage thoracique doit d'efficacement agir sur la résorption des épanchements pleurétiques, et d'avoir été classé en Écosse comme un moyen populaire de prophylaxie contre la tuberculose).

f. *Les plèvres* (sacs séreux enveloppant les poumons) et le péricarde (sac séreux enveloppant le cœur) subissent indirectement les bienfaits du massage thoracique, qui rend libre le jeu des feuillets séreux en arrêtant leur tendance à l'accolement ou en détruisant les adhérences en voie de formation.

g. *Les articulations costo-vertébrales* (qui rattachent en arrière les extrémités postérieures des côtes à la colonne vertébrale) et les articulations sterno-costales (qui rattachent en avant au sternum les extrémités antérieures des côtes) ont leur jeu singulièrement facilité par le massage et l'étendue de leurs mouvements augmentée au grand profit de l'acte respiratoire.

h. *Le poumon*, enfin, qui bénéficie pour son compte de la possibilité qui lui est faite de se développer à l'aise en suivant les mouvements d'agrandissement de la cage osseuse thoracique. On ne doit pas s'étonner après cela que certains auteurs aient attaché une grande importance au massage thoracique *scientifiquement* pratiqué et en aient fait un moyen thérapeutique dans certaines càtégories d'affections propres à l'appareil respiratoire.

C'est ainsi qu'à juste titre on a le droit de compter sur ces effets :

1º Quand il s'agit de porter remède à une insuffisance respiratoire. Chez les enfants nés avant terme, par exemple, on pratiquera, avec le plus grand profit, deux fois par jour, en outre du massage général, le massage thoracique.

La manœuvre dans ce cas se bornera à un frottement dans le sens des côtes pratiqué au moyen d'une flanelle imbibée d'un mélange à parties égales d'alcool et d'eau.

2º Dans les cas où la poitrine est défectueusement conformée, chez les rachitiques par exemple.

3º Dans l'asthme d'origine nerveuse (on peut masser en pleine crise et compter sur des résultats fort appréciables). Les bons effets que donne le massage vibratoire (Voir p. 30) dans certaines cardiopathies ont engagé le Dr Siegel à l'expérimenter dans l'asthme bronchique.

Pour donner le maximum d'efficacité, il doit porter sur deux points bien déterminés du dos que l'on trouve à environ deux travers de doigt au-dessous de l'extrémité inférieure de l'omoplate et un peu vers la ligne médiane ; en hauteur, ces points correspondent à peu près au niveau des septième, huitième et neuvième vertèbres dorsales. Aussitôt que l'on fait porter les vibrations sur ces deux points, le malade éprouve un soulagement remarquable, en même temps que l'on constate objectivement une facilité plus grande de la respiration. L'amplitude respiratoire se reproduit et se régularise (plus de spasmes). L'expiration bruyante et prolongée fait place à un murmure vésiculaire plus ou moins normal.

Le procédé dont il s'agit paraît réaliser une sorte de gymnastique respiratoire passive qui amène une amélioration dans l'état de la petite circulation, facilite l'activité cardiaque et régularise la respiration.

Il pourrait être utilement appliqué, systématiquement aux emphysémateux, aux malades atteints de bronchites chroniques, qui éprouvent la sensation du « besoin d'air ».

Unique contre-indication : l'artériosclérose.

4° Dans l'angine de poitrine.

5° Dans les œdèmes pulmonaires, les pneumonies hypostatiques qui compliquent si dangereusement les fièvres typhoïdes.

6° Dans les pleurésies avec épanchement.

7° Dans les péricardites.

Toutefois le massage thoracique n'est pas inoffensif dans tous les cas : il doit être proscrit quand le malade est en état de fièvre et que sa température axillaire dépasse 38°, dans les cas où l'affection pulmonaire ou cardiaque est sous la dépendance du diabète, de l'albuminurie, d'un athérome généralisé des vaisseaux. C'est assez dire qu'il n'y aura donc lieu de le pratiquer que sur l'indication formelle du médecin.

Il est bon de rappeler encore qu'il faut au début tâter la susceptibilité du malade et n'agir que par de légères manipulations, les procédés de douceur eux-mêmes pouvant provoquer tout d'abord de la dyspnée, de la toux, de l'angoisse respiratoire, etc.

TECHNIQUE

LE MALADE. — *Sera à jeun ou aura effectué depuis trois heures au moins son dernier repas.*

Sera placé dans une chambre chauffée au moins à 18° en hiver.

L'attitude la plus favorable est la position assise sur un lit, les muscles du thorax en état de relâchement; les épaules seront reportées en avant pendant le massage de la région antérieure, afin de détendre les muscles pectoraux et de faciliter la transmission des effets du massage aux muscles profonds.

LE MASSEUR. — Se tiendra debout à côté du malade, les jambes légèrement écartées de façon à n'apporter aucune raideur dans la manœuvre. Tantôt les deux mains seront employées, tantôt l'une servira à maintenir le malade, tandis que l'autre opérera.

Le massage pourra être *médial*, c'est-à-dire pratiqué au moyen d'une moufle de flanelle ou d'un gant de crin plus ou moins dur (suivant le degré de révulsion que l'on voudra obtenir), tel que le gant Cambridge, en tricot de crin natté assez doux, ou le gant Prince-de-Galles, beaucoup plus dur, consistant en une sorte de brosse adaptée à une moufle d'étoffe, — ou *immédial*, c'est-à-dire pratiqué directement avec la main. Comme on a en vue la stimulation cutanée, les frictions ne seront point faites à sec. On emploiera avantageusement l'alcool camphré, l'essence de térébenthine, des liniments ammoniacaux.

Les manipulations à appliquer sur le thorax sont les suivantes :

1° Les **effleurages**, qu'on exercera avec le plat des doigts ou la paume de la main. Ils seront centripètes, c'est-à-dire dirigés dans la direction du courant veineux, d'avant en arrière du thorax, et seront continués jusqu'à détermination de rougeur à la peau.

2° Les **pressions méthodiques** à pratiquer avec le plat des pouces, que l'on fait glisser, par de petits mouvements de circumduction, tout le long des espaces intercostaux, depuis la ligne sternale jusqu'à la colonne vertébrale. Appliquées à la région antérieure, ces pressions devront être moins fortes qu'en arrière (durée : huit à dix minutes).

Pour le massage de la portion de région antérieure recouverte par les muscles pectoraux, et pour toute la face postérieure de la cage thoracique, on fera en outre appel à des pressions exercées à l'aide du talon de la main, au pétrissage, aux hachures même (durée moyenne : deux minutes). Ces dernières manipulations devront remonter :

En avant, jusqu'au niveau de la clavicule sans la dépasser.

En arrière, beaucoup plus haut, jusqu'à la racine du cou.

La durée que nous venons d'indiquer pour chacune des manipulations ne doit être considérée que comme une durée moyenne au delà de laquelle il sera rarement besoin d'aller, mais que dans bien des cas, au contraire, on sera loin de devoir atteindre. En fait, la durée d'une séance est très variable et doit être prolongée progressivement ; elle pourra n'être au début que de trois à cinq minutes. Quelques sujets supportent jusqu'à vingt minutes ; mais il vaudra mieux que les séances soient courtes et multipliées.

Pour ce qui est de leur fréquence, on peut faire faire d'une à quatre séances par jour espacées le plus possible. Il est suffisant le plus souvent de se borner à deux, l'une au lever, l'autre au coucher du malade.

Quant à la durée du traitement, elle variera de quelques semaines à plusieurs mois, suivant les cas. C'est au médecin qu'il appartiendra de le faire interrompre ou reprendre d'après les indications fournies par l'état du sujet.

Dans certains cas de *nature chronique*, la séance sera utilement continuée par :

Une série de mouvements passifs, suivis d'une gymnastique respiratoire exécutée par le malade lui-même.

3° Les **mouvements passifs** seront pratiqués de la façon suivante : Le masseur, placé en arrière du malade, applique ses mains à plat de chaque côté du thorax du sujet. Le malade fait alors de *lents* et *profonds* mouvements respiratoires. Le masseur cesse toute pression pendant le mouvement d'inspiration, laissant au thorax la faculté de se dilater au maximum par le soulèvement des côtes. C'est seulement dans le temps de l'expiration qu'il interviendra. A ce moment, il exagérera la pression, accompagnant lentement le mouvement d'abaissement des côtes et laissant glisser ses mains de haut en bas et d'arrière en avant. Il reprend, aussitôt l'expiration terminée, la position d'attente, les deux mains replacées à hauteur du creux des aisselles, laissant se reproduire de nouveau le mouvement inspiratoire pour agir à nouveau, comme il a été dit, quand recommencera l'expiration. (Durée : cinq à huit minutes.)

4º Les **mouvements actifs** de gymnastique respiratoire pourront être ainsi exécutés :

a. Le malade debout, le corps légèrement renversé en arrière, les mains arc-boutées sur les flancs (attitude indiquée à la figure 53), fera une série de lentes et *aussi profondes que possible* respirations.

b. Le malade, toujours debout, mais les bras pendant le long du corps, pratiquera une nouvelle série de mouvements respiratoires toujours lents et profonds, durant lesquels les bras accompagneront différemment l'inspiration et l'expiration. En même temps que commencera l'inspiration, les bras maintenus tendus s'éloigneront du corps, deviendront horizontaux (bras en croix) au milieu du mouvement inspiratoire, et gagneront lentement la verticale en même temps que finira l'inspiration, de telle sorte qu'en dernière attitude les mains viendront prendre contact au-dessus de la tête.

Pendant l'expiration, les bras reprendront sans effort et brusquement l'attitude qu'ils doivent avoir au moment de l'inspiration qui suivra.

Cette série de mouvements doit être exécutée pendant dix minutes environ.

Ce ne sera que dans des cas exceptionnels et conformément à une prescription médicale qu'une douche en jet, appliquée plus spécialement sur la région du thorax, marquera la fin de la séance.

Nous croyons logique d'annexer à ce chapitre du massage thoracique quelques indications récemment préconisées et s'appliquant :

1º Au point de côté des pneumoniques ;

2º Au massage de la glande mammaire (sein).

Point de côté des pneumoniques. — La douleur intercostale qui accompagne la pneumonie fibrineuse est non seulement très pénible pour le malade, mais encore, en gênant plus ou moins l'expansion pulmonaire, elle entretient la congestion du poumon. A cette vive douleur du début de la pneumonie on n'a opposé que :

a. L'injection d'un sel de morphine qui soulage, mais qui, en ralentissant la circulation et les échanges respiratoires, pourrait bien avoir pour conséquences d'aggraver l'état congestif pneumonique.

b. Le vésicatoire, dont l'emploi ne s'explique que par une concession faite à une trop vieille routine et qui n'a pour effet que de substituer à la douleur névralgique celle causée par l'emplâtre lui-même.

c. Les ventouses sèches ou scarifiées, souvent insuffisantes dans leurs effets.

Le Dr Atagesson-Müller (de Francfort-sur-le-Mein) combat très heureusement ce point de côté par un procédé de massage qui fait d'ailleurs partie intégrante du traitement massothérapique de la pneumonie, employé en Suède depuis longtemps déjà.

TECHNIQUE

Faire avec les extrémités des doigts d'une main des frictions peu étendues, mais très énergiques, à l'endroit précis de l'espace intercostal où siège la douleur, pendant que l'autre main exécute la même manœuvre au point correspondant du côté opposé du thorax. Le massage de ce point symétrique non douloureux a pour but d'augmenter l'effet des frictions sur la région douloureuse, la sensibilité d'un nerf se trouvant, comme on sait, diminuée pendant l'excitation mécanique d'un autre nerf.

Tout d'abord, ce massage provoque chez le patient un arrêt respiratoire, qui d'ailleurs ne tarde pas à être suivi d'une inspiration profonde. Puis, à mesure que l'on continue les frictions, les mouvements de respiration deviennent de plus en plus amples et faciles, tandis que la douleur intercostale s'atténue et finit par disparaître.

Pour obtenir ce résultat, on doit souvent prolonger le massage pendant une demi-heure. Il est bon de répéter les séances à des intervalles de trois ou quatre heures, jusqu'à sédation.

MASSAGE DU SEIN

Le massage du sein peut être pratiqué :

1° Dans un but esthétique ;

2º Pour venir en aide au fonctionnement physiologique du sein ;

3º Contre certains états pathologiques de la glande mammaire.

I. — Dans un but esthétique.

On peut espérer obtenir par un massage régulier et méthodique l'augmentation en bloc de l'organe. Les seins, tels qu'a des tendances à les représenter l'art du statuaire, sont des seins nettement fixés sur la région *antérieure* du thorax, de forme hémisphérique ou légèrement piriformes. Chez la femme, la fermeté du sein est due à ce que les éléments glandulaires sont développés dans des proportions égales aux éléments interglandulaires, ces derniers constitués par un tissu conjonctif très peu infiltré de cellules graisseuses, le tout maintenu solidement appliqué sur les muscles sous-jacents (eux-mêmes pourvus d'une tonicité musculaire suffisante pour en faire une paroi peu dépressible) par des cloisons verticales aponévrotiques qui se rattachent par continuité de tissus aux enveloppes aponévrotiques des muscles, méritant ainsi le nom de ligaments suspenseurs.

Appliqué à *l'état rudimentaire* de la glande, le massage, pour obtenir l'accroissement de l'organe, doit être : 1º indirect ; 2º direct.

1º *Indirect* ; il comprend :

a. Un effleurage de la partie antérieure, supérieure et externe de la poitrine, devant avoir pour effet d'amener une suractivité de circulation, et par suite une nutrition locale plus intense.

b. Un pétrissage des faisceaux des muscles *pectoraux* et du *grand dentelé* dans les parties qui ne sont pas sous-jacentes à la glande et restent immédiatement accessibles aux interventions. Les faisceaux des pectoraux à masser remontent du bord externe du sein vers l'aisselle dont ils constituent la paroi antérieure que l'on rendra saillante en maintenant le bras fortement écarté du corps ou replié au-dessus de la tête. Les faisceaux du grand dentelé ont une direction opposée, et du bord externe de la glande se dirigent en bas et en dehors en contournant la paroi thoracique (durée totale : cinq minutes).

2º *Direct :*

Il consiste en un effleurage *centripète* de la glande elle-même, c'est-à-dire pratiqué de la périphérie de la glande vers le mamelon, dans le même sens que le courant des vaisseaux sanguins nourriciers de la glande. Sous l'influence de cet apport de sang par suite de la dilatation mécanique des capillaires artériels, les acini glandulaires s'hypertrophient. Il en est de même et pour la même raison du tissu conjonctif interstitiel. Cette pression centripète doit parcourir la glande dans tous les sens, comme si on traçait sur la glande à l'aide du plat des quatre doigts de la main étendus en spatule des lignes dirigées comme des rayons de roues vers le moyeu qui, en cette circonstance, est le mamelon (durée totale : dix minutes).

Faire suivre d'une ablution d'eau *très chaude* à l'aide d'une éponge.

Massage quotidien :

Contre l'*adiposité* de la glande (seins trop volumineux).

Le sein adipeux est celui dans la constitution anatomique duquel prédominent les cellules graisseuses. Celles-ci, s'infiltrant au travers de tous les plans (cutané, musculaire, tissu conjonctif interglandulaire), étouffent la glande, l'atrophient par compression, et transforment tout l'organe s'étendant au delà des limites de la glande en bourrelets graisseux. Ces derniers remontent vers la région de l'aisselle, en dehors et en haut vers la clavicule. Le sein prend alors un aspect étalé à consistance pâteuse et à limites imprécises. Sous l'influence de son poids, les ligaments suspenseurs eux-mêmes se relâchent et cessent de remplir leur rôle de soutien.

Pour remédier à cet état, le massage doit être *centrifuge* (du mamelon vers la périphérie), car il s'agira cette fois d'amener un dégorgement total, d'anémier les tissus en refoulant le sang, et par un pétrissage à pleine main pratiqué ensuite, de comprimer les cellules graisseuses. Les effets de la compression sur un sein adipeux seront toujours d'amener la réduction de l'adipose. Et l'on sait que, dans certaines congrégations de femmes, on utilise la compression simple exercée à l'aide de bandes de tissus inextensibles enroulées autour de la poitrine pour faire disparaître peu à peu la saillie des seins.

Durée : effleurage, quatre minutes ; massage centrifuge, cinq minutes ; pétrissage, cinq minutes.

Faire suivre d'une ablution d'*eau froide*.

II. — Massage appliqué au fonctionnement physiologique du sein.

La fonction physiologique du sein, c'est l'allaitement. Le massage interviendra soit pour préparer cette fonction, soit pour la régulariser, soit pour arrêter la sécrétion lactée au moment du sevrage, et se pratiquera ainsi : à deux périodes de la conception, la première pendant la grossesse de la femme, la deuxième après l'accouchement.

a. Pendant la grossesse.

Il y aura lieu de se préoccuper, quelques mois avant l'accouchement, de l'inaptitude possible du sein à l'allaitement. Un sein trop petit et flasque demandera, à partir du cinquième mois de la gestation, à être préparé par un massage quotidien centripète à la fonction qu'il aura à remplir. Combiné avec le pétrissage du mamelon, le massage pourra arriver à transformer un mamelon plat en mamelon saillant, capable ainsi de s'adapter à la bouche du nouveau-né. La même intervention, en assouplissant les tissus, préservera le mamelon des fissures et des crevasses.

b. Après la grossesse.

1º L'hypogalactie (insuffisance de la sécrétion lactée) sera améliorée par le massage direct centripète et sans pétrissage de la glande mammaire. Nous ne croyons pas qu'il soit nécessaire de l'associer au massage méthodique de l'abdomen, en raison de prétendus effets stimulants de ce dernier sur la circulation générale, ou, comme l'a conseillé Villiams, du massage de la région ovarienne, pour des raisons que nous n'avons pas à développer ici, parce que nous jugeons le procédé aussi étrange qu'inefficace.

2º Tout le monde sait combien sont fréquents les cas d'engorgement laiteux survenant chez les femmes quelques jours après l'accouchement, à la période correspondant à la montée du lait, et combien fréquemment aussi ils se terminent par la formation d'abcès, terreur des jeunes mères. L'allaitement est, dès lors, rendu impossible en raison de la douleur qu'il provoque. Le sein gonflé de lait devient d'autant plus lourd et d'autant plus douloureux. Toutes les matrones conseillent, logiquement, semble-t-il, de recourir à l'action bienfaisante de pressions exercées sur le sein à l'aide des mains et qui ont pour effet d'opérer, pour ainsi dire, la traite de la glande mammaire, et cela pour le plus grand soulagement de la malade. Ces pressions sont pratiquées de la périphérie de la glande vers son centre, le mamelon.

Le Dr Bacon (de Chicago), estimant que ce qu'on nomme *engorgement laiteux* a, en réalité, peu à voir avec le produit de sécrétion de la glande, mais est dû à la congestion vasculaire, s'élève contre ce mode de procéder, qui, à son avis, ne peut qu'augmenter l'engorgement et les douleurs. Il fait observer, en effet, que les vaisseaux artériels du sein provenant de l'artère axillaire (qui est placée au creux même de l'aisselle) abordent la glande par son cadre inféro-externe et que les voies veineuses et lymphatiques se rendant soit à la veine axillaire (qui marche parallèlement à l'artère), soit à la veine sous-clavière (placée sous la clavicule), partent de son cadre supéro-externe.

Ces données anatomiques légitimeraient l'emploi de la *technique* suivante :

La patiente étant couchée sur le côté sain de façon que la face externe de la glande malade soit facile-

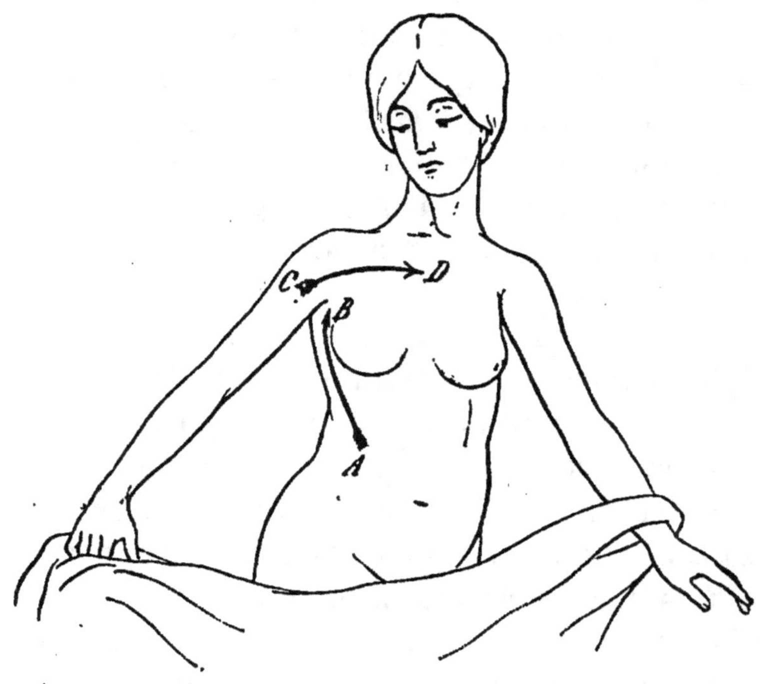

Fig. 64.

ment accessible, on commencera par quelques effleurages de l'aisselle, le long du bord du grand pectoral et sur le haut de la poitrine ; puis on exerce des pressions progressives dirigées *dans le sens des flèches* (fig. 64) : d'une part, de la portion inféro-externe du sein vers l'aisselle (AB, fig. 64) ; d'autre part, de la portion supéro-externe du sein vers l'aisselle (CD), les deux mains se partageant cette double besogne.

Les séances doivent être quotidiennes et durer de vingt à trente minutes. Au bout de ce laps de temps, il ne serait pas rare de trouver la glande diminuée d'un tiers ou de moitié de son volume.

Il va sans dire que, dans les cas d'engorgement du sein s'accompagnant de frissons et de fièvre ou de tout autre symptôme inflammatoire, infectieux (rougeur diffuse des téguments, chaleur et sensibilité au toucher), indiquant la formation d'un abcès, il faudra s'abstenir de tout massage, afin d'éviter la diffusion dans les tissus de germes pathogènes devant inévitablement aboutir à la suppuration.

3° Au moment du sevrage, la suppression simple de l'allaitement avec compression ouatée élastique des seins, la préservation du froid, quelques purgations légères et répétées, ne suffisent pas toujours pour hâter l'involution glandulaire et prévenir les congestions actives, sources d'abcès. Ne pas faire appel à la massothérapie en pareille occurrence, c'est se priver d'un secours que nous pourrons dire à portée de la main. La technique sera celle qui a été préconisée par Stapfer. Elle consiste à masser les seins et les nodosités des canaux à la périphérie et à la région moyenne de la glande (ne toucher ni au mamelon ni à la zone aréolaire, toujours très sensibles). Ce massage doit être un pétrissage très doux, suivi de vibrations légères, pratiquées dans le sens du courant lymphatique, c'est-à-dire du mamelon vers l'aisselle. Après une sorte de spasme des nodosités, dont on peut juger par leur induration plus marquée, après une augmentation de la douleur, les nœuds glandulaires s'effacent plus ou moins, mais toujours avec netteté. La douleur diminue jusqu'à disparaître complètement à la fin du traitement. A chaque séance, un instant après l'effacement des nœuds, un lait très aqueux s'écoule par le mamelon. Dès que les nodosités s'effacent sous l'influence des vibrations, la sécrétion se produit.

Massage biquotidien de dix minutes de durée par séance.

Contre-indications : fissures du mamelon, lymphangite, le plus souvent consécutive aux fissures, s'accompagnant toujours d'un petit état fébrile, quelquefois de légers frissons, et localement de formation à la surface de la peau de treillis rougeâtres s'effaçant sous la pression du doigt et de gonflement ganglionnaire dans le creux de l'aisselle.

III. — Massage contre certains états pathologiques.

a. Mastite subaiguë et chronique.

Ce ne sera qu'avec beaucoup de précautions et sur les indications précises du médecin qu'on pourra intervenir dans ces cas, qui sont le plus souvent la conséquence prolongée de certains traumatismes. Les manipulations dans leur mode et leur intensité devront être l'objet de prescriptions médicales très nettes. Il faut en effet toujours craindre que, inconsidérément appliquées et utilisées dans des cas d'inflammation non plus amicrobienne, mais à participation d'éléments infectieux, elles n'éveillent des états inflammatoires aigus. Il faut craindre ce danger, mais il faut savoir aussi que bien des hypertrophies

d'ordre inflammatoire, qui ont résisté à tous les traitements, rétrocèdent souvent après quelques séances
de massage.

b. **Névralgies** du sein.

Les névralgies du sein sont habituellement en
rapport avec une névralgie intercostale et bénéficie-
ront du traitement massothérapique indiqué pour
cette dernière affection (Voir p. 189).

Séances biquotidiennes, un quart d'heure à vingt
minutes.

c. Certaines tumeurs du sein, telles que kystes,
fibromes, etc., pourraient, au dire de quelques
auteurs, être utilement traitées par le massage. Mais
le bénéfice, très restreint à notre avis, qu'on en peut
retirer ne vaut pas les risques à courir. Bien souvent,
en effet, le diagnostic des tumeurs du sein reste
imprécis, et celles que l'on a cru devoir ranger dans
la catégorie des tumeurs les plus bénignes acquièrent,
sous diverses influences, et particulièrement sous celle
de traumatismes même légers, tels que les pourraient
produire des manipulations massothérapiques, une
malignité relative. Donc, d'après nous, contre les
tumeurs même bénignes du sein, l'abstention doit être
la règle.

CHAPITRE X

MASSAGE DU COU

Le massage du cou s'applique :

1º *A la région postérieure*, qui n'est constituée que par des masses musculaires groupées autour de la colonne cervicale, sans organes importants. C'est dire que la technique sera ici des plus simple et relèvera des règles établies pour le massage des muscles en général, comportant toute la série des manipulations.

2º *A la région antérieure :*
Cette région est le siège d'organes délicats qui ne sauraient sans danger être soumis à des manipulations brutales. Il est indispensable que le masseur soit dans son intervention guidé par quelques données anatomiques.

En se reportant à la figure 65, on voit que la face antérieure du cou s'étend du menton jusqu'à la fourchette sternale (de M en S) et qu'elle contient, en allant de haut en bas :

A. *Sur la ligne médiane*.

L'os *hyoïde* (H), relié par la membrane thyro-hyoïdienne (MTH) à l'organe sous-jacent ;

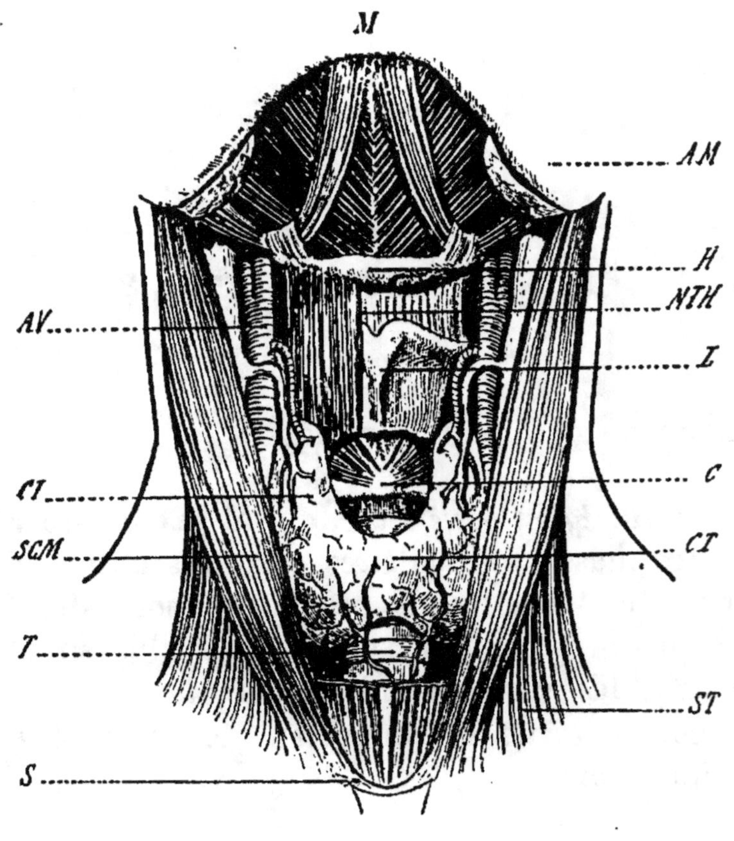

Fig. 65.

Le *larynx* (L), qui se rattache lui-même au *cartilage cricoïde* (C), auquel succèdent les anneaux de la :

Trachée (T).

A cheval sur les premiers anneaux de la trachée on trouve une glande peu saillante à l'état normal, mais qui arrive, dans certains cas pathologiques (goitres), à prendre un développement quelquefois énorme.

Cette glande (dite *glande thyroïde* ou *corps thyroïde*,

CT) est formée de deux lobes latéraux reliés par un pont transversal de tissu glandulaire.

B. *Latéralement*.

A droite et à gauche des organes médians sus-décrits et sur le trajet d'une ligne qui de l'articulation du sternum avec la clavicule (articulation sterno-claviculaire, ST), irait aboutir à l'angle du maxillaire inférieur en AM, sont situés pas très profondément les gros vaisseaux du cou (artères, veines, AV), le nerf pneumogastrique, le nerf grand sympathique, des vaisseaux lymphatiques avec leurs renflements, appelés *ganglions*, qui, dans certaines affections (tuberculose, scrofule, inflammation des tissus avoisinants), acquièrent un gros volume, deviennent saillants et, s'ils sont en grand nombre, constituent une chaîne de petites tumeurs roulant plus ou moins sous les doigts.

Croisant cette ligne des vaisseaux (ainsi que le montre la figure 65), et allant se rattacher en haut, en arrière de l'oreille, sur la saillie osseuse cranienne qui constitue l'apophyse mastoïde, fait saillie sous les téguments le solide muscle sterno-cléido-mastoïdien (SCM), dont nous nous sommes déjà occupé à l'occasion du *torlicolis* (Voir p. 178).

Le massage du cou peut modifier heureusement certains états pathologiques.

En dehors de l'action (encore peu démontrée, à notre avis) qu'on lui attribue dans des cas d'épistaxis, d'inflammation de la muqueuse nasale, de l'arrière-gorge, du larynx et des bronches, voire même du catarrhe de l'oreille moyenne à son début, action sur laquelle on aurait tort de trop compter pour la guérison de ces maladies, le massage du cou est véritablement efficace dans les quelques affections ci-indiquées.

1º Le **goitre exophtalmique** (encore appelé *maladie de Basedow*). Cette affection est caractérisée par des palpitations de cœur, des battements artériels très prononcés surtout au cou, à la tête et parfois à l'abdomen, de l'exophtalmie (saillie des globes oculaires), un profond degré d'anémie. Ces phénomènes auraient pour cause primordiale une altération du corps thyroïde aboutissant à une tuméfaction très appréciable de cet organe (*véritable goitre vasculaire*).

La technique à utiliser serait la suivante :

A. Massage de la glande.

Avec les deux mains, on exercera un pétrissage du goitre aussi bien dans le sens horizontal que dans le sens vertical, comme s'il s'agissait d'exprimer une éponge. Ces pressions seraient bien supportées, à la condition de ne pas intéresser toute la glande à la fois, mais d'abord une moitié puis l'autre. Chez les sujets très sensibles, le pétrissage est pratiqué avec une main, tandis que de l'autre on tapote la colonne vertébrale à la hauteur du cou. Cette manœuvre exercerait une influence des plus favorable sur les palpitations.

B. Massage de certains nerfs de voisinage, qui sont :

a. Les nerfs pneumogastriques ;

b. Les grands sympathiques (droit et gauche), sur lesquels on agira en pratiquant profondément, à l'aide de l'index et du médius réunis, des pressions sur tout leur trajet accessible, c'est-à-dire à droite et à gauche du cou, tout le long de la ligne des vaisseaux de AM en ST (fig. 65), aussi bien de bas en haut que de haut en bas ;

c. Les nerfs intercostaux, qu'on massera en suivant profondément du plat des pouces, d'arrière en avant, les espaces compris entre les côtes, de la colonne vertébrale au sternum.

C. Exercices de gymnastique actifs et de gymnastique respiratoire (décrits aux pages 243 et suivantes), ayant pour but de fortifier les muscles du tronc, qui, chez les malades de cette catégorie se trouvent fortement affaiblis du fait des troubles de la nutrition.

Durée totale de la séance quotidienne : dix minutes.

Au bout de quatre à six semaines de ce traitement, on verrait s'amender les palpitations de cœur et les crises sudorales, en même temps que l'état général s'améliorerait et que la force musculaire augmenterait d'une façon manifeste.

2° L'insomnie habituelle.

Le Dr Naoumann (médecin russe), traite depuis quelque temps avec succès l'insomnie par le massage du cou.

Ce procédé de traitement se montrerait particulièrement efficace contre l'insomnie relevant de l'hyperémie (congestion) de la cavité cranienne, propre à la neurasthénie, l'alcoolisme, la néphrite des phtisiques, etc. Toutefois notre confrère aurait obtenu également de bons résultats chez des chlorotiques. Cette influence du massage s'expliquerait par une double action :

a. Sur les vaisseaux du cou, dont le massage active la déplétion, qui se répercute sur les vaisseaux intracraniens dont ils sont les aboutissants ;

b. Sur le système nerveux du cou (grand sympathique) qui innerve les vaisseaux intracraniens et dont l'excitation par le massage amènerait le resserrement vasculaire, d'où production d'une anémie cérébrale qui aurait le sommeil pour résultat.

A quelque théorie qu'on se rattache, l'expérience du Dr Naoumann serait là pour démontrer que quelques séances de massage du cou suffiraient assez souvent à vaincre complètement l'insomnie, alors même que celle-ci serait, par suite de l'accoutumance des malades, rebelle à l'emploi des narcotiques.

Le même mécanisme physiologique pourrait expliquer les bons effets obtenus et publiés dans ces derniers temps par Nordstrom, dans certains cas de migraine. Pour cette dernière affection comme pour l'insomnie, on pourra utiliser la technique suivante :

TECHNIQUE

Le sujet étant couché sur le dos, la tête légèrement rejetée en arrière, le masseur s'assoit à côté de lui et pratique de légers mouvements d'effleurage à droite et à gauche, dans la région des vaisseaux du cou, en opérant *de haut en bas* du lobule de l'oreille jusqu'à l'articulation sterno-claviculaire. Au début, il est nécessaire de continuer les massages pendant une demi-heure environ. Dans la suite, la durée des séances pourra être réduite à une quinzaine, voire même à une dizaine de minutes.

3º Les **adénopathies chroniques** (Voir plus haut p. 216).

CHAPITRE XI

MASSAGE DE L'ABDOMEN

La cavité abdominale constitue la partie inférieure du tronc : sa limite supérieure serait assez exactement indiquée par une ligne circulaire tracée autour du tronc au niveau du creux épigastrique (creux de l'estomac). Sa limite inférieure est la limite inférieure du tronc lui-même et correspond à la ceinture osseuse du bassin (hanches).

La cavité abdominale contient :

1º Les organes de la digestion (estomac, intestins) et leurs glandes annexes (foie, rate, pancréas) ;

2º Les organes qui président à la fonction urinaire (reins, uretères, vessie) ;

3º Chez la femme, on trouve en plus : l'utérus (matrice) et ses annexes : les ovaires, les trompes et les ligaments larges.

MASSAGE ABDOMINAL PROPREMENT DIT

Le massage des organes de la digestion (estomac, intestins) possède une efficacité incontestée. Il constitue un excellent mode thérapeutique d'affections bien diverses, qui s'appellent : dilatation de l'estomac, entéroptose (chute, relâchement de la masse intestinale), occlusion intestinale, dilatation des côlons, constipation rebelle à l'emploi des moyens thérapeutiques habituels, hémorroïdes, diarrhée chronique, etc. Peu en importe la variété au masseur ; ce qu'il faut que celui-ci sache, c'est que le plus souvent son intervention aura pour but, si on l'envisage d'une façon générale et sans tenir compte de son effet sur tel ou tel viscère auquel elle pourra plus spécialement s'adresser :

1° D'agir sur la circulation intra-abdominale.

Cette action est-elle attribuable aux simples pressions exercées par les mains du masseur sur les veines et les lymphatiques, qui se vident d'autant plus aisément dans leur aboutissant définitif (tronc de la veine porte et canal thoracique), comme les ruisseaux se vident dans la rivière? Ou bien cette action doit-elle être considérée comme l'effet de l'influence exercée sur les parois des vaisseaux par un massage portant sur les plexus nerveux intra-abdominaux, chargés de l'innervation des vaisseaux et qui agissent sur la fibre musculaire des parois de ces mêmes vaisseaux en déterminant leur contraction? Peu importe le mécanisme. Ce que l'on constate, c'est que, grâce au massage abdominal, on voit diminuer le nombre des pulsations artérielles en même temps que la pression vasculaire s'abaisse. Indirectement, la diurèse (sécrétion et émission d'urines) augmente, et la régularisation de la circulation générale rétablit le fonctionnement normal des différents organes. Il y a donc lieu de recourir à ce moyen toutes les fois qu'il existe de l'hypertension artérielle, premier acheminement vers cette affection si commune et cause de tant de méfaits qu'on désigne sous le nom d'*artériosclérose*. Lorsque l'artériosclérose est confirmée, le massage abdominal serait encore capable, par le même mécanisme, de déterminer une amélioration considérable en provoquant la diurèse et en régularisant la circulation cardio-vasculaire.

2° De réveiller par le massage la tonicité des fibres musculaires dont sont constituées en grande partie les parois de l'estomac et celles du tube intestinal, et qui ont pour rôle, en se contractant, de modifier, de rapetisser par places le calibre de l'estomac et des intestins, et, par suite, de faire cheminer dans la direction vers l'anus toutes les matières alimentaires et résiduelles que ces organes pourraient contenir.

3° De porter pour ainsi dire secours aux parois stomacales et intestinales affaiblies, et cela en exerçant au travers de la paroi abdominale, sur les organes digestifs sous-jacents, des pressions combinées dont l'effet sera d'activer la circulation du contenu intra-intestinal. C'est assez dire que le masseur aura à se souvenir constamment qu'il ne doit masser que dans *un seul sens*, celui qui est suivi par les matières alimentaires marchant de l'estomac vers l'anus. Le masseur aura en outre à faire porter sur des points spéciaux ses efforts de massage, selon qu'il faudra agir plus spécialement sur telle ou telle partie du tube digestif. Il est donc indispensable que le masseur ait appris à voir pour ainsi dire au travers de la paroi abdominale quelles sont les différentes parties du tube digestif sur lesquelles porteront ses manipulations. Quelques notions de topographie abdominale devront lui être familières.

En étudiant avec nous les figures 66 et 67, il pourra acquérir sur ce sujet non pas des connaissances anatomiques dont il n'a nul besoin, mais uniquement, et ce qui suffira, la possibilité d'interpréter rationnellement tous ses actes.

La paroi abdominale recouvre *directement* les organes de la digestion (estomac et intestins), en sorte qu'en agissant par des pressions sur celle-ci on peut, jusqu'à un certain degré, atteindre ceux-là. Sur un sujet maigre, il est même possible, quand la paroi abdominale est placée en état de relâchement, d'arriver, en pinçant profondément cette paroi, à saisir en même temps qu'elle les parois de l'estomac et du gros intestin, surtout quand ces organes sont dilatés et inertes. Mais ce sont là manipulations d'un mécanisme difficile et qui devront être délaissées par le masseur.

Les aliments, après avoir fait un plus ou moins long séjour dans la bouche (pour être, là, soumis à une mastication s'il s'agit d'aliments solides), tombent dans l'œsophage (Voir fig. 66, Œ) et de là dans l'estomac, où leur digestion se fait en partie.

L'estomac (E), quand il est normal, présente la conformation et, toutes proportions gardées, les dimensions qui lui ont été données dans la figure 66. Mais, dans certains états pathologiques (ceux précisément auxquels le massage devra chercher à porter remède), il se distend, se relâche au point que son bord inférieur s'abaisse plus ou moins bas dans la cavité abdominale, pouvant atteindre le niveau de l'ombilic et encore au delà de ce point.

De l'estomac les matières alimentaires passent dans cette portion d'intestin (IG, fig. 66, l'intestin grêle), qui, enroulée sur elle-même comme un peloton

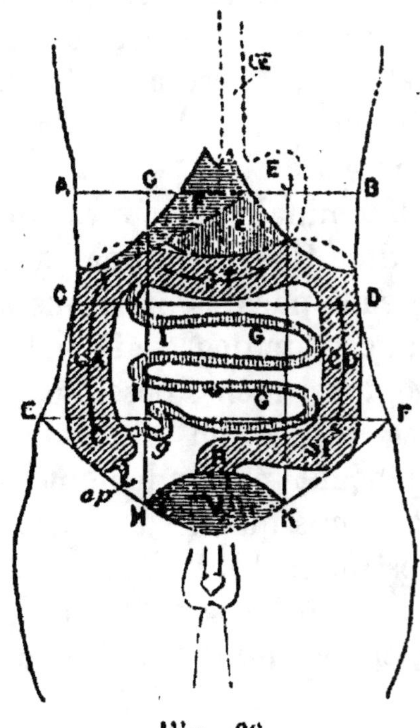

Fig. 66.

de ficelle, occupe plus spécialement la portion moyenne de l'abdomen. Son extrémité inférieure débouche à angle droit dans la deuxième portion du tube intestinal, ou gros intestin.

Le gros intestin commence en C (fig. 66) par une portion renflée appelée *cæcum* (siège fréquent d'affections nécessitant une intervention par le massage).

Le cæcum dilaté forme souvent un boudin ou un ovoïde saillant qui empiète vers la ligne médiane et doit être atteint par le masseur dans la portion droite du quadrilatère O (fig. 67).

Du point C, son origine normale, le gros intestin s'étend en enveloppant ou mieux en encadrant toute la masse intestinale centrale et décrivant autour d'elle comme un vaste point d'interrogation, ou encore une sorte de quadrilatère dont le côté inférieur manquerait en partie.

La portion droite ascendante est le côlon ascendant (CA, fig. 66). Il se porte, de la fosse iliaque droite en haut, au-devant du rein droit jusqu'à la face inférieure du foie, où il se coude pour devenir la portion horizontale transversale, autrement dit le côlon transverse (CT).

Rarement cette portion est horizontale. Chez la femme, surtout après des accouchements multiples, quand la sangle abdominale a perdu sa tonicité musculaire (ventres flasques et mous), chez les dilatés d'estomac, le côlon transverse descend vers l'ombilic et quelquefois même au-dessous, tandis que la portion angulaire qui le rattache au côlon descendant, toujours mieux fixée par de solides ligaments, reste cachée sous les fausses côtes, dans le quadrilatère HG (fig. 67).

La portion gauche descendante est le côlon descendant (CD) qui se dirige à peu près verticalement vers la fosse iliaque, en passant au-devant du rein gauche. Les portions les plus inférieures, celles qui sont contenues dans le bassin, ont reçu les noms d'*S iliaque* (SI) et, plus bas, de *rectum* (R).

Chacun des organes de la digestion, estomac et intestin, et, dans ce dernier même, chacune des parties qui le constituent, ont non seulement avec la paroi abdominale des rapports de contact direct, mais encore des rapports toujours identiques chez tous les sujets. C'est-à-dire que, chez tous les sujets, le même point de la paroi abdominale est en rapport avec la même portion du tube digestif. Voici maintenant quelle application pratique nous pouvons faire de cette donnée anatomique.

Si sur la paroi abdominale (fig. 67), limitée en haut

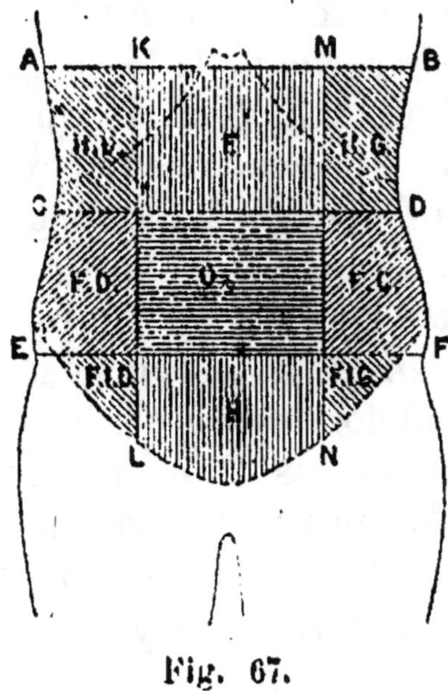

Fig. 67.

par la ligne horizontale AB passant par le creux épigastrique, en bas par le rebord osseux du bassin, nous prenons l'ombilic pour centre de figure, et si nous traçons à quatre travers de doigt au-dessus et à quatre travers de doigt au-dessous de lui les deux lignes horizontales CD et EF, nous déterminerons trois zones superposées qui s'appelleront, en allant de haut en bas :

1° Zone épigastrique ;

Tableau indiquant les rapports des différentes régions de la paroi abdominale avec les principaux organes contenus dans l'abdomen (voir fig. 66 et 67).

		PREMIÈRE ZONE.		DEUXIÈME ZONE.		TROISIÈME ZONE.	
PARTIE MOYENNE.........		E région épigastrique.	{ Estomac (portion inférieure).	O Région ombilicale.	{ Intestin grêle.	H Région hypogastrique	{ Vessie (V). En plus, chez la femme, utérus et annexes.
PARTIES LATÉRALES. {	Droite.............	H D Région de l'hypocondre droit	{ Foie (F). Vésicule biliaire.	F D Région du flanc droit.	{ Rein droit. Côlon ascendant (CA).	F I D Région de la fosse iliaque droite.	{ Cæcum. Annexes droits de l'utérus dans certaines affections de ces organes.
	Gauche............	H G Région de l'hypocondre gauche.	{ Partie supérieure de l'estomac. Rate.	F G Région du flanc gauche.	{ Rein gauche. Côlon descendant.	F I G Région de la fosse iliaque gauche.	{ S iliaque (terminaison du gros intestin). Annexes gauches de l'utérus dans certaines affections de ces organes.

2º Zone ombilicale ;

3º Zone hypogastrique.

En outre si, quatre travers de doigt environ à gauche et à droite de l'ombilic, nous faisons passer les perpendiculaires KL et MN, on verra que chacune des zones précédentes est subdivisée en trois régions (une moyenne et deux latérales) qui affectent avec les organes sous-jacents les rapports reproduits dans le dessin de la figure 66 et indiqués dans le tableau ci-contre.

Ces quelques connaissances maintenant acquises, nous pouvons aborder la technique du massage abdominal, non pas tel que le pourrait pratiquer un médecin, mais tel qu'il peut et doit être fait par un infirmier.

TECHNIQUE

Cette technique doit nécessairement comprendre :

1º Des indications générales applicables à tous les cas de massage abdominal (ou technique générale).

2º L'exposé des modifications à apporter à la technique générale selon qu'on se propose d'agir plus spécialement sur telle ou telle partie de l'appareil gastro-intestinal. Nous aurons donc, appliquées aux organes de la digestion :

a. Une technique du massage de l'estomac.

b.   —   —   de l'intestin.

c.   —   —   du foie.

d.   —   —   de la rate.

1° INDICATIONS GÉNÉRALES DE TECHNIQUE

POSITION DU MALADE. — *Couché sur le dos, la bouche entr'ouverte, les cuisses légèrement ramenées en flexion sur le ventre. Cette attitude a pour effet de relâcher les muscles de la paroi abdominale. Si cette paroi restait tendue au-devant de la masse intestinale, les efforts du masseur ne sauraient avoir aucune action sur cette dernière. Le masseur mettra donc toute son attention à obtenir un complet degré de relâchement de la paroi de l'abdomen avant de commencer toute manipulation. Le malade aura pris la précaution d'uriner avant la séance, afin de faciliter les pressions profondes.*

Le sujet, tout en restant allongé, se placera un peu sur le côté droit quand il s'agira de masser l'S iliaque, un peu sur le côté gauche pour faciliter le massage du cæcum.

L'attitude génu-pectorale, préconisée par quelques médecins, pourra être utilisée (excepté chez les obèses) pour faciliter certaines manipulations. Elle est un peu celle d'un musulman pendant sa prière. Pour l'obtenir, le malade se place d'abord à genoux sur le lit de massage, puis se laisse aller en avant sans fléchir le tronc jusqu'à ce qu'il ait pris contact avec le lit par les coudes ou par les bras croisés au-devant du front.

Dans cette position, la masse intestinale portée en avant déforme pour ainsi dire la paroi abdominale affaiblie, et se met presque en contact direct avec les mains du masseur, qui peut ainsi saisir l'intestin, le pincer au travers de la paroi, agir sur lui par des mouvements vibratoires presque directs, etc.

ATTITUDE DU MASSEUR. — Si le malade est

allongé sur le dos, le masseur se tiendra non pas assis, mais debout (à droite ou à gauche du lit selon les besoins), de façon que le poids de son corps contribue à augmenter l'effet des pressions.

Le massage comprendra trois temps.

Premier temps :

Il est le plus important des trois et devra durer de huit à dix minutes.

a. **Frictions**. — Pratiquées *avec le plat* et, mieux, avec le *talon de la main* préalablement réchauffée, de telle sorte qu'on évite au malade la sensation pénible d'attouchement par un corps froid, ce qui amènerait, par contraction réflexe, la tension de la paroi abdominale qu'il faut éviter à tout prix. Dans ce même but, les frictions seront faites légères au début, de façon à n'être pas douloureuses et à ne pas surprendre le malade.

b. **Pressions méthodiques**. — Elles auront pour caractère primordial d'être pratiquées dans un seul et même sens, celui du courant alimentaire (Voir l'indication qui en est donnée par les flèches, fig. 66). En plus, elles seront faites lentement et avec assez de force pour que chaque pression arrive à déprimer fortement le ventre du malade. Pour masser l'abdomen d'un sujet gras ou obèse, on utilisera les deux mains pour un même effort en les disposant selon la figure 68 ci-dessous. Lorsque l'intestin est gorgé de matières, il y a lieu de se préoccuper d'empêcher ces matières de refluer en arrière des points où a pu réussir à les conduire une première manipulation.

Pour cela, tandis que la main droite déprime et masse dans le sens du courant intestinal, la gauche reste fixée en un point placé en arrière du champ d'action de la main droite, comprimant en cet endroit l'intestin de façon à empêcher les matières de refluer en arrière.

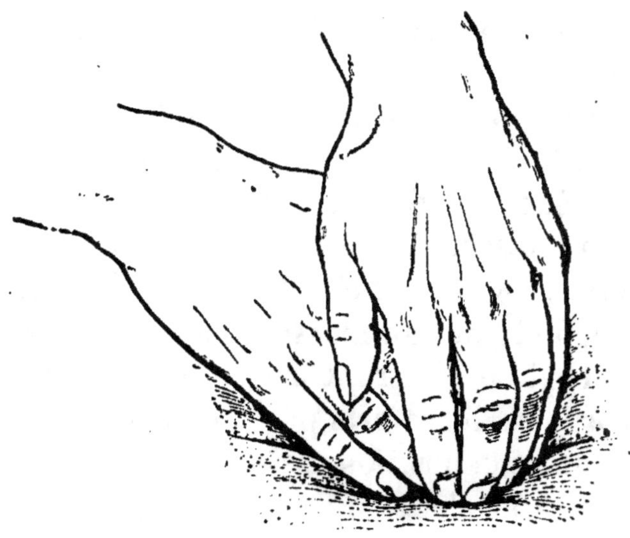

Fig. 68.

Cette manœuvre est connue sous le nom de « pression glissante ».

Un moyen de rendre l'intestin plus facilement accessible à la pression consiste à soulever d'une main la peau et le tissu conjonctif sous-cutané, en faisant par pincement un pli à la paroi abdominale, tandis que l'autre main agit par le massage.

c. **Hachures**. — Légèrement appliquées du rebord cubital de la main sur la paroi abdominale. Elles auront pour effet d'amener par action réflexe des contractions du tube gastro-intestinal.

d. **Vibrations**. — De la main raidie, les quatre derniers doigts agissant comme un marteau, on déprime lentement et profondément la paroi abdominale, puis, une fois parvenu aux plans profonds, on exerce des pressions répétées et rapides.

Deuxième temps : **Mouvements actifs contrariés.**

Destinés à provoquer à son maximum la contraction volontaire des muscles de la paroi abdominale, ce qui amène le malade à masser pour ainsi dire lui-même ses intestins à l'aide de sa paroi abdominale.

Ils seront identiques à ceux que nous avons décrits au troisième temps du massage dans le lumbago (Voir plus haut) et consisteront par conséquent à inviter le malade à faire des efforts pour reprendre une série de fois sur son lit la position assise, tandis que le masseur s'opposera à l'exécution de ce mouvement.

Troisième temps : **Mouvements actifs.**

Ces mouvements, exécutés par le malade lui-même, ont dans le massage intestinal une grande importance et en constituent, avec le premier temps, la phase la plus importante.

Ils consistent à faire exécuter par le malade debout une série de mouvements de flexion du corps :

En avant ;
En arrière ;
Sur les côtés.

Ils sont en tout point ceux qui ont été décrits dans le lumbago (Voir plus haut et fig. 51, 52, 53).

Durée : dix minutes.

2° TECHNIQUES PARTICULIÈRES

MASSAGE DE L'ESTOMAC

Des séries d'expériences basées sur l'analyse du suc gastrique ont démontré que le massage abdominal agit d'une façon efficace sur les glandes, la couche musculaire et les nerfs de l'estomac, qu'il facilite la digestion en la régularisant et en hâtant l'évacuation gastrique chez les sujets atteints d'atonie du muscle stomacal. Son action bienfaisante sur les dyspepsies est incontestable. Il agit plus particulièrement sur les dyspeptiques dits *asthéniques*, chez lesquels est ralentie la fonction gastrique.

D'appétit capricieux, ces malades, peu après leur repas, congestionnés, somnolents, météorisés, accusent de la pesanteur au creux de l'estomac, de la gêne respiratoire, quelques palpitations, mais vomissent rarement. Instinctivement ils sont portés, pour activer le débarras de leur estomac, à agir par frictions sur le creux épigastrique. Ces dyspepsies nervoso-motrices sont le lot des neurasthéniques, des individus héréditairement tarés ou épuisés par des fatigues intellectuelles ou physiques au-dessus de leurs forces qui les amènent à n'être que des oisifs, des irrésolus, de perpétuels découragés, des déséquilibrés, en un mot, qui ont autant de difficulté à digérer qu'à penser.

Le massage appliqué à la forme de dyspepsie dite *chloro-organique* ou *hyperchlorhydrique* n'est pas moins efficace. L'hyperchlorhydrique se distingue du type précédent : par l'intégrité de l'appétit, par l'apparition tardive (trois ou quatre heures après le repas) de douleurs épigastriques brûlantes, térébrantes (en broche : le malade accuse la sensation d'une lame de feu qui traverserait d'avant en arrière l'estomac), accompagnées de régurgitations acides, d'éructations calmées au bout de quelques minutes ou de plusieurs heures, souvent par le vomissement.

A côté de ces deux formes de dyspepsies que nous pourrons voir rapidement s'améliorer sous l'influence du massage, aidé, bien entendu, de la thérapeutique médicale appropriée, nous aurons le droit de compter sur la massothérapie dans :

1° Toute la classe des **névroses** de l'estomac, des troubles apportés à la sensibilité gastrique dans ses divers modes.

a. Telle la *boulimie*, exagération de la faim qui se retrouve dans les névroses, les maladies mentales, le diabète, la grossesse, l'helminthiase (présence de vers intestinaux).

b. L'anorexie ou perte de l'appétit, fréquente chez les obèses et qui constitue parfois chez les jeunes filles de quinze à vingt ans le seul symptôme d'un état hystérique grave. Anorexie nerveuse ou refus systématique des aliments qui pousse ces malades à restreindre progressivement leur nourriture et, après une phase de tolérance relative, aboutit à l'inanition, à la phtisie.

c. Les troubles de motilité gastrique se traduisant surtout par le vomissement nerveux, les éructations nerveuses, les vomissements incoercibles de la grossesse.

Enfin le massage fera merveille dans :

Les **dilatations** d'estomac.

Ce symptôme, qui se rencontre dans un grand nombre de maladies, est capable de provoquer des troubles profonds dans la santé générale. Que la dilatation soit la conséquence d'un séjour trop prolongé des aliments dans un estomac à digestion paresseuse, ou bien que l'estomac dilaté soit tout simplement ainsi parce qu'il est celui d'un grand mangeur ou d'un fort buveur, soit enfin que la dilatation doive être rapportée à un état anormal de la région pylorique (point de passage de l'estomac à l'intestin), laquelle pourra être rétrécie par un *spasme* ou obstruée plus ou moins par une tumeur, des brides cicatricielles, etc., *le mode de massage sera peu modifié.*

Il s'agira surtout de faire en sorte que toutes les manœuvres massothérapiques aient pour but de diriger le contenu stomacal vers le pylore de la gauche à la droite du malade. Au cours des manipulations pratiquées sur un estomac atteint de dilatation, le masseur provoquera souvent un glouglou spécial, bruit comparable à celui que produirait une vessie à demi pleine d'eau qu'on manipulerait en tous sens. C'est le bruit dit *clapotement.* Au cours du massage, ce clapotement disparaît le plus souvent, soit que le liquide intrastomacal, poussé par la pression extérieure, ait pu forcer la résistance pylorique et se soit déversé dans l'intestin, soit qu'à l'atonie des fibres musculaires de l'estomac ait succédé, à la suite de l'excitation produite par le massage, une contracture qui a eu pour effet de réduire la poche stomacale à sa contenance normale. Cette disparition du clapotement sera pour le masseur l'indice de son succès interventionnel tout au moins momentané. Il n'en est pas moins vrai qu'alors même que l'estomac reperdrait ensuite sa tonicité pour ne la recouvrer que sous les excitations d'une nouvelle séance de massage, ces alternatives de contractions provoquées arriveront peu à peu à donner à la fibre musculaire la force nécessaire pour qu'elle puisse, à un moment donné, reprendre et conserver son degré de résistance normale.

Si dans certains cas, après avis du médecin, on peut se contenter de pratiquer directement le massage de l'estomac sans l'avoir fait précéder du massage intestinal, le plus souvent celui-ci précède fort utilement celui-là.

Dans les cas de dilatation d'estomac par rétrécissement spasmodique du pylore, on ne saurait agir sans se conformer à cette règle. L'expérience démontre qu'un massage prolongé des intestins y réveille des mouvements péristaltiques susceptibles d'effectuer, à la moindre sollicitation de la part de l'estomac, l'amorçage du siphon sous-pylorique. Pour nous faire mieux comprendre, nous dirons que le pétrissage intestinal crée une sorte de courant d'aspiration de l'estomac à l'intestin capable, par son effort, de forcer l'obstacle pylorique.

Ce résultat d'amorçage une fois obtenu, il suffit généralement d'une simple compression ou excitation de la région épigastrique pour déterminer le passage des masses alimentaires à travers le pylore. Si l'on procède inversement en débutant par le massage de l'estomac, on obtient bien la disparition momentanée du bruit de clapotement, en raison de la contraction des parois stomacales qui s'est produite et enserre le contenu de cet organe, mais l'évacuation de la cavité gastrique n'a pas eu lieu, comme le montre la réapparition du clapotement peu de temps après la séance de massage.

L'estomac peut être massé à vide ou après avoir été préalablement rempli d'un liquide médicamenteux. — On a obtenu dans différentes affections gastriques des résultats fort encourageants en pratiquant le massage de l'estomac après introduction de liquides médicamenteux choisis suivant les circonstances et propres à chaque état particulier. Ce procédé, formellement contre-indiqué dans tous les états inflammatoires aigus, dans les ulcérations et le cancer, n'est applicable qu'au traitement des affections chroniques, non ulcéreuses, de l'estomac. Il ne s'agit pas, en ce qui relève du massage exécuté par le masseur et non plus par le médecin lui-même, d'utiliser des solutions médicamenteuses tellement actives qu'elles devront, pour limiter leur action, ne pas être abandonnées dans l'estomac et en être retirées au moyen d'une sonde, mais de liquides inoffensifs quoique curatifs qui, simplement avalés par le malade au moment de la séance, pourront impunément séjourner dans l'estomac.

Les solutions le plus habituellement employées sont :

1º La solution dite *physiologique* de chlorure de sodium (sel marin : 4 grammes de sel dissous dans 1 litre d'eau).

Très utile dans les cas d'insuffisance motrice de l'estomac.

2º Une émulsion de sous-nitrate de bismuth à

5 p. 100, lorsqu'on intervient pour de l'hypersécrétion (renvois aigres, régurgitations acides).

3º Une décoction de houblon ou une macération de bois de quassia pour combattre l'inappétence.

4º Une solution d'acide chlorhydrique (1 gramme pour 1 litre d'eau) pour les cas d'atonie stomacale, dilatation avec fermentation du contenu.

5º Enfin la solution la plus inoffensive, très efficace, et qu'on a toujours de la facilité à se procurer, c'est l'eau de Vichy, dont on fait avaler au malade la valeur de deux verres.

Le liquide, quel qu'il soit, ayant été avalé, on pratique sur la région stomacale du malade, couché horizontalement, les manœuvres habituelles du massage (qui sont indiquées plus loin), de façon à mettre le médicament en contact avec toute l'étendue de la muqueuse stomacale.

Le malade lui-même, en se déplaçant, tantôt sur sa gauche, tantôt sur sa droite, en reprenant la position assise, puis couchée, peut aider cette phase préliminaire du traitement direct.

Normalement (Voir fig. 66), l'estomac est dans son tiers inférieur caché par le lobe gauche du foie, à droite, tandis qu'à gauche il s'enfonce profondément au-dessous des côtes et sous la rate. Le pylore, siège si fréquent de lésions (ulcère, cancer, spasmes, rétrécissement cicatriciel, etc.) entraînant des troubles stomacaux variés, correspond en avant aux septième et huitième cartilages costaux droits, ou (ce qui renseignera mieux le lecteur) est placé à peu près sur une ligne horizontale tirée à la partie la plus élevée du creux épigastrique et, sur cette ligne, est à quatre travers de doigt environ de la ligne médiane du corps. Il est en outre caché par le foie et placé sous le col de la vésicule biliaire, si solidement fixé en ce point que, dans le cas des grands abaissements de l'estomac, le pylore reste toujours rattaché à son point anatomique. Le cardia (orifice supérieur de l'estomac) correspond aux sixième et septième cartilages costaux gauches. Il est donc plus élevé encore sous le dôme costal que le pylore, et par suite aussi inabordable que lui par le massage. Il n'y a donc de nettement accessible à la main du masseur que la portion triangulaire teintée en noir dans la figure 66, et qui appartient à la face antérieure de l'estomac. On peut toutefois atteindre l'organe sur une plus grande surface en enfonçant sous les rebords costaux les doigts fortement recourbés. On parvient à gauche sur la grosse tubérosité de l'estomac, en arrière sur une portion de la face postérieure.

Ces quelques données anatomiques ne s'appliquent plus à l'estomac atteint de dilatation, celui sur lequel on aura le plus souvent à intervenir.

Dans ces cas, sans toutefois que le pylore et le cardia s'abaissent, l'organe se distend par son bord inférieur, entraînant quelquefois avec lui le foie, poussant au-devant de lui le côlon transverse, qu'il refoule au-dessous de l'ombilic. Le rôle du masseur devient alors aussi facile qu'efficace.

Le massage ne sera pas appliqué indifféremment à toute heure de la journée. — Dans les cas de dyspepsie nervoso-motrice ou asthénique, le massage sera fait soit avant le repas, pour réveiller l'appétit, soit après le repas, pour activer la digestion. Il sera bon, dans ces cas, de laisser le malade lui-même décider après essai lequel de ces deux modes de procéder lui semble préférable. Au contraire, dans les cas de dyspepsie dite *chloro-organique*, dans lesquels le massage obtiendra les plus beaux résultats (cessation des crises gastriques, si fréquentes dans cette forme de dyspepsie, retour de l'appétit, digestion moins pénible et disparition de la constipation), le massage devra être fait aussi éloigné que possible du repas.

Pour les phénomènes douloureux, le massage devra être *superficiel*, pour être *sédatif*. Il devra être *profond* quand il y aura lieu de tonifier les muscles et d'activer la circulation stomacale.

Il y a enfin des affections constituant des cas de contre-indication formelle au massage. Tels les gastrites avec fièvre et sensibilité exagérée de l'organe, l'ulcère et le cancer.

En admettant que ces quelques données restent encore peu compréhensibles pour le masseur, malgré que nous ayons, pour être clair, souvent peu hésité à sacrifier à l'exactitude anatomo-physiologique, elles auront tout au moins pour résultat de le mettre en état de méfiance quand il s'agira de procéder à un massage stomacal, et à lui faire craindre de n'aboutir qu'à de dangereux effets si le mode spécial de technique n'a pas été préalablement bien indiqué par le médecin.

TECHNIQUE

ATTITUDE DU MALADE. — Celle qui a été indiquée à la technique générale.

ATTITUDE DU MASSEUR. — Debout et à droite du malade.

Les efforts du masseur devront s'adresser plus particulièrement à l'estomac, mais pas exclusivement, l'intestin ne devant jamais être, dans les dyspepsies surtout, isolé de l'estomac. Commencer donc par une courte séance de massage de la paroi abdominale et des intestins, puis arriver au :

MASSAGE DIRECT DE L'ESTOMAC

Premier temps :

Les manipulations, sauf pour les pressions superficielles, qui peuvent être circulaires ou indifféremment dirigées, devront être pratiquées dans une direction telle que les pressions profondes agissent de haut en bas et de la gauche du malade à sa droite, rayonnant de l'hypocondre et du flanc gauche vers la région épigastrique et celle de l'hypocondre droit.

Dans les cas de dilatation, il ne sera pas sans importance que le médecin trace au masseur, à l'aide d'un crayon au nitrate d'argent, les limites extrêmes de l'estomac à masser.

Le massage de l'estomac peut être, avons-nous dit, superficiel ou profond.

1º **Massage superficiel**. — Celui-ci, exécuté seul, peut suffire dans certains cas.

Il consiste en effleurages pratiqués avec la pulpe des doigts sur la région épigastrique. Ces manœuvres peuvent être indifféremment faites soit de droite à gauche, soit de gauche à droite.

Ce massage superficiel qui, surtout au début, provoque facilement une sensation désagréable, de chatouillement, a pour effet d'exagérer la contractilité des muscles stomacaux et en même temps d'activer la sécrétion glandulaire. C'est un massage *excitant*.

Veut-on au contraire obtenir des effets sédatifs? Il faudra pratiquer des frictions douces avec la paume de la main, qui sont un calmant par excellence de la douleur gastrique (c'est ce que pratiquent instinctivement sur eux-mêmes les malades dans certains cas de dyspepsie, de digestion difficile, etc.).

2° Massage profond. — Il consiste dans des pressions *de plus en plus fortes* pratiquées de gauche à droite et très lentement quand le massage doit être sédatif.

S'il doit être excitant, on cherchera à malaxer l'estomac après l'avoir saisi dans les doigts, au travers des parois abdominales (action de pincer profondément).

Les doigts, recourbés en crochet, seront, de bas en haut, ramenés le plus haut possible au-dessous du rebord costal, à droite et à gauche.

On pourra faire prendre au malade l'attitude génupectorale et agir sur l'estomac par des tapotements sur les régions épigastriques et des hypocondres droit et gauche.

On peut essayer des hachures légères pratiquées du tranchant de la main, ou mieux exercer sur l'estomac une série de percussions ou vibrations de la façon suivante : le médius gauche fait effet de doigt à ressort, et tandis qu'on le promène lentement, appuyé à plat sur la région stomacale, on le percute du médius droit qui fait office de marteau (c'est le mouvement employé pour pratiquer la percussion pulmonaire).

En règle générale, le massage sédatif superficiel convient aux cas où les douleurs sont intenses.

Le massage excitant superficiel ou profond est utilement employé lorsque l'estomac tarde à évacuer son contenu et qu'il est le siège d'une dilatation plus ou moins accentuée.

Le massage sédatif porfond doit être recommandé pour les cas où l'on suppose une contraction de l'orifice pylorique.

Quand le massage sera pratiqué sur un estomac dans lequel on aura préalablement introduit un liquide médicamenteux, on pourra agir ainsi qu'il est indiqué ci-dessus.

Toutefois, on n'aurait qu'à se louer de modifier la technique habituelle et de recourir au procédé dont nous empruntons la description au Dr Bouscart, qui l'a décrit dans son *Traité de gymnastique médicale* :

« Je fais avaler au malade, au moment où il est prêt pour le massage, un verre d'eau de Vichy, tiède ou chaude (l'eau froide excitant la sécrétion chlorhydrique), ou un verre d'eau bicarbonatée ; plaçant alors ma main droite au niveau du cul-de-sac, j'agite le contenu de l'estomac comme si je voulais « rincer une outre » ; au bout de quelques minutes, je passe à un massage demi-circulaire très doux de la région pylorique, destiné à amener un relâchement du spasme musculaire ; puis, lorsque je juge le moment opportun arrivé, je place mes deux mains, ou une main seule, sous l'estomac et, le soulevant dans une direction oblique vers la droite, c'est-à-dire en le refoulant du côté du diaphragme et obliquement du côté du pylore, je cherche à le vider dans l'intestin par une série de mouvements, de trépidations très rapides.

« Dans la majorité des cas et lorsque l'estomac est bien préparé, on arrive, dans l'espace de cinq à six minutes, à le vider dans l'intestin. Cette manœuvre est généralement facile à exécuter, surtout chez des personnes maigres. »

Les manœuvres que nous venons de décrire constituent le premier temps du massage stomacal.

Les deuxième et troisième temps termineront la séance et seront exécutés ainsi qu'il est dit dans la technique générale (p. 271).

MASSAGE DE L'INTESTIN

Ce massage s'applique à toute la longueur de l'intestin.

Les manipulations devront successivement porter :

1° Sur l'intestin grêle ;

2° Sur le cæcum ;

3° Sur le côlon ascendant ;

4° Sur le côlon transverse ;

5° Sur le côlon descendant (en y comprenant l'S iliaque).

En insistant plus particulièrement toutefois sur tel ou tel segment, siège de l'affection qui nécessitera l'intervention. Par exemple :

L'intestin grêle, dans les cas de troubles de sécrétion intestinale (diarrhée) ;

Le cæcum et la région de l'appendice (fosse iliaque droite), dans les cas d'engorgement du cæcum (péri-typhlite), de coliques appendiculaires ;

Les côlons, dans les cas de dilatation colique, de constipation, d'hémorroïdes.

TECHNIQUE

Éablie suivant les données fournies dans notre technique générale (p. 271).

Elle aura trois temps :

Premier temps :

1º La main, posée à plat sur la région ombilicale, exerce en cette région, et en déprimant le plus possible la paroi abdominale, une série de pressions circulaires (durée : cinq à dix minutes). Cette manipulation est surtout destinée à rendre le sujet tolérant, s'il est chatouilleux, et à combattre la tension de la paroi.

2º De là, la main du masseur glisse vers la région de la fosse iliaque droite, qu'elle masse plus ou moins longtemps.

3º De ce point, la main, non plus disposée à plat, mais en peigne (poing fermé), remonte vers le flanc droit pour décrire autour de l'abdomen, et cela une dizaine de fois de suite (en reprenant au niveau du cæcum quand la main est parvenue au bout de sa course), le point d'interrogation qui correspond à la direction du gros intestin (Voir fig. 66).

Les manipulations passent ainsi de la région iliaque droite à la région du flanc droit (côlon ascendant), pour se continuer au travers de la région épigastrique (côlon transverse) et redescendre en parcourant de haut en bas les régions du flanc et de la fosse iliaque gauches (côlon descendant et S iliaque).

Ce massage doit être à la fois très doux et très profond.

Terminer ce premier temps par :

Un *pétrissage* non seulement des côlons, mais aussi du reste de la masse intestinale, aidé de quelques pincements pratiqués de-ci, de-là, sur les parois intestinales.

Quelques vibrations appliquées principalement sur les centres d'innervation (à mi-hauteur entre l'ombilic et le creux épigastrique sur la ligne médiane).

Les deuxième et troisième temps seront pratiqués ainsi qu'il a été décrit à la technique générale.

Une douche de deux minutes de durée en *jet brisé* et dirigée sur la paroi abdominale ne sera donnée comme complément de la séance qu'autant que la prescription médicale en aura été faite.

On comprend que l'idée soit venue à certains praticiens de rendre le massage intestinal plus efficace en le pratiquant sur des anses d'intestin préalablement insufflées de gaz, et ainsi maintenues à l'état de distension, de telle sorte qu'elles ne puissent fuir ou s'affaisser sous la pression de la main.

Le Dr Clemm (de Darmstadt) emploie l'insufflation par l'acide carbonique, utilisant à la fois l'action désinfectante de ce gaz, son pouvoir vaso-dilatateur

sur les vaisseaux de la muqueuse, et excito-moteur
sur les terminaisons nerveuses intramusculaires.

La distension de l'estomac ne saurait être obtenue
que par l'introduction des produits gazeux dans la
cavité stomacale à l'aide d'une sonde œsophagienne.
De ce fait, le procédé n'est plus à la portée du masseur,
à moins que ce dernier n'ait fait sous la direction d'un
médecin un apprentissage spécial, peu difficile d'ailleurs. Mais il n'en est plus de même quand le massage
doit être simplement intestinal. Dans ce cas, le procédé devient aisément applicable, puisqu'il ne s'agit
que de faire précéder le massage d'un lavement
gazeux. La simplicité et l'innocuité de la méthode en
font un auxiliaire puissant dans la thérapeutique des
maladies du tube digestif. Elle donne d'excellents
résultats dans les cas de ptose, atonie, brides cicatricielles para-intestinales. Les séances de massage sont
suivies d'une sensation de chaleur au niveau de
l'organe traité et font disparaître la sensation pénible
de vide abdominal. L'appétit se relève rapidement,
et avec lui l'état général. Grâce au pouvoir désinfec-
tant de l'acide carbonique, le procédé peut être également employé contre les lésions d'origine infectieuse
et très efficacement dans les cas de colites et de
typhlites.

TECHNIQUE

Malade à jeun, étendu sur un lit. On introduit dans
le rectum une sonde dite de Nélaton (molle et longue
de 0m,25 à 0m,30) communiquant avec le générateur
d'acide carbonique, et lorsque l'intestin est *légèrement*
distendu, on retire la sonde et on procède au massage

le côlon transverse au côlon descendant), et enfin la portion inférieure du côlon descendant et l'S iliaque.

C'est dans cet ordre de direction et en accentuant le massage sur les points précités que le masseur conduira ses manipulations de la fosse iliaque droite à la fosse iliaque gauche, après avoir fait précéder cette dernière et plus directe intervention d'un massage intestinal pratiqué selon les règles.

Le masseur n'oubliera jamais que toutes ses manipulations, quelles qu'elles soient, devront être faites de façon à pousser dans la direction de l'anus les matières solides ou gazeuses intra-intestinales.

S'il y a des matières stercorales *dures* arrêtées quelque part dans l'intestin, il faudra agir avec *beaucoup de prudence* ; la dureté de ces matières étant quelquefois telle que, par une pression forte, l'intestin pris entre les matières durcies et la main du masseur pourrait être blessé.

TECHNIQUE

Identique à celle que nous avons décrite pour le massage de l'intestin. Les deuxième et troisième temps seront pratiqués comme il a été indiqué à la technique générale, mais additionnés de ce qu'on a désigné sous l'heureuse dénomination d'« exercices de gymnastique rectale ». Le sujet exécute, étant couché, assis ou debout, une série d'efforts, tantôt comme s'il voulait se retenir d'aller à la garde-robe (les jambes serrées l'une contre l'autre, se maintenir en violente *inspiration* qui a pour résultat d'effacer le ventre), tantôt comme s'il voulait aller à la selle (écartement des jambes et contraction des muscles abdominaux, en état d'expiration). Dans cette succession d'efforts contraires, le sphincter anal remonte et descend en même temps que toute la masse intestinale, combattant ainsi la paresse des portions d'intestin inaccessibles au massage direct. On continue cet exercice pendant une dizaine de minutes.

Nous empruntons au Dr H. Kummerling (de Bade) une technique un peu plus spéciale au traitement de la constipation chronique, qui serait plus efficace que la méthode ordinaire.

Le patient étant couché sur le flanc droit, le masseur soulève, entre le pouce et l'index de chaque main, la peau et la graisse sous-cutanée au niveau de l'S iliaque (SI, fig. 66), puis il exécute au niveau de cette portion d'intestin, rendue ainsi plus directement accessible, une série d'effleurages et de mouvements de pression dirigés *de haut en bas* et exercés au moyen des extrémités des doigts restés libres.

Cette manœuvre est continuée pendant environ cinq minutes. Au bout de ce temps, le malade est couché sur le flanc gauche et le même procédé de massage pratiqué en sens inverse, c'est-à-dire *de bas en haut*, est appliqué au niveau de la région du cæcum (C, fig. 66) et de la région du côlon ascendant (CA, fig. 66). Il ne reste plus ensuite qu'à masser la région correspondant à l'intestin grêle et la partie transverse du côlon (TG, CT, fig. 66), ce qu'on réalise le malade étant placé dans le décubitus génu-pectoral (le malade, d'abord à genoux sur le lit, se penche en avant de façon que les coudes viennent prendre contact avec le lit), position qui a l'avantage, en relâchant la paroi abdominale, de rapprocher les diverses parties de l'intestin de la main du masseur.

Ce massage, dont la durée totale est de quinze minutes, aurait pour effet immédiat de provoquer une évacuation alvine, facile et abondante.

On pourra également recourir au masso-lavage du côlon, tel qu'il est pratiqué dans certaines stations thermales, et plus particulièrement à Châtel-Guyon, par le Dr Baumann, qui a recours à la technique suivante :

Donner un premier lavement d'eau tiède, à défaut d'eau thermale, de 400 à 500 centimètres cubes, qui sera rejeté aussitôt. Deuxième lavement de 700 à 800 centimètres cubes (jamais plus d'un litre).

Le malade en décubitus dorsal.

Le masseur placé à la gauche du malade.

1° Le **premier temps** aura pour but de faire passer le liquide accumulé dans l'ampoule rectale et dans les circonvolutions de l'anse sigmoïde (S, fig. 66) vers les côlons descendant (CD) et transverse (CT).

Pour ce faire : placer les deux mains à la paroi abdominale, au niveau de la fosse iliaque gauche (FIG, fig. 67) : l'extrémité des doigts appliquée contre le pubis, déprimer profondément la paroi, et, la laissant glisser doucement sous la main, remonter vers l'angle splénique du côlon (D, fig. 67), en suivant son trajet, par une série de pressions et de glissements de bas en haut le long du côlon descendant. On sent aisément le liquide progresser et passer avec gargouillements *au niveau des points contractés*. Les pressions, tout en déprimant suffisamment la paroi, doivent toujours être pratiquées avec douceur. Le liquide une fois réparti dans le côlon descendant, on continue les mêmes manœuvres dans le sens du côlon transverse, jusqu'à son coude droit (C, fig. 66).

A ce moment, on peut arrêter les manœuvres, le liquide arrivé dans le côlon transverse passant facilement dans le côlon ascendant, sans compter qu'il peut être dangereux de masser le cæcum (C, fig. 66) *de haut en bas.*

2° *Deuxième temps :*

Massage léger du côlon par *effleurage* superficiel, toujours *en sens inverse* du cours des matières (de la gauche à la droite du malade), ce qui a pour effet de répartir le liquide et de nettoyer la muqueuse.

Dans les cas d'atonie intestinale, ajouter quelques succussions digitales ou un léger pétrissage.

3° *Troisième temps :*

Massage de quelques minutes par effleurage superficiel *dans le sens normal* du cheminement des matières, pour établir leur cours régulier et régulariser le péristaltisme du gros intestin.

Effet : évacuation ordinairement immédiate, parfois tardive, mais toujours en quantité considérable. Sensation de bien-être consécutif.

Éviter toute manœuvre brutale ; n'insister jamais si le malade ressent une souffrance, ne pas trop fréquemment répéter les séances, ce qui amènerait l'accoutumance de l'intestin.

Applications. — Coprostase rebelle, accumulation et rétention stercorale haut située, spasmes du gros intestin (constipation spasmodique). Dans la colite muco-membraneuse, il atténue les fermentations et putréfactions intestinales qui se développent en amont des points spasmodiques contractés et que les lavements ne peuvent pas franchir.

II. La constipation chronique, qu'on rencontre fréquemment chez les *jeunes enfants*, notamment les nourrissons, oppose, de même que la constipation habituelle des adultes, une grande résistance à tous les traitements médicamenteux, lesquels, d'ailleurs, à pareil âge, sont loin d'être inoffensifs, et constituent, par cela même, un trouble d'autant plus sérieux qu'il est susceptible d'altérer profondément la santé et l'état de nutrition du petit être.

L'expérience a montré que le massage de l'abdomen doit être considéré comme le moyen le plus efficace et le plus pratique contre la constipation infantile. Il n'est pas, à notre avis, assez recommandé par le médecin. Voici comment il devra être fait, conformément à la pratique utilisée à la clinique infantile de Berlin (service du Pr Heubner).

TECHNIQUE

Après s'être enduit les mains de glycérine, on commence par soulever la peau du ventre sous forme de larges plis qu'on pince tout doucement entre les doigts. Cela fait, on soumet à un léger pétrissage les muscles de la paroi. Puis on exerce, avec la paume de la main, des effleurages circulaires sur l'intestin grêle dans l'espace compris entre l'ombilic et le pubis, et on termine par un pétrissage profond du côlon en suivant cet intestin sur tout son trajet.

Avant la première séance, évacuer l'intestin au

moyen d'un léger purgatif (huile de ricin) afin d'éviter les lésions intestinales qui pourraient se produire au cours du massage de matières fécales trop dures.

Premières séances quotidiennes de deux à quatre minutes de durée seulement ; plus tard, de six à huit minutes.

Lorsque l'abdomen est très dur et distendu, il sera bon, avant de commencer le massage proprement dit, de pratiquer un peu d'effleurage circulaire, qui aura pour effet d'assouplir la paroi abdominale.

La première défécation spontanée ne survient qu'après deux ou trois séances. La constipation ne disparaît définitivement qu'au bout de quatre à six semaines et reparaît si on cesse trop tôt le traitement. S'abstenir absolument s'il existait en même temps que la constipation un état inflammatoire d'un viscère abdominal, si les parois de l'abdomen présentaient une sensibilité exagérée.

III. Hémorroïdes. —Les hémorroïdes sont constituées par une dilatation anormale des veines du rectum, qui tantôt proéminent sous forme d'un bourrelet bleuâtre au niveau de l'anus (les hémorroïdes sont dites dans ce cas *externes*), tantôt n'apparaissent pas au dehors de l'anus et ne peuvent être perçues que par le doigt introduit plus ou moins profondément dans le rectum (hémorroïdes *internes*). Quand, ce qui est le cas habituel, les hémorroïdes ne sont que l'effet d'une gêne apportée à la circulation veineuse de la région par une vie trop sédentaire, une constipation opiniâtre, etc., elles peuvent être améliorées par tout ce qui imprimera à la circulation des veines de l'abdomen et du bassin une activité plus considérable, et au nombre de ces modificateurs le massage entrera efficacement en ligne de compte.

Mais c'est surtout appliqué aux hémorroïdes des enfants en bas âge (affection très fréquemment rencontrée) que ce mode de thérapeutique a été jusqu'aujourd'hui plus souvent couronné de succès. Les jeunes enfants sont, de par la flaccidité de leurs tissus, plus exposés à cette sorte de lésion, qui va parfois jusqu'à une véritable chute du rectum (le rectum, dans les efforts de défécation, s'invagine et pend en bourrelet au-dessous de l'anus).

La technique à utiliser sera la suivante :

a. Commencer par masser l'abdomen ainsi qu'il est indiqué plus haut (p. 262 et suiv.), mais pratiquer ces manipulations avec la plus grande douceur et seulement du plat des doigts quand il s'agira d'un jeune enfant.

b. Avec l'index (le petit doigt s'il s'agit d'un petit enfant) enduit de glycérine et introduit dans le rectum (le malade étant en position génu-pectorale, c'est-à-dire accroupi et reposant sur le lit par les coudes et les genoux), pratiquer sur les tumeurs hémorroïdaires des frictions circulaires douces, ainsi que des effleurages dirigés de bas en haut.

Les séances répétées quotidiennement ou tous les deux jours ne doivent d'abord durer que trois minutes ; puis leur durée sera progressivement augmentée jusqu'à huit minutes.

Dès la troisième ou quatrième séance, la douleur à la défécation s'amendera et l'engorgement diminuera de volume. Deux ou trois semaines de traitement peuvent suffire pour amener la guérison.

Chez l'enfant, un complément utile de la séance de massothérapie consistera à abandonner à demeure dans le rectum la valeur d'un verre à bordeaux d'eau froide administrée en lavement.

IV. **Diarrhée chronique**. — Le massage agirait dans ce cas en décongestionnant le système veineux intra-abdominal, ce qui aurait pour effet dernier d'assécher la muqueuse intestinale et ainsi de limiter son hyposécrétion.

V. — On a eu aussi recours au massage abdominal et avec un certain succès :

Dans les cas d'angine de poitrine, voire même pour augmenter chez l'accouchée la sécrétion lactée. — Dans ce dernier cas, on pourrait ainsi fournir l'explication de l'amélioration obtenue : le sang, exprimé pour ainsi dire des organes intra-abdominaux, serait repoussé dans les vaisseaux des parois thoraciques, qui deviendraient distendus, gorgés de sang, et les vaisseaux mammaires bénéficieraient de cette congestion, apportant à la glande de quoi augmenter son activité physiologique.

S'il y a, comme on le voit, des indications nombreuses de massage intestinal, il faut ne pas ignorer qu'il existe de non moins nombreuses contre-indications. De ce nombre seront :

Les inflammations abdominales aiguës avec ou sans fièvre ;

Les tumeurs abdominales ;

La constipation, qui tient non plus aux causes habituelles, mais à un obstacle mécanique (rétrécissement cicatriciel, tumeur).

Cette courte et incomplète énumération suffira à rendre le masseur circonspect. Il verra qu'il ne saurait, sans engager sa responsabilité, procéder au massage intestinal sans l'avis du médecin.

MASSAGE ABDOMINAL DANS LES MALADIES DU CŒUR

Le massage abdominal non seulement ne serait pas contre-indiqué chez des sujets atteints de maladies du cœur, mais il pourrait constituer dans ces cas un moyen thérapeutique. Les auteurs étant loin de s'entendre sur cette question, le Dr Studzynski a entrepris à Kiew une série de recherches qui l'ont conduit à formuler des règles très précises. A en juger par l'expérience de l'auteur, on peut autoriser le massage abdominal dans *toutes* les cardiopathies. La sclérose des artères ne constituerait pas une contre-indication. D'une manière générale, il exercerait sur les troubles subjectifs une influence favorable, en ce sens qu'il atténuerait assez fréquemment les sensations pénibles éprouvées par le patient, telles que dyspnées, palpitations, douleurs dans la région du cœur, etc. Dans les cardiopathies avec troubles de compensation, le massage abdominal paraît également produire de bons effets. Dans les maladies du cœur compensées, le massage tend à abaisser la pression artérielle, tandis qu'en cas de troubles de la compensation il y a après le massage tendance à l'élévation de la pression.

TECHNIQUE CONSEILLÉE

Commencer les manipulations une ou deux heures après le petit déjeuner du matin : le malade couché, la tête un peu surélevée et les membres inférieurs étendus.

1° Commencer par les muscles droits de l'abdomen (ce qui équivaut à masser la région qui s'étend du creux épigastrique au pubis, et sur une largeur de quatre travers de doigt à droite et à gauche de l'ombilic).

Durée : deux ou trois minutes

2° Massage de la région stomacale (deux ou trois minutes) ;

3° Massage de l'intestin grêle (quatre minutes) ;

4° Massage du gros intestin (cinq minutes) ;

5° Terminer par un massage de sept à huit minutes des muscles obliques et transverses de l'abdomen (autrement dit, masser transversalement la paroi abdominale entre les dernières côtes et le bassin, postérieurement et latéralement).

Nous croyons qu'il nous suffira de signaler ici les essais encore peu probants qu'on a tenté de faire du massage vibratoire comme mode de traitement de l'appendicite aiguë et subaiguë. Les quelques cas cités dans la statistique du Dr Boucart (de Genève) ne sauraient entraîner notre conviction. La prétention d'arriver ainsi, par amélioration dans la circulation de la veine, porte à amener la désintoxication du malade ne saurait prévaloir contre les risques qu'il faut encourir en malaxant une région sur laquelle on doit chercher avant tout à provoquer par le repos et l'immobilité des anses intestinales la formation d'adhérences capables de circonscrire, s'il se produisait, un foyer de suppuration et d'éviter ainsi les dangers d'une péritonite par irruption de pus dans la grande cavité péritonéale.

Nous en pourrions dire autant au sujet des péritonites localisées aiguës et subaiguës, des pelvi-péritonites puerpérales, des péritonites aiguës dues à une rupture de pyosalpinx, affections sur lesquelles, au dire du même auteur, les vibrations manuelles pourraient avoir les effets les plus bienfaisants. Les manipulations agiraient en combattant la pléthore abdominale, en activant la résorption des exsudats inflammatoires, en excitant la phagocytose et en favorisant la fonction antitoxique du foie, ainsi que l'élimination des déchets organiques par le rein.

TECHNIQUE

Pour pouvoir être exécutées sans fatigue pendant un laps de temps suffisamment long, les vibrations manuelles devront résulter d'une trépidation extrêmement rapide qui, du groupe musculaire de l'épaule, se transmet à la main par l'intermédiaire du bras tendu, les doigts étant en demi-flexion ou en extension suivant qu'il s'agit du bas-ventre ou des régions latérales de l'abdomen. Dans ces conditions, la main exécute une série de mouvements presque invisibles, analogues au cœur d'un électrocuté. Bien qu'on le voie à peine remuer, les vibrations sont néanmoins ressenties à une grande profondeur. Il importe d'ailleurs que le massage ainsi pratiqué pendant vingt ou vingt-cinq minutes en moyenne soit fait avec une légèreté de main suffisante pour ne pas faire souffrir le malade, provoquant plutôt chez celui-ci une véritable sensation de bien-être !

Telle serait la technique à employer par les enthousiastes de la méthode qui seraient tentés d'y recourir en pareilles circonstances. Mais nous craignons bien que, malgré sa simplicité, elle ne reste quelque peu délaissée. Et c'est la grâce que nous lui souhaitons. Que de dangers à courir, en effet, pour un résultat discutable !

MASSAGE DU FOIE

Le foie est, chez le sujet sain, aux deux tiers caché sous l'hypocondre droit.

Il n'est directement en rapport avec la paroi abdominale que par son bord inférieur, qui dépasse à peine d'un ou deux travers de doigt le contour costal, et par son extrémité gauche, qui constitue une partie du lobe gauche et qui est sous-jacente à la moitié gauche du creux épigastrique.

Le foie subit des mouvements d'abaissement et d'élévation en rapport avec les mouvements d'inspiration et d'expiration. Quand, dans le mouvement de l'inspiration, la cage thoracique s'agrandit, c'est surtout par suite de l'abaissement du muscle diaphragme qui transforme sa voussure en plan horizontal. Le foie, sous-jacent et relié à ce muscle, est nécessairement refoulé en bas, si bien que, dans les grandes inspirations, il peut arriver à dépasser de trois travers de doigt le rebord des dernières côtes. Dans les mouvements d'expiration, il remonte en même temps que le diaphragme, et son bord inférieur échappe à la main du masseur.

Ces quelques indications de grossière anatomie suffiront à faire comprendre combien il sera peu aisé d'agir par la massothérapie sur un organe aussi peu accessible à la main. Néanmoins, des auteurs ont cherché à mettre à profit les faibles moyens que nous possédons pour atteindre une plus grande surface du viscère hépatique. Il faut savoir, d'ailleurs, que, le massage ne devant guère être appliqué qu'à un foie pathologique, la technique opératoire bénéficiera de ce fait que, dans la plupart des affections hépatiques relevables de la massothérapie, le foie est congestionné, hypertrophié, de telle sorte que la surface en rapport avec la paroi abdominale, et par conséquent susceptible d'être atteinte par les manipulations, est devenue plus grande. Par des artifices de massage, enfin, on peut, jusqu'à un certain point, en recourbant en crochet la main profondément enfoncée au-dessous du rebord costal droit, dans une attitude spéciale du malade, capable de déterminer le maximum de relâchement de la paroi abdominale, atteindre la face inférieure du foie, la vésicule biliaire qui lui est accolée et sur laquelle (surtout quand elle est distendue pathologiquement) on peut agir par des pressions directes capables d'en évacuer le contenu et ainsi de provoquer par poussée dans les canaux qui de la vésicule vont à l'intestin un courant de bile capable de débarrasser les conduits des sécrétions biliaires qui les obstruent et provoquent des crises de coliques hépatiques.

TECHNIQUE

Deux temps :

Premier temps :
ATTITUDE DU MALADE dans la première partie de la séance. — *Etendu sur le dos, la tête et les épaules légèrement relevées afin de diminuer la tension de la paroi abdominale, les jambes en flexion, les genoux reportés en dehors et les pieds fixés de façon à ne pouvoir glisser.*

ATTITUDE DU MASSEUR. — Assis *un peu haut* à droite du malade.

Manipulations. Devront porter :
1º Sur la face antérieure ;
2º Sur la face postérieure.

1º *Face antérieure.*

a. L'**effleurage**, pratiqué sur les parties accessibles de la face antérieure (tout le long du rebord costal, et un peu au-dessous de lui en remontant jusqu'au creux épigastrique, qu'il faudra comprendre tout entier dans les manipulations).

b. Les **pressions méthodiques** consisteront en une sorte d'écrasement pratiqué au travers de la paroi abdominale de la façon suivante :
Le sujet sera invité à exécuter de profondes inspi-

rations qui auront pour effet d'abaisser le foie vers la main de l'opérateur. A ce moment, et en se servant surtout de l'extrémité des quatre derniers doigts de la main tendue et glissée sous le rebord costal, sur les mêmes points qui viennent de subir l'effleurage, le masseur déprimera le plus profondément possible paroi abdominale et plans sous-jacents en imprimant de légères secousses.

c. Des **manipulations de pétrissage indirect** ainsi appliquées :

Les deux mains sont glissées sous les côtes, l'une en arrière (dans la direction d'une ligne tombant perpendiculairement du creux de l'aisselle), l'autre en avant sur le rebord droit du creux épigastrique. Tandis que le malade fait de longues et lentes inspirations, les deux mains exécutent un mouvement de va-et-vient comme les plateaux d'une balance en mouvement, qui ont pour effet de ramener vers la main gauche immobilisée le foie comprimé par la main droite et inversement.

Durée de trois manipulations : six à huit minutes.

2º *Face inférieure :*

Le sujet doit modifier son attitude du début de la séance. Il sera assis, les genoux assez fortement fléchis et le tronc reporté en avant. Il fera de larges et lents mouvements respiratoires.

Le masseur disposera sa main en crochet et la glissera à quelques travers de doigt au-dessous du rebord costal, *doucement* mais *résolument.* Il déprimera *verticalement* la paroi abdominale de façon à ne pas passer entre la paroi thoracique et la face antérieure du foie, mais bien à pénétrer *sous* le foie, et gardant pendant l'expiration le terrain gagné pendant l'inspiration précédente du sujet. Arrivé ainsi profondément, il agira par pressions intermittentes en faisant glisser sa main de droite à gauche. A peu près au point qui correspond au coude que fait le rebord costal pour remonter vers le creux épigastrique, correspond aussi la vésicule biliaire. C'est là qu'il faudra s'attarder dans les cas d'affection calculeuse.

On terminera par des manœuvres de :

Ballottement, qui s'adresseront à l'organe tout entier.

Le malade se replacera étendu comme au début.

Le masseur glissera la main gauche en arrière sous les côtes, où elle restera appliquée à plat et immobile. Sa main droite sera appliquée, bien à plat aussi, en avant sous le rebord costal. Par des pressions successives et alternantes, le masseur essaiera alors de déplacer l'organe, tantôt vers la main placée en avant, tantôt vers la main disposée en arrière, et cela une vingtaine de fois par séance.

Deuxième temps :

La phase des mouvements actifs se résumera en une sorte d'auto-massage par gymnastique respiratoire, ainsi décrit par le Dr Kohlbrugge (de Java), qui a eu l'occasion de le mettre souvent à profit et avec le plus grand succès sur des sujets si fréquemment atteints en ces pays d'hypertrophie chronique du foie.

Le malade devra se livrer pendant dix à douze minutes, et cela plusieurs fois par jour, à l'exercice suivant : Il se comprimera énergiquement le ventre avec les deux mains, tendues de façon que les pouces s'appuient en arrière sur les os iliaques, tandis que les autres doigts et la face palmaire reposent sur la région abdominale. Dans cette attitude il exécutera un série d'inspirations lentes et aussi profondes qu'il le pourra. Le foie vient de lui-même, par une série de chocs, subir une sorte de massothérapie. Grâce à ce moyen fort simple et même sans recourir à d'autres modes interventionnels, le Dr Kohlbrugge a pu obtenir la guérison d'engorgements du foie beaucoup plus rapidement que dans les cas où le traitement médical était seul employé.

On pourra compter pouvoir améliorer par le massage du foie une assez grande quantité d'affections propres à cet organe :

Toutes les congestions passives, et principalement celles qui se rattachent à des maladies organiques du cœur ;

Les cirrhoses biliaires ;

Les maladies produites par un difficile écoulement de la bile (ictère catarrhal, calculs biliaires et coliques hépatiques) ;

Certaines affections de la cellule hépatique, comme il s'en produit quelquefois au cours i diabète et de la goutte.

Il ne faut pas ignorer, d'autre part, que le massage est loin d'être un remède inoffensif à utiliser contre les maladies du foie. Dans certains cas, même, il y aurait danger à y recourir, par exemple dans les cas de kystes hydatiques, de cancer, dans certains types de cirrhoses. D'où le conseil donné par nous, et sans cesse répété légitimement, de ne rien tenter sans l'avis du médecin.

MASSAGE DE LA RATE

La rate est profondément cachée sous le dôme costal qui constitue la région de l'hypocondre gauche (HG, fig. 67). Elle ne saurait être à portée du masseur qu'en cas d'hypertrophie assez considérable pour déterminer une saillie de l'organe au-dessous du rebord costal gauche. Mais le plus souvent cette hypertrophie, développée au cours de maladies infectieuses (fièvre typhoïde, fièvres paludéennes, etc.) est due à un excès de vascularisation et rend la rate extrêmement friable, de telle sorte que des pressions risqueraient de n'avoir pour effet que de provoquer, au grand péril du malade, des ruptures du tissu splénique.

Ces ruptures possibles n'ont pas effrayé certains praticiens du massage à outrance, et ils en ont voulu faire une condition de régression des rates hypertrophiées par le paludisme, voire même par des infections généralisées. Pour eux, la rate congestionnée d'un malade en proie à une crise aiguë de paludisme régresserait toujours sous l'influence du massage de la région splénique. La manière la plus avantageuse de le pratiquer consisterait à percuter l'hypocondre et le flanc gauches avec le bord externe de la main. La diminution de volume de l'organe sous-jacent suivrait très rapidement les excitations mécaniques. Il subirait une rétraction de toute sa masse et se rapetisserait. La sensation de pesanteur douloureuse ressentie par le malade disparaîtrait. Dans l'hypertrophie chronique, alors qu'il s'est créé de la périsplénite, rendant impossible la rétraction de la rate, retenue adhérente aux organes voisins par des exsudats inflammatoires, le massage agirait en provoquant au sein de la pulpe splénique de minuscules foyers hémorragiques, qui s'organiseraient ensuite et aboutiraient à des îlots de sclérose plus ou moins rétractiles. Ces chocs répétés, pratiqués avec la main ou à l'aide d'une pièce de monnaie, ou d'une plaque métallique sur lesquelles on frappe à petits coups redoublés avec un marteau, devraient être exécutés dans des séances de cinq à six minutes de durée et plusieurs fois par jour. Le résultat à obtenir serait atteint quand des symptômes subsyncopaux surviendraient !

Comme on le voit, le procédé est barbare.

Il est, en plus, d'une utilité douteuse. La rate hypertrophiée au cours d'une infection quelconque ne constitue que la localisation la plus bénigne de cette infection. La maladie n'est pas ici l'hypertrophie de la rate, et agir contre cette hypertrophie n'est pas traiter l'infection. Alors, à quoi bon faire courir des risques au malade? Guérissons l'infection paludéenne par une médication appropriée et qui, actuellement, grâce aux injections des sels de quinine, donne des résultats aussi sûrs que rapides ; utilisons contre les infections d'autre nature la sérothérapie et toutes les ressources que la médecine moderne met si nombreuses entre nos mains, et laissons la rate en paix.

Ce n'est pas une raison suffisante pour adopter une si périlleuse méthode que d'invoquer l'usage qui en est fait par les empiriques arabes.

CHAPITRE XII

MASSAGE DANS LES MALADIES DE L'APPAREIL GÉNITO-URINAIRE

MASSAGE DU REIN

Les reins, au nombre de deux, l'un droit et l'autre gauche, sont les organes sécréteurs de l'urine qu'ils déversent, au fur et à mesure de sa sécrétion, dans la vessie, au travers d'un long canal (l'uretère).

Ils ont la forme d'un gros haricot (0,09 de longueur, 0,05 de largeur et 0,04 d'épaisseur), dont le hile est tourné en dedans.

Ils sont profondément situés dans la cavité abdominale, de chaque côté de la colonne vertébrale, le droit descendant un peu plus bas que le gauche.

Ils reposent directement contre la paroi postérieure de l'abdomen, répondant à cette région que vulgairement on dénomme les « reins » et sont recouverts :

A droite. — Par une portion (droite) de la masse de l'intestin grêle, par le côlon ascendant et un peu de la face inférieure du foie ;

A gauche. — Par une portion (gauche) de l'intestin grêle, le côlon descendant et une partie de la face postérieure de l'estomac.

Les manipulations ne sauraient donc les atteindre qu'indirectement, en refoulant et aplatissant les organes sus-jacents.

Le massage du rein, depuis peu de temps entré dans la thérapeutique, est utilisé avec grand profit pour quelques affections de cet organe :

1º **Dans les congestions passives du rein.** — Sous l'influence de certaines maladies du cœur (lésions cardiaques mal compensées), tous les viscères peuvent être atteints de congestion chronique. Les reins sont alors le siège d'une affection nommée « rein cardiaque », qui a pour effet d'amoindrir la sécrétion urinaire et d'empoisonner l'économie par rétention dans le sang de produits que normalement le rein est chargé d'éliminer en dissolution dans l'urine. Par les modifications que le massage du rein apporte à la circulation de l'organe dont la décongestion entraîne un effet de diurèse, la massothérapie prend ici le caractère d'une médication des plus efficace.

2º **Dans le cas de rein mobile** (rein flottant). — Normalement le rein est enserré dans une loge faite de tissu cellulaire et noyé dans ce qu'on a appelé l'*atmosphère celluleuse* du rein, qui le maintient fixe à sa place anatomique. Que, pour des causes variées, il soit peu à peu chassé de cette loge, il arrive alors que le rein reste libre dans l'abdomen, entraîné plus ou moins, par son poids ou les pressions viscérales voisines, vers la fosse iliaque et constituant ainsi l'état pathologique désigné sous l'appellation de « rein flottant ».

Cet effet est en général obtenu soit par la dispari-

tion des coussinets graisseux, à la suite d'amaigrisse-
ment, soit par l'excès de poids acquis par l'organe au
cours de maladies qui le rendent plus lourd, soit
quand il a été chassé mécaniquement de sa loge par
l'usage d'un corset trop serré, le poids d'un foie ou
d'une rate alourdis par une tumeur, par de la cirrhose
hypertrophique, par le poids d'un estomac dilaté et
surchargé d'aliments, soit encore lorsque le rein lui-
même apporte son appoint à ces multiples ptoses
viscérales qui sont le lot de grossesses multiples.

Les causes déterminantes du rein mobile sont,
ainsi qu'on s'en rend compte par ce court aperçu,
plus nombreuses chez la femme, ce qui explique que,
sur cent ectopies rénales, dix seulement se rencon-
trent chez l'homme et que ces déplacements s'obser-
vent chez la femme surtout entre vingt et quarante
ans.

Outre de la gêne, des douleurs sourdes développant
à la longue un état neurasthénique, l'ectopie rénale
peut produire l'inflammation, l'hypertrophie de
l'organe et la néphrite.

Or, jusqu'à présent, en dehors d'une grave opération chirurgicale destinée à donner au rein de nouveaux points de fixation et dont le résultat n'est pas
toujours d'une durée que le chirurgien peut garantir,
il n'y a guère à opposer à cette affection que le port
d'un bandage spécial qui soulage mais ne guérit pas.
Tout au contraire, le massage aurait à son actif de
nombreux cas d'amélioration et même de guérison
complète.

Nous devons toutefois conseiller de ne pas pour-
suivre les séances de massage sur un rein mobile avant
de s'être assuré que les premières manœuvres tentées

n'ont pas eu pour conséquence d'entraîner une albuminurie passagère, ce qui, d'après Callisto, serait assez fréquent.

3º *Dans les néphrites aiguës* (ou inflammations du tissu rénal).

Le massage a donné de bons résultats surtout dans les néphrites par refroidissement, où son emploi est tout au moins rationnel, puisque, dans ce cas, la maladie n'est due qu'à une simple congestion de l'organe.

4º *Dans la néphrite chronique* (mal de Bright).

Le massage ne saurait ici avoir la prétention de modifier la lésion rénale (altération du rein dans son tissu organique), mais il peut aider à désintoxiquer l'économie imprégnée des éléments nocifs à la filtration desquels s'oppose un rein obstrué. Ces éléments, accumulés dans l'organisme, engendrent de véritables poisons qui tuent le malade en déterminant les divers symptômes de l'*urémie*. Dans ce cas d'insuffisance rénale, c'est la peau qui devra suppléer par excès de son rôle physiologique à la fonction rénale compromise ; c'est la peau qui aura charge (par hyperfonctionnement de ses glandes) d'éliminer par transpiration (sécrétion, sudation) les produits toxiques transportés par la masse sanguine. Il semblerait qu'on puisse utilement accoupler le massage du rein avec le massage général, qui entretient à la fois le bon état de fonctionnement de la peau et la nutrition des tissus.

Cette opinion ne saurait constituer une règle. Si le massage peut être utile dans le plus grand nombre des cas, il peut être très nuisible dans d'autres. Tout en l'acceptant comme mode thérapeutique, Gébrusky en a fortement limité l'application, ayant pu s'assurer que, dans certaines néphrites latentes, les palpations de la région rénale provoquent de l'albuminurie et de la cylindrurie. Dans la néphrite parenchymateuse aiguë, le massage produit une augmentation de l'albuminurie d'ailleurs passagère, avec diminution dans la proportion d'eau et augmentation des chlorures. Au contraire, dans les néphrites interstitielles et les scléroses rénales, on peut trouver une diminution de l'albuminurie, alors que les chlorures et la quantité totale des urines tendent à augmenter après le massage. On pourrait donc assurer que le massage du rein donne un certain degré d'amélioration dans l'excrétion urinaire du néphritique interstitiel. Cette amélioration est probablement la conséquence de la congestion qui se produit au niveau du parenchyme rénal.

Pour ce qui est de la *néphrite épithéliale*, il semble que le massage ait une action nettement défavorable, en produisant de l'oligurie (diminution de la quantité d'urine sécrétée) et l'augmentation de l'albumine.

En résumé, dans les affections du rein :

Le massage doit être plus spécialement réservé aux formes interstitielles et sclérosantes des néphrites et ne sera employé dans les autres cas que lorsque le médecin aura pu, après quelques séances, en contrôler les effets.

5° *Dans les coliques néphrétiques.*

Le massage trouve ici son application rationnelle et à opportunité indiscutable. Le tissu rénal, exprimé, pour ainsi dire, comme une éponge qu'on serrerait entre les mains, sera mécaniquement débarrassé des concrétions formées dans l'épaisseur de l'organe (lithiase rénale) ou obstruant les canaux d'écoulement (bassinet, uretère) et préparant ainsi l'éclosion d'accidents de coliques néphrétiques. Quelques cas ont été signalés, dans la littérature médicale, dans lesquels le massage avait évité aux sujets ainsi atteints de graves interventions chirurgicales et avait été suivi de véritable guérison.

Voods (médecin anglais) a eu recours avec le plus grand succès à la technique suivante : le malade étendu sur le bord du lit, les cuisses maintenues légèrement fléchies sur le ventre à l'aide d'un coussin placé en dessous, le masseur assis à la droite du malade, les deux mains placées à plat, l'une au-devant du rein, au-dessous du rebord des dernières côtes sternales, l'autre en arrière à la même hauteur, dépriment la région par petits efforts progressifs et lents, comme pour faire aller une main à la rencontre de l'autre. Quand le maximum de dépression possible semble avoir été atteint, les mains, sans lâcher prise et sans rien perdre du terrain gagné, glissent parallèlement, lentement, profondément sur le trajet d'une ligne qui irait aboutir au pubis. Cette manœuvre a pour but de détacher le calcul du bassinet rénal et de le faire progresser par glissement le long de l'uretère, jusque dans la vessie. Ce premier parcours fait, les mains se reportent au point initial pour recommencer la même manœuvre pendant dix minutes ou un quart d'heure. Ce massage très simple aurait eu des résultats très nets entre les mains de Voods, si bien que le même malade, qui avait eu antérieurement une crise d'une durée de sept jours, avait, dans une deuxième atteinte, évacué son calcul cinq heures après le massage, et quarante-huit heures après le début de la crise.

Mais il y a dans la technique de Voods un point délicat. Il est indispensable, pour que le massage soit non seulement efficace, mais même possible, d'obtenir sous la pression un certain degré d'affaissement de la paroi abdominale. Celle-ci, au cours d'une crise de colique néphrétique, reste toujours contracturée et douloureuse. Voods y remédie héroïquement en chloroformisant à fond son malade.

Le remède n'est-il pas plus dangereux que le mal? Dans de semblables circonstances, par la simple administration d'une injection sous-cutanée de 1 centigramme de chlorhydrate de morphine, nous avons pu obtenir une diminution de la tension de la paroi abdominale suffisante pour nous permettre de pratiquer en toute liberté les manœuvres massothérapiques.

Il faut bien savoir que le massage du rein a aussi ses dangers et qu'il existe des cas de contre-indications formelles, telles la pyélite (suppuration du bassinet), l'hydronéphrose, les tumeurs rénales (tuberculose, syphilis, cancer), dont le diagnostic est toujours hérissé de grosses difficultés. Le dernier mot pour ou contre l'intervention par le massage doit rester au médecin.

TECHNIQUE GÉNÉRALE

ATTITUDE DU MALADE. — *Etendu sur le dos, la tête et les épaules quelque peu relevées, les genoux légèrement fléchis et renversés en dehors, les pieds fixés pour ne point glisser.*

ATTITUDE DU MASSEUR. — A droite du malade pour le massage du rein droit ;

A gauche du malade pour le massage du rein gauche ;

Debout pour la première partie de la séance et plongeant, pour ainsi dire, au-dessus du malade.

Deux temps :

Premier temps :

1º **Effleurage et pressions méthodiques.** — N'intéressent que la paroi abdominale, dont il s'agit de vaincre la résistance. Seront pratiqués comme pour le massage abdominal proprement dit. On massera seulement un peu plus longuement sur le trajet du côlon (ascendant ou descendant) correspondant au rein malade.

2º **Pétrissage du rein.** — Constituera l'intervention principale, puisque ce sera la seule qui s'adresse directement à l'organe.

Pour son exécution, le masseur rectifiera son attitude première. Il *s'assoira* commodément à côté et à hauteur du malade, plutôt *plus bas.*

La main gauche sera glissée et maintenue à plat au-dessous des côtes, à hauteur des flancs, en arrière, la main droite placée à plat en avant, de façon qu'elle soit superposée à la main gauche. Dans cette attitude, le rein se trouvera profondément placé entre les deux mains du masseur.

Il s'agira d'arriver jusqu'à lui.

Pour obtenir ce résultat, le sujet sera invité à faire

une série de profondes et lentes inspirations. A chaque fin d'inspiration, la main droite du masseur accompagnera le retrait de la paroi abdominale et, sans perdre le contact et le terrain gagné, sera maintenue en pression, attendant l'inspiration suivante pour progresser davantage en profondeur.

En procédant ainsi, sans secousses, au bout de cinq ou six inspirations, les deux mains seront assez rapprochées l'une de l'autre pour *sentir* le rein interposé entre elles.

Dans les cas de rein mobile, on sent même, à ce moment, l'organe fuir sous la pression et, glissant entre les mains (tel un noyau de cerise qui glisse entre les doigts), remonter, pour se réfugier dans sa loge restée vide.

Une série de douces mais franches pressions seront ainsi exercées pendant six à huit minutes en déplaçant graduellement la main droite pour lui faire parcourir toute la hauteur de l'organe.

Le deuxième temps sera en tout semblable à celui qui a été décrit pour le massage du foie.

MASSAGE DE LA VESSIE

La vessie, quand elle est à peu près vide, fait à peine saillie au-dessus du pubis ; mais, au fur et à mesure qu'elle est distendue par l'urine, elle entre en rapport avec la région hypogastrique (H, fig. 67), arrive dans la distension moyenne à dépasser de deux ou trois travers de doigt le rebord supérieur du pubis (P, fig. 69) et dans la distension extrême à remonter jusqu'à quelques travers de doigt au-dessous de l'ombilic. Par sa face postérieure, elle est adossée au rectum (R, fig. 69). Son orifice urétral constitue le col vésical (C) chargé par la contraction de ses fibres musculaires d'assurer l'intermittence de l'urination. En ce point, le col vésical est aux trois quarts entouré (*chez l'homme*), comme par une collerette, d'une glande volumineuse, la prostate (PR),

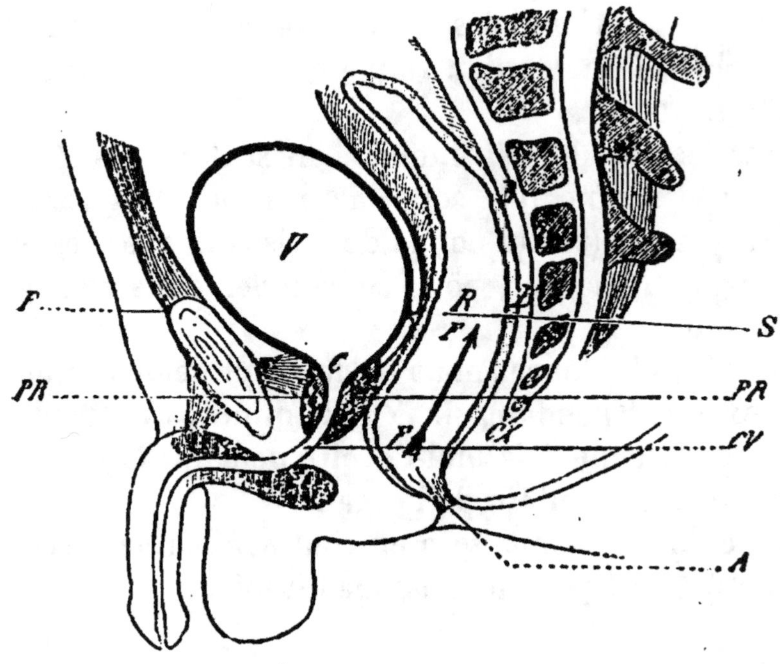

Fig. 69.

souvent atteinte chez les vieillards d'hypertrophie et de poussées congestives, qui ont pour effet de comprimer, d'aplatir la partie correspondante du canal urétral et de provoquer ainsi des accès de rétention d'urine avec toutes leurs pénibles et graves conséquences. En jetant un coup d'œil sur la figure 69, qui représente schématiquement une coupe verticale et médiane du bassin chez l'homme, on peut se rendre compte qu'entre l'orifice anal (A) et la face postérieure de la vessie la distance n'est pas grande, si bien que l'index profondément introduit dans le rectum peut, en déprimant les parties molles périnéales, aisément atteindre de son extrémité la prostate, le col et même le bas-fond vésical.

De ces superficielles données anatomiques, il découle que les diverses manœuvres de massage pourront atteindre la vessie par deux voies différentes :

1° Au travers de la paroi abdominale ;

2° Au travers de la paroi rectale antérieure.

Le massage vésical est encore peu entré dans la pratique, autant en raison de ses peu nombreuses applications que par suite de l'habileté manuelle qu'il s'agit d'acquérir pour le pratiquer efficacement. Mais, en simplifiant le plus possible cette technique, nous pensons pouvoir la mettre à la portée de tous ceux qui y voudront recourir.

Le massage de la vessie ne saurait, sans danger d'aggravation de la maladie, être appliqué aux nombreuses variétés de cystites soit aiguës, soit chroniques, et ne saurait être employé avec profit et sans péril que dans les cas ci-dessous énumérés :

1° Rétention d'urine causée par une hypertrophie de la prostate.

Le plus souvent cet accident survient inopinément chez des sujets vieux, dont la prostate, normalement plus volumineuse, a subi, par suite d'une poussée congestive, un accroissement subit. Ces poussées sont occasionnées par un excès d'alimentation, un abus du coït, une crise de goutte ou de rhumatisme, etc. Cette augmentation de la glande entraîne la compression, l'oblitération plus ou moins complète de la portion d'urètre comprise dans l'épaisseur de la glande prostatique. Dans ce cas, on s'explique très bien que des pressions digitales exercées au travers du rectum sur la prostate puissent amener une décongestion rapide de la glande et rétablir la perméabilité du canal urétral. Nous restons convaincu que bien des vieillards pourraient éviter tous les inconvénients et dangers de la rétention s'ils recouraient dès les premiers symptômes à ces procédés spéciaux de massothérapie.

2° Névroses vésicales — soit névroses de sensibilité, névralgie, douleurs fulgurantes des tabétiques, soit névroses de motilité (paresse, atonie vésicale, etc.). Dans cette dernière catégorie doit être rangée :

L'*incontinence d'urine.*

Cette affection semble due à une incoordination des nerfs qui se distribuent au sphincter (col) de la vessie, et à ce titre peut être heureusement traitée par le massage. La pratique, d'ailleurs, donne raison à la théorie. Les cas sont déjà nombreux dans lesquels l'incontinence d'urine a pu être améliorée et guérie, constatation d'autant plus précieuse que l'incontinence nocturne, infirmité si désolante pour le sujet et son entourage, n'est guère influencée par le traitement médical. C'est ce qui explique que le professeur Jaboulay (de Lyon) n'ait pas eu grand'peine à faire tout récemment accueillir avec faveur son procédé chirurgical appliqué à cette maladie. Cette intervention opératoire consiste à distendre, à tirailler les filets nerveux se rendant à la vessie. Cette action est obtenue au moyen d'une injection de liquide légèrement irritant porté dans l'espace (BB′, fig. 69) au moyen d'une longue aiguille creuse poussée au loin dans l'espace cellulaire compris entre le rectum et la paroi du sacrum, laquelle est percée de trous d'où émergent les filets nerveux vésicaux. Or ce procédé, qui aurait donné à notre savant ami le Dr Jaboulay des succès complets et incontestés, n'agit pas autrement que le massage du col, qui lui aussi a pour effet de tirailler les mêmes minces filets nerveux que distend l'injection forcée de liquide.

Si le massage a sur le procédé chirurgical le désavantage d'agir moins vigoureusement, il fournit d'autre part plus de sécurité. L'intervention opératoire sera toujours difficilement acceptée par des malades pusillanimes, en raison de la douleur qu'elle provoque et de la possibilité de formation d'abcès profonds, lorsqu'elle n'aura pas été faite dans des conditions irréprochables d'asepsie.

Pour notre compte, nous avons vu guérir d'une incontinence nocturne, remontant au plus jeune âge, un garçon de douze ans que, avant de traiter par le procédé de Jaboulay, nous avions soumis à la massothérapie. La mère de l'enfant, initiée par nous à cette technique spéciale, avait quotidiennement et intelligemment pratiqué le massage de la vessie. La guérison avait été complète en un mois et demi de cet inoffensif traitement.

TECHNIQUE

I. *Massage vésical au travers de la paroi abdominale*.

ATTITUDE DU MALADE. — La même que celle indiquée au massage du rein.

ATTITUDE DU MASSEUR. — Debout à droite du malade.

Le malade aura pris soin de ne vider qu'à moitié sa vessie par l'urination, de façon que cet organe soit plus accessible, et que les vibrations imprimées à la paroi soient augmentées dans leurs effets, par la présence d'un liquide intravésical capable de produire à chaque vibration une sorte de choc en retour.

Au médecin seul il appartiendra de faire mieux, c'est-à-dire de vider complètement la vessie à l'aide d'une sonde et de substituer à l'urine 300 ou 400 grammes d'un liquide antiseptique (solution tiède d'acide borique à 1 p. 100).

Les manipulations consisteront en :

a. **Effleurage et pressions circulaires.** — Seront pratiqués pendant quelques minutes sur la région hypogastrique (entre le pubis et l'ombilic).

b. **Percussion indirecte.** — Sera obtenue par des tapotements exercés de l'extrémité des doigts sur la paroi abdominale dans sa portion correspondant à la vessie. Pour mieux influencer les parois vésicales, les doigts recourbés en crochet seront doucement et lentement enfoncés derrière le pubis, déprimant le plus possible les parties molles. Arrivés au summum de pénétration, ils agiront par des secousses brusques et rapides sur la vessie sous-jacente.

Durée : trois à quatre minutes.

II. *Massage par la voie rectale*.

Un lavement aura préalablement débarrassé le rectum.

ATTITUDE DU MALADE. — Position génu-pectorale (massage abdominal).

ATTITUDE DU MASSEUR. — Debout à droite du malade.

L'index fortement imprégné de *vaseline boriquée* sera introduit, la face palmaire en avant, tout le long de la paroi rectale antérieure, poussé très à fond, déprimant le plus possible l'orifice anal. Après une courte pratique, on arrivera à sentir du bout du doigt, au travers de la paroi rectale, une résistance due à la présence du col vésical surmonté, chez l'homme, de la glande prostatique.

On pratiquera en ce point et pendant deux minutes environ des effleurages plus ou moins énergiques tantôt dans le sens vertical, tantôt dans le sens horizontal. Après quoi on agira sur le col pendant une minute par des secousses et des vibrations fortes.

Les séances de massage seront répétées chaque jour d'abord, puis à des intervalles peu éloignés.

Lorsqu'il s'agira de traiter pour incontinence nocturne d'urine une *fillette*, la voie rectale (en raison de l'oblitération vaginale par la membrane hymen) devra être de même utilisée. Mais, dans ce cas, le col vésical sera quelque peu moins facile à retrouver et à sentir en raison de l'absence de prostate et de l'éloignement de la paroi vésicale, par suite de l'interposition entre la vessie et le rectum du col utérin (Voir fig. 70). Les effleurages et les vibrations devront, pour être efficaces, être faits plus profondément et en déployant plus de force.

La voie rectale a encore permis au massage de prendre place parmi les agents thérapeutiques d'une affection nerveuse jusqu'à aujourd'hui peu ou mal traitée et qu'on désigne sous le nom de : *coccyodynie*.

Cette névrose, qui, en raison de la douleur maximum ressentie au niveau du coccyx (CX, fig. 69), avait été considérée jusqu'à ces derniers temps comme une arthralgie de l'articulation sacro-coccygienne, serait due à des tuméfactions œdémateuses chroniques siégeant au niveau de la face antérieure du sacrum, et liées à certaines affections des organes génitaux *chez la femme*, et dans lesquelles l'hystérie trouverait à entrer en ligne de causes.

Ces tuméfactions, facilement constatables par le toucher rectal, siègent d'ordinaire vers la partie inférieure du sacrum. Elles déterminent des accès névralgiques au cours desquels la douleur s'irradie à la région lombo-sacrée, la symphyse pubienne et surtout le coccyx, rendant extraordinairement pénible tout choc contre ce dernier segment osseux de la colonne vertébrale. Dans ces cas, les Drs Rose (de

Hambourg) et Guttenberg (de Wurtzbourg), dont de récents travaux ont contribué à jeter un jour plus clair sur la nature de la coccyodynie, ont préconisé le mode de massage suivant, dont ils auraient retiré de grands succès.

TECHNIQUE

ATTITUDE DU MALADE. — *Position génu-pectorale.*

ATTITUDE DU MASSEUR. — Debout à droite du malade et placé un peu haut.

L'index sera (comme pour le massage de la vessie) introduit dans le rectum, mais en suivant cette fois la face postérieure (celle qui est adossée au sacrum) et la face palmaire de l'index tournée *en arrière* vers le sacrum.

L'index, suivant la face postérieure du rectum dans le sens de la flèche (FF, fig. 69), arrivera à prendre contact au travers des tissus plus profonds avec l'os coccyx (CX), au-dessus duquel il remontera le plus loin possible.

C'est sur ce parcours, siège des tuméfactions, que devront s'exercer les pressions digitales pratiquées dans tous les sens et capables de produire une sorte d'écrasement du tissu cellulaire de la région.

Les séances doivent être d'abord quotidiennes et de quatre à cinq minutes de durée, puis s'espacer de plus en plus à mesure que s'amélioreront les symptômes.

MASSAGE DE LA PROSTATE
ET DES VÉSICULES SÉMINALES

Le massage de la prostate et des vésicules séminales a pris aujourd'hui une place importante dans la thérapeutique de nombreuses affections de ces glandes. En France, le D^r Le Fur a, par ses publications, fortement aidé à le faire adopter.

Il est loin de devoir être conseillé en toutes circonstances. Il est même nettement contre-indiqué :

Dans les prostatites aiguës et très infectées (telles celles qui compliquent les inflammations blennorragiques de l'urètre et de l'épididyme) ;

Dans la période aiguë des abcès de la prostate ;

Dans les cystites.

Mais, en dehors de ces cas, il reste un adjuvant précieux du traitement habituel.

Il donne ses plus beaux succès dans les prostatites subaiguës, sur lesquelles il agit en vidant la glande et en provoquant sa décongestion.

Dans les prostatites chroniques, il est encore très efficace lorsqu'il existe des noyaux indurés, en permettant l'évacuation glandulaire et la résorption des exsudats.

Quand la sclérose est définitive, il ne saurait plus avoir d'action.

Dans la forme adénomateuse et congestive de l'hypertrophie prostatique, il donne des résultats merveilleux,

On voit, par ces données quelque peu complexes, que le masseur, livré à lui-même, resterait très embarrassé. Il devra d'autant plus réclamer l'avis du médecin qu'il sera prévenu que le massage appliqué à la prostate est une arme précieuse, mais à double tranchant.

Intempestivement appliqué, il peut provoquer de dangereuses complications, réveiller des états inflammatoires, développer des abcès et des phlegmons, etc.

TECHNIQUE

Il existe différentes variétés de massage de la prostate ayant chacune leurs indications :

a. Le massage urétral, pratiqué à l'aide de bougies métalliques introduites dans l'urètre, et modifiant par leur passage et la pression qu'elles exercent la partie antérieure et péri-urétrale de la glande. Ce massage s'exécute seul ou combiné avec le suivant, et n'est pas à la portée du masseur.

b. Le massage rectal (celui qui peut être confié au masseur) agit surtout sur la partie postérieure de la glande. Chaque séance de massage aura été préparée par l'administration, une heure auparavant, d'un lavement d'eau très chaude (300 grammes environ, à 40°), destiné à décongestionner la glande.

Agir toujours très prudemment et ne pas insister si le massage est nettement douloureux.

Le malade étendu sur le lit, les cuisses moyennement écartées et repliées légèrement sur le ventre.

Les praticiens américains préfèrent placer le malade debout, arc-bouté contre le lit, le corps en flexion légère, tournant le dos au masseur assis bas, les cuisses écartées. L'index droit coiffé d'un doigt de gant en caoutchouc, fortement vaseliné, est introduit lentement dans le rectum, la face palmaire en avant.

En déprimant par enfoncement le périnée, on atteint facilement la glande prostatique.

Procéder par *expression* (le doigt défonce légèrement la glande par places et sur toute son étendue).

Tracer sur la prostate, en partant de son centre et en allant vers la périphérie, comme des rayons de roue, et terminer par un massage circulaire superficiel.

Durée et fréquence à déterminer par le médecin traitant.

Le massage rectal peut aussi, mais trop aveuglément pour que nous le préférions au massage par le doigt, être fait à l'aide d'instruments spéciaux, tels le masseur mécanique du rectum, l'excitateur recto-prostatique, dont la description ne saurait trouver place ici, et qu'on peut adapter à un courant électrique pour produire un massage vibratoire.

VÉSICULES SÉMINALES

En se reportant à la figure 69, on voit que la prostate est coiffée de deux glandes (S) minces, longues, appliquées contre le bas-fond vésical, et que le doigt profondément engagé dans le rectum peut, en déprimant le plan périnéal, assez aisément atteindre ; ce sont les vésicules séminales. Elles ne sont pour ainsi dire que la continuation de la prostate, dont elles doublent le rôle physiologique, ce qui les rend solidaires de la pathologie de cette glande. Il est rare qu'au cours d'une infection qui atteint la prostate et l'urètre postérieur les vésicules séminales ne participent pas plus ou moins à cette inflammation. Parfois même elles sont le dernier aboutissant de cette infection et en constituent l'apparente incurabilité. Combien de désespérantes blennorrhées, d'hémospermies (évacuation d'un sperme sanglant) n'ont pas d'autre cause. Tous les traitements ont échoué, le massage les guérit.

La technique, presque en tout semblable à celle que nous venons de décrire pour la prostate, n'en diffère qu'en ceci : le massage doit être toujours pratiqué de haut en bas, dans le sens de l'écoulement normal des sécrétions des vésicules séminales.

CHAPITRE XIII

MASSAGE GYNÉCOLOGIQUE

On désigne par ce qualificatif le massage appliqué au traitement d'un certain nombre d'affections des organes génitaux internes de la femme.

Ces organes sont situés profondément dans le petit bassin, mais non toutefois inaccessibles aux pratiques du massage.

Ils comprennent :

1° *Au centre:* l'utérus (ou matrice) (Voir U, fig. 70), situé derrière le pubis, entre la vessie (V), qui est en avant, et le rectum (R), qui est en arrière, correspond à la région hypogastrique (H de la fig. 67). Dans la figure 70, on voit l'utérus U très aplati et faisant à peine saillie au-dessus de la vessie. Il semble bien difficile à atteindre. Mais dans la pratique tout s'arrange. Et d'abord la vessie est un organe creux, par suite profondément dépressible, de telle sorte que, si la miction l'a, avant toute manœuvre, vidée d'urine, une pression agissant au travers de la paroi abdominale par-dessus le pubis, dans le sens de la flèche (RA, fig. 70), affaissera et permettra d'atteindre

facilement l'utérus. D'autant mieux que, d'un autre
côté, deux doigts de l'autre main introduits par le
vagin tout le long de ce conduit, dans le sens indiqué
par la flèche FF, et profondément enfoncés jusqu'à ce
qu'ils aient pris contact avec le col (C) qu'ils repous-

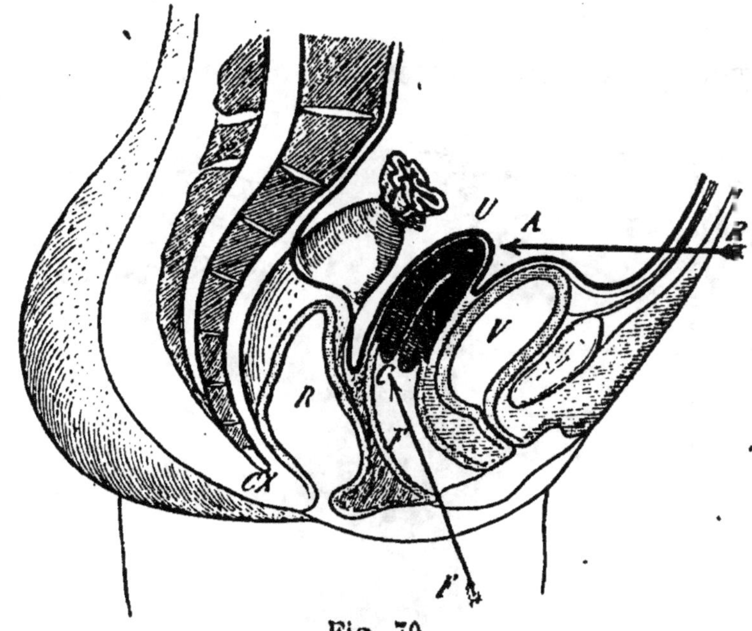

Fig. 70.

seront le plus possible en haut, remonteront ainsi
l'utérus et le rapprocheront de la main qui est allée
à sa recherche par-dessus le pubis. Pris ainsi entre
deux forces (la main droite qui empêche l'organe de
s'abaisser et de fuir sous la pression et la main gauche
qui déprime et pétrit l'organe au travers de la paroi
abdominale), l'utérus subira un véritable et efficace
massage, sans compter que le plus souvent l'utérus,
sur lequel on aura à intervenir par des pratiques
massothérapiques, sera un organe hypertrophié par
suite de congestion, inflammation, etc., et partant
plus accessible à la main qu'un utérus normal.

2º *Latéralement* :

Les annexes de l'utérus (fig. 71), symétriquement placés à droite et à gauche et comprenant de chaque côté :

L'ovaire (E) ;

La trompe (C).

A peu près horizontalement maintenus par un

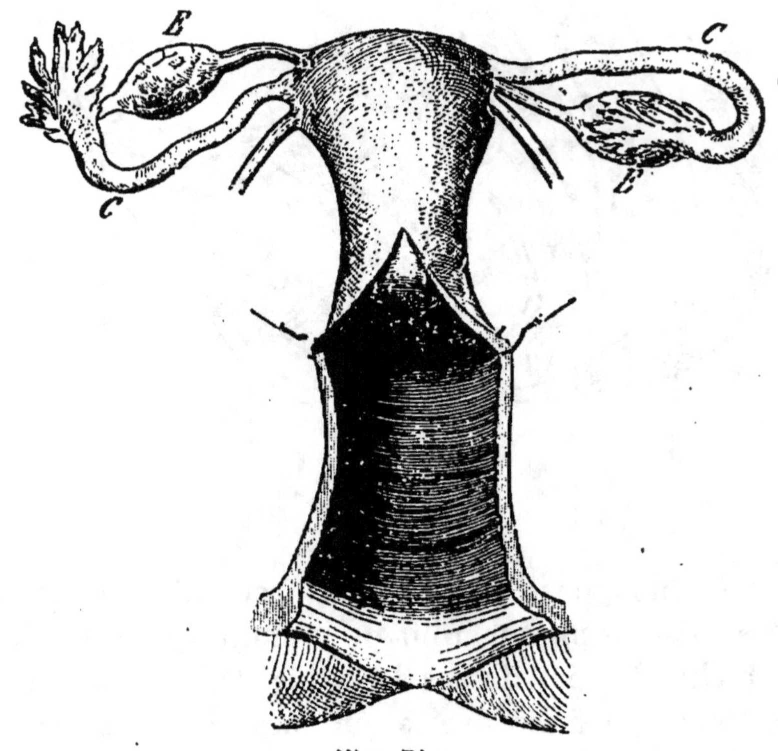

Fig. 71.

enveloppement séro-fibreux constituant le *ligament large*.

Ils correspondent aussi à la région hypogastrique (fig. 67), mais dans la limite externe, aux confins de la région des fosses iliaques (FI). C'est en déprimant fortement la paroi abdominale au niveau des fosses iliaques droite et gauche, et en marchant de dehors en dedans, que l'on arrive, avec un peu d'habitude, à prendre entre la main qui pratique le toucher vaginal et celle qui déprime la paroi et à nettement sentir au travers des parties molles enveloppantes l'ovaire et la trompe. Cette sensation est le plus souvent rendue très nette par l'augmentation de volume acquise par ces deux organes, par suite d'inflammation. L'ovaire et la trompe accolés donnent alors au toucher l'impression d'une boule de la grosseur d'une noix et même d'une petite mandarine, roulant plus ou moins aisément sous la pression des mains.

Le massage gynécologique était, il y a peu de temps encore, uniquement pratiqué par quelques médecins spécialisés dans cette méthode de traitement.

Aujourd'hui son action curatrice n'est plus discutée. Les interventions chirurgicales, mieux étudiées dans leurs résultats *éloignés*, ont révélé que de nombreuses opérées ne guérissaient de leur mal que pour rester vouées à de nouvelles et cruelles infirmités, qu'à une simple extirpation d'ovaires, par exemple, succédaient parfois des névralgies pelviennes rendant la vie insupportable aux malades, des états psychiques inquiétants. Aujourd'hui il est admis par tous les praticiens que la plupart des affections gynécologiques qui ne relevaient auparavant que de la chirurgie doivent, avant qu'il ne soit pris une détermination dans le sens opératoire, avoir subi un traitement d'essai par la massothérapie. Aussi le massage gynécologique est devenu un mode de traitement usuel. Il ne faut pas attendre de l'intervention par le massage des effets rapides et immédiats. De longues et patientes manœuvres massothérapiques sont nécessaires pour obtenir un résultat. D'où pour le médecin l'impossibilité d'assurer par une intervention personnelle ce mode de traitement, l'obligation de se résumer au rôle de guide et de confier à d'autres mains le soin d'intervenir. Le médecin, dans ces cas, ne saurait trouver de meilleurs auxiliaires que les sages-femmes, que leurs connaissances anatomiques et la pratique du toucher disposent merveilleusement à ce nouveau rôle ; mais, à leur défaut, nous croyons que d'intelligentes masseuses, bien conseillées et aidées dans leur début par un constant contrôle, peuvent rendre de réels services, et c'est pour elles que nous écrivons ce chapitre.

Le massage des organes génitaux internes de la femme agit tout d'abord par des effets généraux toujours les mêmes :

1º En établissant une circulation plus active, il amène une décongestion locale qui a pour effet d'assurer une meilleure nutrition des organes, de supprimer les symptômes de pesanteur, gêne intra-abdominale, symptômes à peu près constants dans la plupart des maladies des organes de la reproduction.

2º Par l'action sédative qu'il exerce sur le système nerveux, il combat victorieusement les douleurs névralgiques et évite ainsi de recourir à une médication dangereuse par l'abus qu'en font nécessairement les malades (opium, morphine, chloral, etc.).

Son action locale reste applicable à une série d'affections, dont les principales sont :

1º Les congestions utérines, à quelque cause qu'elles appartiennent ;

2° Les irrégularités des règles (aménorrhée, dysménorrhée) ;

3° Les métrites chroniques *purement inflammatoires*. Cette qualification a pour but de mettre à part la classe des métrites infectieuses (celles qui sont dues à la pénétration dans le tissu utérin de microbes pathogènes, tels ceux de la blennorragie, de l'infection puerpérale, etc.). Ces métrites ne sauraient tirer bénéfice du massage qu'à une phase très reculée de leur évolution, lorsque la muqueuse utérine, débarrassée par un traitement spécial (pansements antiseptiques intra-utérins, curettage et cautérisation de la muqueuse utérine) de l'élément infectieux, l'utérus n'aura plus, pour repasser à son état physiologique, qu'à voir s'éteindre l'état inflammatoire qui n'est plus qu'une réaction légitime de l'organe contre l'envahissement microbien.

Les métrites chroniques, de quelque origine qu'elles soient, ont une symptomatologie commune.

Localement, l'utérus est modifié dans sa forme et son volume. Il est plus gros, plus lourd, plus ramolli. Son col est hypertrophié. De l'intérieur de la cavité utérine s'échappent dans le vagin des sécrétions muqueuses, muco-purulentes, quelquefois légèrement teintées de sang.

La douleur est de règle constante. Elle est sourde, mais parfois aiguë et causera alors des névralgies lombo-abdominales avec irradiations.

La maladie retentit sur l'état général, entraînant la neurasthénie, la gastralgie, la constipation (nécessitant l'application concomitante du massage régulier de l'abdomen et même du massage général).

4º Quelques maladies des annexes de l'utérus. Les salpingites et ovarites (inflammation des trompes et des ovaires), qui ne sont le plus souvent que l'aboutissant dernier d'une infection utérine primitive qui, gagnant de proche en proche, a fini par remonter jusqu'à ces organes.

Dans ces cas, il est aisé de sentir, par le toucher vaginal, à droite ou à gauche de l'utérus, tandis que la main restée libre déprime la région hypogastrique dans le point correspondant, une tuméfaction plus ou moins nette, plus ou moins douloureuse.

Le massage des ovaires soulage toujours et guérit souvent les affections inflammatoires de ces organes. D'autre part, les névroses qui accompagnent les lésions ovariennes disparaissent souvent sous l'action seule du massage.

Enfin le massage modifie avantageusement les troubles de menstruation dépendant des affections de l'ovaire. Avant de pratiquer une opération pour une tumeur ovarienne peu volumineuse, il faudra toujours avoir essayé du traitement massothérapique.

5º Le prolapsus utérin (abaissement de la matrice) et les déviations utérines (utérus anormalement penché en avant, en arrière, ou sur les côtés) qui se produisent surtout lorsque l'appareil suspenseur de l'utérus, fait de ligaments et de fibres musculaires, a perdu sa tonicité. Sous l'influence du massage, cet appareil recouvre souvent une rétractilité suffisante pour maintenir l'utérus dans sa situation physiologique.

6º Les adhérences péri-utérines, qui se constituent

sous l'influence des inflammations aiguës et relient soit l'utérus, soit les trompes ou les ovaires avec les organes voisins (vessie, rectum, etc.), entraînant un long cortège de symptômes douloureux et fonctionnels (dysurie, constipation, etc.).

L'intervention, dans ces cas, est le triomphe du massage. Il est fréquent de voir, à la suite de quelques séances de massothérapie bien faite, tous les organes se libérer les uns des autres, reprendre leur position et leur fonctionnement normaux, et la malade guérir d'une affection qui semblait ne pouvoir céder qu'à une intervention opératoire.

TECHNIQUE

Pratiquer avant la séance un lavage intravaginal (solution boriquée tiède).

ATTITUDE DE LA MALADE. — *En position obstétricale. Étendue sur le dos, les cuisses écartées et fléchies, les genoux reportés en dehors.*

Il y a tout avantage, à notre avis, à pratiquer le massage gynécologique dans ce qu'on pourrait appeler :

La position élevée du bassin. Cette position sera obtenue en glissant sous le siège de la malade un coussin assez épais pour que les épaules soient au-dessous du niveau du bassin. Le massage à travers les parois du ventre est en effet difficile à pratiquer chez les femmes qui ne savent pas relâcher leurs muscles abdominaux, ou qui sont atteintes d'obésité. Or, en pareilles circonstances, les manœuvres massothérapiques peuvent être singulièrement facilitées lorsqu'on place le bassin de la malade en position élevée. Dans cette attitude, les muscles de l'abdomen, notamment les muscles obliques, se relâchent même chez les femmes les plus récalcitrantes, et les intestins se déplacent vers le diaphragme, de sorte que l'utérus et ses annexes deviennent accessibles à la main de l'opérateur, même au travers d'une paroi abdominale très épaisse. De notre expérience personnelle il résulte aussi que, dans la position élevée du bassin, le massage gynécologique est mieux supporté par la malade.

ATTITUDE DE LA MASSEUSE. — Debout et à droite de la malade, ou à gauche, selon qu'on doit agir sur le côté droit ou gauche.

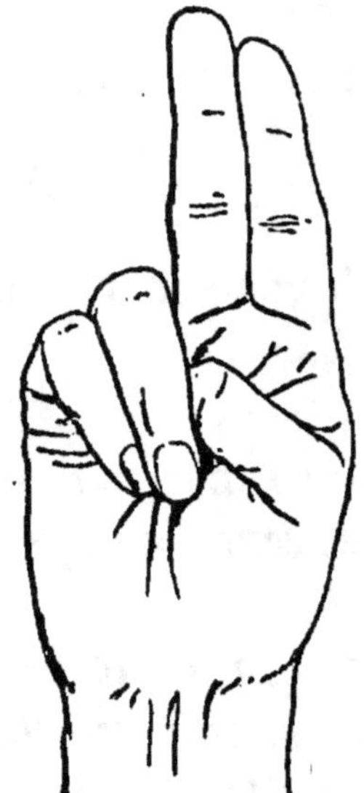

La main droite (quand on agit sur le côté droit, gauche pour agir sur le côté gauche) est largement enduite de vaseline (1) et disposée selon la fig. 72. Les deux doigts, index et médius, pénétreront lentement dans le vagin, au-devant de l'anus, et remonteront tout le long de la paroi postérieure vaginale jusqu'au col utérin.

Chez les femmes grasses, il est souvent indispensable, pour atteindre le col, de déprimer fortement les parties externes.

Fig. 72.

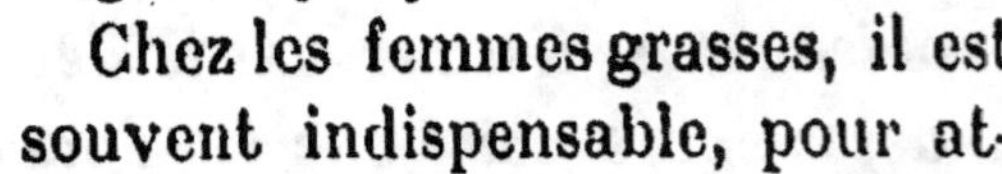

(1) En toutes circonstances, on pourra très heureusement substituer à la vaseline ou à la glycérine une substance nouvelle dénommée « Diadermine », employée comme base des fards, et que nous préconisons en raison de sa grande solubilité et de sa non moins grande onctuosité.

Que la masseuse retienne bien que ce n'est pas la main placée au col qui doit masser. Les doigts introduits dans le vagin n'auront pas à frotter. Ils ont simplement pour fonction de maintenir fixe l'organe (utérus ou ovaire) à masser et à le refouler contre la paroi abdominale, à portée de la main qui agira par l'extérieur.

Aucun mouvement ne doit être douloureusement ressenti par la malade.

La main qui a pratiqué le toucher vaginal une fois bien fixée, l'autre main marche au travers des parois abdominales à la rencontre des points à masser, procédant par :

1º Des effleurages légers dont les effets analgésiques sont éminemment favorables aux manipulations plus profondes qui vont suivre et qui consisteront en :

2º Frictions (à pratiquer dans tous les sens) ;

3º Pétrissages légers (au travers des parois, la main libre opère comme si elle voulait saisir l'utérus et les annexes, et les malaxer) ;

4º Vibrations (les doigts recourbés dépriment fortement la paroi jusqu'à prendre contact avec l'organe malade. Sans quitter la position acquise, ils agissent alors par des chocs, petits et rapidement exécutés).

Durée totale de la séance : quinze à vingt minutes.

Les jeunes filles ne sont pas absolument à l'abri des affections nécessitant l'intervention massothérapique. Les dysménorrhées (difficulté des règles) qui s'accompagnent de si vives douleurs, les névroses des organes génitaux internes, etc., seront très heureusement traitées par le massage, dont la technique aura, dans ces cas, à subir de légères modifications. On devra se contenter du massage externe, souvent suffisamment efficace d'ailleurs, et pratiquer au travers de la paroi abdominale relâchée toutes les manipulations sus-décrites.

Le massage utérin est encore recommandable comme traitement des hémorragies si graves qui surviennent au cours d'un accouchement, aussitôt produite l'expulsion fœtale. Dans ces hémorragies dues à l'atonie (sorte de paralysie momentanée des fibres musculaires de l'utérus), le Dr Kumpf (de Vienne) conseille de soumettre l'utérus à un massage vibratoire dans le genre de celui qui est couramment employé en gymnastique suédoise lorsqu'on veut exercer une action puissante sur les nerfs et les muscles et qui serait de beaucoup supérieur comme effet aux simples frictions qu'on a l'habitude de pratiquer en pareilles circonstances.

La technique préconisée est la suivante :

L'accoucheuse se place à droite du lit de la parturiente et applique l'extrémité des doigts de la main droite sur le ventre perpendiculairement à la paroi abdominale, vers le milieu de la ligne qui va de l'ombilic à la symphysé pubienne. Puis elle repousse les parois contre la colonne vertébrale en exerçant en même temps, aussi rapidement que possible, une série de mouvements vibratoires avec le bras raidi dans son entier. Sous l'influence de cette excitation beaucoup plus puissante que de simples frictions, même des plus énergiques, les contours de la matrice, qu'il était auparavant impossible de délimiter, deviennent facilement perceptibles au bout de quelques secondes. Changeant alors de position, l'accoucheuse exercera ce même mode de massage sur la face *postérieure* de l'utérus, qu'elle pressera contre la symphyse pubienne. Après dix secondes environ, l'utérus est complètement rétracté. Dès qu'il se relâche de nouveau, on recommence le massage vibratoire, et l'on ne tarde pas à enrayer ainsi l'inertie utérine et l'hémorragie qui en était la conséquence.

CHAPITRE XIV

MASSAGE OCULAIRE

L'œil (ou globe oculaire) est une petite sphère constituée par une membrane résistante inextensible (la sclérotique) qui reçoit par son pôle postérieur :

Les vaisseaux (artères et veines) qui assurent la nutrition de l'organe et les nerfs de nutrition d'abord, de fonction physiologique ensuite [nerf optique NO (fig. 73), lequel vient s'épanouir au-dedans de l'organe, doublant la paroi, en une membrane (rétine, R, fig. 73) chargée de percevoir et de transmettre au cerveau les sensations lumineuses].

Antérieurement le globe oculaire, tapissé extérieurement par une membrane protectrice (conjonctive, C, fig. 73), siège de nombreuses affections, est constitué par des membranes transparentes et leurs accessoires, chargées de laisser pénétrer les rayons lumineux comme au travers d'une loupe de verre qui les concentrerait en un point fixe de la rétine. Ces organes sont, en allant de dehors en dedans :

La cornée (CO), qui occupe le pôle antérieur de l'œil.

Le cristallin (CR). Au-devant du cristallin, pour

régler selon les besoins la pénétration des rayons lumineux, est disposé un rideau membraneux et musculaire : l'iris (I).

L'iris divise en deux compartiments l'espace compris entre le cristallin et la cornée. La portion située

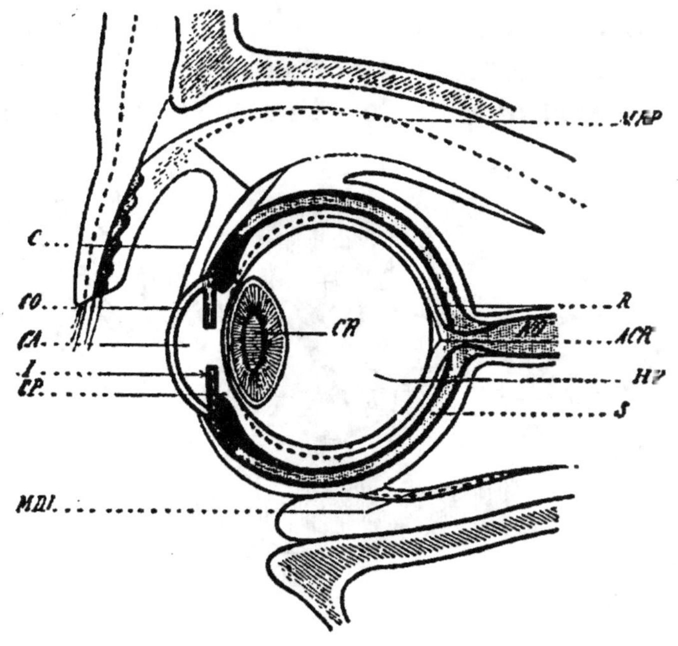

Fig. 73.

en avant de lui s'appelle *chambre antérieure* (CA), celle placée en arrière *chambre postérieure* (CP).

Le grand espace compris entre le cristallin et le fond de l'œil est comblé par un liquide visqueux, transparent (humeur vitrée, HV).

Le globe oculaire roule dans la cavité osseuse de l'orbite de façon à permettre à l'œil de se diriger dans tous les sens. Ces mouvements sont transmis au globe oculaire par de petits muscles qui, prenant pour la plupart attache au fond de l'orbite, s'appliquent sans

y adhérer à l'enveloppe externe et fibreuse de l'œil
(sclérotique) et viennent au pôle antérieur de l'œil
s'insérer à quelques millimètres en dehors du cercle
de la cornée (l'un de ces muscles, le muscle dit *droit
supérieur*, est indiqué, MRP, dans la figure 73). Les
principaux sont les quatre muscles droits (supérieur,
inférieur, externe, interne)(Voir, fig.74, leurs attaches
antérieures autour de la cornée) ; c'est à la paralysie
où à la rétraction d'un de ces muscles qu'est dû le plus

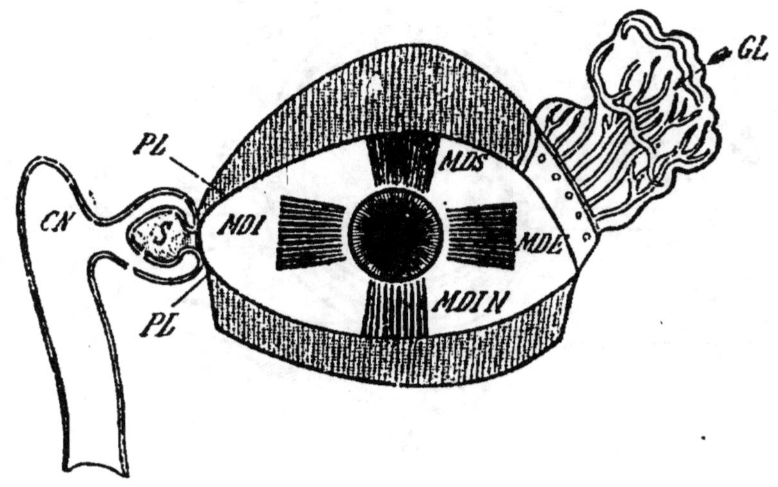

Fig. 74.

souvent le strabisme (loucherie). L'œil louchera *en
dedans* si le muscle droit interne est atteint de rétraction ou le droit externe de paralysie : en dehors si la
rétraction porte sur le droit externe ou la paralysie
sur le droit interne. Le globe oculaire est protégé par
l'enveloppement que lui constituent les paupières.

Dans l'épaisseur de la paupière supérieure, profondément cachée sous le rebord orbitaire osseux qui
surmonte le sourcil, siège la glande lacrymale GL
(fig. 74). Les larmes qui humectent l'œil sont, par

suite des mouvements palpébraux, chassées vers l'angle interne de l'œil, d'où elles sont aspirées par deux petits conduits (PL, PL, fig. 74) et amenées dans le sac lacrymal (S), d'où elles se déversent par le canal nasal (CN) dans la cavité nasale.

Enfin, les paupières possèdent pour leur compte des muscles, chargés de les relever ou de les abaisser.

Le muscle releveur est propre à la paupière supérieure. Sa direction est analogue à celle du droit supérieur, auquel il est superposé dans la cavité orbitaire (MRP, fig. 73).

Le muscle qui ferme l'orifice palpébral est un muscle superficiel, sous-cutané, faisant partie des muscles de la face ; disposé en sphincter autour de l'orifice palpébral (MOP, fig. 75), il est con-

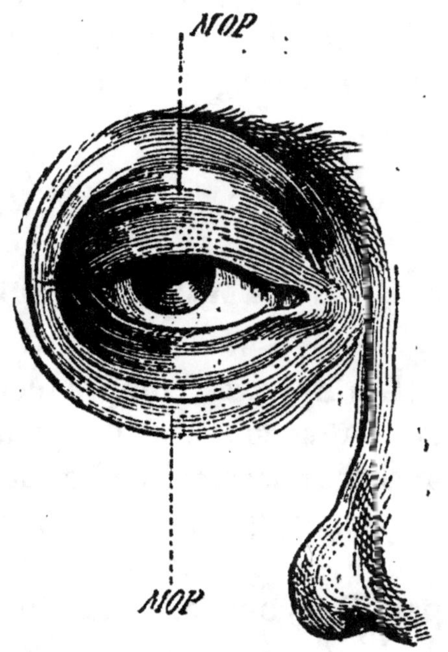

Fig. 75.

stitué par une série de fibres musculaires concentriques qui dépassent la paupière inférieure par en bas et par en haut, remontent jusqu'au sourcil. Ce muscle a nom *orbiculaire des paupières*.

Ces simples indications anatomiques n'ont aucune prétention scientifique. Leur peu de précision est voulu, car elles ne sont destinées qu'à être comprises du masseur et à lui fournir des connaissances suffisantes pour le guider dans ses interventions.

Cela dit, et pensant que, sous la surveillance directe du médecin, un peu d'adresse et d'habitude aidant, une personne étrangère à la médecine peut encore arriver à pratiquer utilement le massage de l'œil, nous croyons pouvoir formuler quelques conseils pratiques.

Le massage oculaire doit comprendre dans sa description : I. Le massage des annexes de l'œil ; — II. Le massage du globe oculaire.

I

MASSAGE DES ANNEXES

Les annexes comprennent : les paupières et leurs éléments constitutifs (glandes, muscles, muqueuse) avec leur accessoire : l'appareil lacrymal.

Le massage des paupières sera utilisé dans :

a. Les affections glandulaires des paupières. Les paupières ont leur bord libre garni de cils au nombre de 60 à 140 pour chaque paupière. Au follicule de chacun de ces poils sont annexées deux glandes sébacées ayant un court canal s'ouvrant près de l'orifice du follicule. Il existe en outre, étalées dans l'épaisseur des paupières, plus rapprochées de la face postérieure ou oculaire, des glandes dites *glandes de Meibomius,* au nombre d'une trentaine pour chaque paupière, sécrétant une matière sébacée qui, desséchée avec celle des glandes ciliaires, porte le nom de *chassie,* et qui, sécrétée en grande quantité par suite d'un état d'irritation intraglandulaire, constitue l'affection si commune dénommée *blépharite* (yeux chassieux).

Aux blépharites, sur lesquelles le massage agit très efficacement, on peut ajouter d'autres affections des mêmes glandes, telles :

L'acné meibomien ;

L'orgelet (petit furoncle marginal se développant dans les glandes sébacées) ;

Le chalazion [petite tumeur développée dans l'intérieur d'une glande de Meibomius et faisant surtout saillie sur la face conjonctivale (oculaire) de la paupière] ;

Les petits kystes transparents de l'orifice des glandes sudoripares de Moll apparaissant sur le bord marginal.

Le massage, par simples pressions, en décongestionnant es tissus, en les exprimant, pour ainsi dire, et vidant par ce moyen les glandes, en entravant la formation microbienne, agit mieux que les topiques et médicaments de toute sorte recommandés en pareil cas.

TECHNIQUE

Instiller dans l'œil dix gouttes d'une solution de chlorhydrate de cocaïne à 1 p. 100 qui produiront en quatre ou cinq minutes l'insensibilité de la cornée et de la muqueuse conjonctivale, facilitant ainsi les manipulations. Soulever légèrement le rebord palpébral, saisi entre le pouce et l'index droits, et le parcourir sur toute sa largeur en le comprimant fortement.

Durée : deux à trois minutes.

Terminer par des effleurages et pressions pratiqués

à l'extérieur de la paupière en suivant le rebord marginal.

b. Les affections du système musculaire (parésie ou contracture), tels :

Le *plosis* par parésie (demi-paralysie) et paralysie du muscle élévateur de la paupière supérieure qui entraîne l'abaissement permanent (*plosis*) de la paupière supérieure.

C'est par des frictions pratiquées du plat de l'extrémité de l'index droit sur la paupière supérieure, maintenue tendue sur le globe oculaire par l'index gauche, qu'on agira sur le muscle en le massant dans le sens de ses fibres, c'est-à-dire de bas en haut, verticalement dans la portion moyenne de la paupière, du rebord marginal vers le sourcil. Ces frictions auront été précédées ·de quelques minutes d'effleurage appliqué à la face externe des paupières.

Le *blépharospasme* (contracture du muscle orbiculaire des paupières) qui a pour effet de maintenir closes ou demi-closes les paupières malgré les efforts d'élévation tentés par le malade. Cette affection est curable par le massage quand elle n'est pas symptomatique d'une lésion sous-jacente siégeant sur la conjonctive oculaire, la cornée ou l'iris, et qui, dans ces cas, ne disparaîtra que lorsqu'aura disparu la lésion initiale et causale. Quand donc le blépharospasme n'est que la manifestation d'un état névrosique (tic des paupières, comme il s'en rencontre dans l'hystérie par exemple), quand il n'est que le dernier terme d'une paralysie faciale incomplètement guérie, qui avait primitivement déterminé la paralysie du muscle releveur de la paupière, on peut compter pouvoir l'améliorer par le massage.

TECHNIQUE

En se reportant à la figure 75, on comprendra que le moyen d'agir sur ce muscle devra consister en des effleurages et frictions circulaires, excentriques, qui, partant de l'angle interne de l'œil, contourneront les paupières, gagneront de plus en plus la périphérie et arriveront jusqu'à atteindre et même dépasser le rebord osseux de l'orbite.

A ces premières manipulations devront succéder des tractions exercées sur le muscle à la façon décrite par le Dr Abadie (de Paris), qui s'exprime ainsi à ce sujet :

« Après avoir enduit de vaseline tout le contour de l'œil, je pratique avec les pouces, aussi vigoureusement que je le puis, la distension forcée du muscle dans un sens rayonné tout autour de l'œil, refoulant la peau et les tissus sous-jacents de l'ouverture palpébrale vers la périphérie jusqu'à entraîner la fatigue de l'opérateur. Durée : six à sept minutes. Amélioration obtenue en trois semaines. »

Nous avons eu récemment, pour notre compte, l'occasion de voir le massage ainsi pratiqué amener la disparition d'une contracture, suite de paralysie faciale, contre laquelle on avait utilisé sans succès toutes les médications en usage, y compris l'électrisation sous toutes ses formes.

c. Les *conjonctivites palpébrales*, qui seront étudiées plus loin, pour cette raison que toujours elles s'accompagnent de l'inflammation de la conjonctive qui tapisse le segment antérieur du globe oculaire

MASSAGE DE L'APPAREIL LACRYMAL

Par leur situation anatomique, les glandes lacrymales échappent à l'action du massage, mais on peut agir sur le sac lacrymal (S, fig. 74). L'inflammation (dacryocystite aiguë) ou chronique du sac lacrymal entraîne souvent la formation d'une fistule lacrymale (le sac, percé en un point, laisse écouler sur la joue son contenu, pus ou muco-pus).

Un médecin russe, le Dr Voskessensky, a traité fort heureusement par le massage trois cas de dacryocystite aiguë suppurée. Chez deux de ses malades, le pus était accumulé dans le canal nasal (CN, fig. 74), et chez le troisième il s'était évacué à travers une fistule cutanée.

Dans ces divers cas, le massage de la région atteinte, pratiqué sous forme d'effleurage circulaire qui a pour premier effet de débarrasser le sac lacrymal, a donné un résultat très rapide. L'amélioration a été accusée dès le lendemain, et au bout de trois jours le malade pouvait être considéré comme guéri. Ce résultat paraît d'autant plus remarquable que, sous l'influence du traitement usuel par l'incision et le cathétérisme, la dacryocystite met d'habitude un mois et même plus à disparaître.

II

MASSAGE DU GLOBE OCULAIRE

Le massage peut être : simple, exécuté par de simples pressions, ou médicamenteux, lorsqu'on le pratique après avoir introduit au-dessous des paupières un agent médicamenteux que le massage répartira sur tous les points, fera pénétrer plus profondément sur les parties malades, ajoutant ainsi à une action mécanique une action médicamenteuse.

Le massage est réservé : 1º aux affections externes de l'œil ; 2º aux affections internes.

1º Affections externes.

Quand on a recours au massage médicamenteux, on utilise le plus souvent la pommade dont voici la composition :

Oxyde jaune d'hydrargyre............ 0gr,10
Vaseline............................ 10 grammes.

Le massage pourra être appliqué dans les cas suivants :

A. Œdème de la conjonctive, survenant au cours de certaines conjonctivites bénignes et dont il favorisera la résorption.

B. Ecchymoses (épanchements de sang) sous-conjonctivales d'origine traumatique ou idiopathiques, ces dernières créées par certains états diathésiques (pléthore, goutte, rhumatisme, etc.).

C. Certaines affections de la cornée (CO, fig. 73), telles que :

a. Les inflammations (kératites) simples.

b. Les kératites phlycténulaires (caractérisées par le développement sur la cornée de petites vésicules).

c. Les kératites parenchymateuses, ainsi dénommées parce que l'inflammation atteint les couches profondes de la cornée, dont elle altère la transparence, laissant souvent après elle des taies cornéennes (taches laiteuses).

d. Les ulcères de la cornée caractérisés par une petite perte de substance comme la produirait un coup d'ongle donné sur la cornée. Dans ces cas le massage a pour effet de procéder tout d'abord au nettoyage de l'ulcération. Il y aura lieu toutefois de n'y point recourir dans les cas d'ulcère profond qui, ayant entamé la presque totalité de l'épaisseur de la cornée, cèderait sous la pression massothérapique par rupture du fond de l'ulcère et entraînerait de graves conséquences.

e. Les irrégularités cornéennes (facettes, saillies), suite d'ulcères. Le massage aura ici pour but de rendre à la cornée le poli indispensable pour la netteté de la vision.

2º Affections internes.
On pourra recourir avec profit au massage :

a. Dans les cas d'épanchement de pus (hypopyon) ou de sang dans la chambre antérieure (CA, fig. 73).

b. Dans les inflammations de l'iris (iritis), surtout à forme exsudative, comme il s'en produit dans la syphilis, et dont le massage favorise singulièrement la résorption.

c. Dans les cas d'opacité du cristallin (cataracte

en formation), lorsqu'il y a lieu de compléter la maturation de la cataracte, afin de permettre l'intervention opératoire.

On voit qu'ici le massage aura pour résultat d'augmenter l'opacité. Inutile de dire qu'il y aura lieu de s'abstenir dans les cas où l'on n'aura pas à chercher de semblables conséquences.

d. Dans les altérations du corps vitré (HV, fig. 73), corps flottants, mouches volantes, lorsque ces altérations ne sont pas la conséquence d'une myopie progressive.

e. Dans les décollements de la rétine (R, fig. 73) d'origine traumatique.

f. Dans les cas d'embolie (oblitération par un caillot) de l'artère centrale de la rétine (ACR). Nous avons appris plus haut (Voy. p. 233) à utiliser le massage pour les cas d'embolie artérielle, en général. Nous retrouvons dans les cas d'embolie de l'artère centrale de la rétine une nouvelle et des plus intéressantes applications de massothérapie. En effet, l'oblitération de l'artère centrale par embolie, qui amène instantanément une cécité souvent définitive, contre laquelle il n'y a qu'à compter sur les ressources de la nature, pourrait être guérie par le massage. Nous relevons dans la littérature médicale quatre cas publiés à l'étranger d'embolies traitées par le massage et radicalement guéries. Dans un cas même, la guérison serait survenue en quelques heures.

g. Dans les lésions (paralysie ou contracture d'un

des muscles droits de l'œil (Voy. fig. 73 et 74) déterminant le strabisme (loucherie), le massage du muscle se montrerait aussi actif que l'électrisation.

h. Il semble en outre démontré aujourd'hui que le massage pourrait améliorer la vision dans certains cas de « glaucomes ». (On désigne sous le nom de *glaucome* une affection complexe dont le phénomène primordial est l'augmentation de la tension intra-oculaire.)

i. On serait parvenu, par le massage, à diminuer notablement l'hypermétropie et à stimuler l'accommodation au point que plusieurs hypermétropes ainsi traités en seraient arrivés à pouvoir se passer de verres.

Dans le strabisme hypermétropique (loucherie qui accompagne toujours les forts états d'hypermétropie), on a pu améliorer l'œil amblyope au point de rendre possible la vision par les deux yeux et ainsi amener la disparition du strabisme.

Chez certains myopes, l'acuité visuelle aurait pu être améliorée sans que toutefois on ait pu arriver à diminuer le degré de myopie.

j. Dans certains états amétropiques (principalement chez les astigmates ou les hypermétropes, par suite de la fatigue imposée par la vision sans verres au muscle de l'accommodation), il se produit souvent des troubles nerveux qu'on a désignés sous le nom de « migraine ophtalmique ».

C'est un mal de tête caractérisé par une céphalalgie rebelle localisée au-dessus de l'arcade sourcilière. Le massage aurait dans cette affection de nombreux succès à prendre à son compte.

TECHNIQUE DU MASSAGE OCULAIRE

Le massage oculaire, qu'il soit simple ou médicamenteux, ne comporte pas de manipulations complexes. Il sera toujours pratiqué au travers des paupières maintenues closes. C'est par des effleurages, des frictions légères, et dans quelques cas par des pressions qu'il agit. Les doigts suffisent, et point n'est besoin de recourir à des instruments spéciaux.

L'index et le médius de la main gauche servant de point d'appui et se déplaçant selon les différentes régions massées, on pratique avec la pulpe de l'index de la main droite les manipulations ci-dessus indiquées, en allant du simple effleurement à la pression forte.

Quant à la *direction* du massage, s'il s'agit de troubles cornéens, iriens ou cristalliniens, le massage sera d'abord *radié*, fait suivant les rayons d'un cercle ayant le milieu de la pupille pour centre, puis circulaire, en exécutant autour du centre de la cornée des mouvements circulaires de plus en plus étendus.

Dans les lésions musculaires, la direction du massage sera longitudinale et consistera en effleurages plus ou moins accusés le long du muscle, en procédant toujours *du centre à la périphérie*. On pourra utilement y ajouter la pratique de tapotements légers donnés de l'extrémité du doigt au niveau des insertions des tendons (Voy. fig. 74).

Dans les cas d'inflammations étendues ou profondes [conjonctivites, épiscléritis (inflammation de la sclérotique), irido-choroïdites], dans les cas où il y a lieu de remédier au trouble de la vision par défaut amétropique (hypermétropie), dans les troubles du corps vitré, dans les cas d'embolie de l'artère centrale de la rétine, le massage, tout en bénéficiant des autres modes de manipulations, devra surtout être pratiqué *en tourbillon*.

CHAPITRE XV

DU MASSAGE GÉNÉRAL DIT « MASSAGE HYGIÈNIQUE »

Le massage général peut être prescrit :

1° Dans un but thérapeutique contre la neurasthénie, l'anémie, la chlorose, l'obésité, le diabète, la chorée, l'hystérie, les intoxications par le plomb, le mercure, la morphine, l'abus du tabac, tous les états cachectiques, tels que ceux qui sont par exemple les conséquences du scorbut, de l'impaludisme, de la syphilis, etc.

2° Dans un but simplement hygiénique.
Mis à part les troubles apportés par la pénétration dans l'économie des nombreux microbes pathogènes et des toxines engendrées par eux (ainsi que cela se produit dans la fièvre typhoïde, la dysenterie, etc.); l'état de santé, qui n'est que le bon état physiologique, est la conséquence de l'équilibre qui s'établit entre l'élimination au dehors des éléments usés et inutiles, et leur remplacement par des éléments neufs introduits par la nutrition. Tout acte favorisant cet échange constitue une intervention salutaire. Le

massage relève essentiellement de ce mode d'action.

Son heureux effet sur la circulation ne saurait être contesté. L'impulsion éprouvée par le sang se traduit par une coloration plus vive de la région traitée. En activant la circulation artérielle, le cours du sang veineux et de la lymphe, le massage hâte la destruction et le transport au loin des éléments frappés de mort, rétablit la nutrition dans les points où elle est interrompue par une compression quelconque, chasse les granulations graisseuses qui se déposent dans le protoplasma des cellules, détache les concrétions calcaires qui se forment dans les tissus, dans les cryptes folliculaires des articulations et des gaines synoviales, sur les parois des vaisseaux, sur les membranes, et devient ainsi un remède préventif de l'obésité, de la goutte, du rhumatisme articulaire, de l'artériosclérose.

L'absorption interstitielle est donc augmentée non seulement par la suractivité imprimée à la circulation, mais encore par la division des produits pathologiques ou normaux, accumulés dans les interstices musculaires et les mailles du tissu cellulaire. De cette action de rénovation, il résulte une aptitude fonctionnelle plus grande des organes soumis au traitement massothérapique. Une cure de massage d'un mois chez un individu normal augmente le poids du corps, l'appétit, la force musculaire, le sommeil et l'aptitude au travail.

Il consiste en un massage de toutes les régions du corps et, pour chacune d'elles, dans des manipulations s'adressant successivement :

a. A la peau ;

b. Aux masses musculaires ;
c. Aux articulations.

L'ensemble des régions peut être décomposé en quatre départements :

I. — Les membres supérieurs.
II. — Les membres inférieurs.
III. — Le tronc (subdivisé en régions antérieure et postérieure).
IV. — Le cou.

TECHNIQUE

POSITION DU MALADE. — *Le malade s'étend nu sur le lit de massage ; mais une couverture ou un drap servent à protéger contre le refroidissement les régions sur lesquelles le moment d'intervenir n'est pas encore venu. Avec un peu de pratique, le masseur peut arriver à ne donner à la séance qu'une durée de vingt à trente minutes.*

I

MASSAGE DES MEMBRES SUPÉRIEURS

Comprend le massage appliqué :
A la main ; — à l'avant-bras ; — au bras ; — à l'épaule.

On doit masser successivement chacun des membres supérieurs, et à chacun d'eux pratiquer des manipulations.

*a. **Sur la peau**.* — On fait d'abord à sec des frictions douces *avec le plat de la main*, et toujours dans une direction centripète (Voy. fig. 1), puis les frictions deviennent plus fortes et peuvent être même pratiquées avec un gant de crin ou une brosse. Elles doivent être poussées jusqu'à ce que la peau prenne une teinte rouge et devienne légèrement tuméfiée.

*b. **Sur les muscles**.* — La région doit être en ce moment enduite d'un léger badigeonnage à la glycérine. Les manipulations nous sont connues et consistent en :

Pressions centripètes (de la périphérie vers le cœur) ;
Tapotements ;
Pétrissage.

Hachures que l'on doit éviter de pratiquer :

1º Au niveau du pli du coude ;
2º Sur la face interne du bras.

Il est, en effet, certains endroits du corps où nous avons appris à ne point pratiquer ce dernier mode de manipulations, car ces hachures seraient dangereuses en ces points-là, parce qu'elles risqueraient de traumatiser de gros vaisseaux (artères et veines) qui sont là superficiellement placés.

Les schémas ci-joints sont destinés à rappeler au masseur les points divers sur lesquels il devra éviter de pratiquer des hachures et qui sont :

A la face antérieure du corps (fig. 76) :

1º Les régions du cou ; — 2º la face interne du bras ; — 3º le pli du coude ; — 4º le pli de l'aine ; — 5º la face antérieure de la cuisse sur une étendue de 6 centimètres au-dessous du pli de l'aine ; — 6º la face

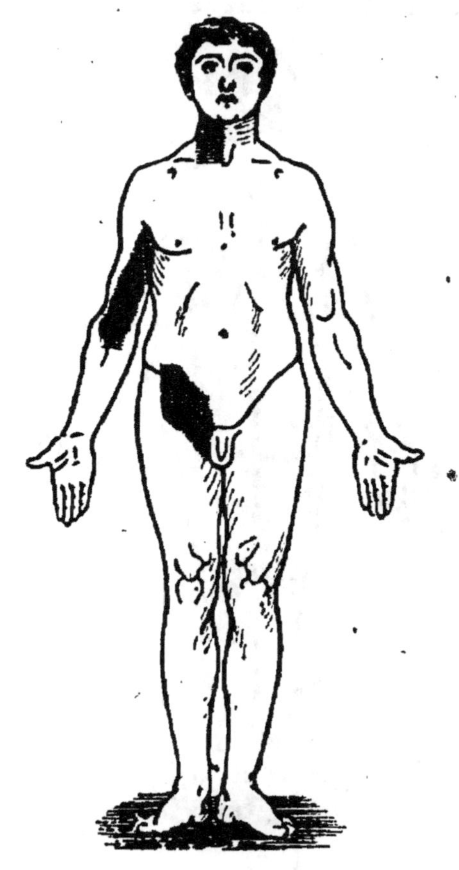

Fig. 76.

interne de la cuisse dans son tiers moyen ; — 7º la face dorsale du pied.

A la face postérieure (fig. 77) : le creux du jarret.

c. **Sur les articulations.** — Des mouvements passifs seront imprimés aux articulations :

Des doigts ; — du poignet ; — du coude ; — de l'épaule.

Ces mouvements devront être portés à leur maximum.

Ils devront être exécutés assez rapidement et

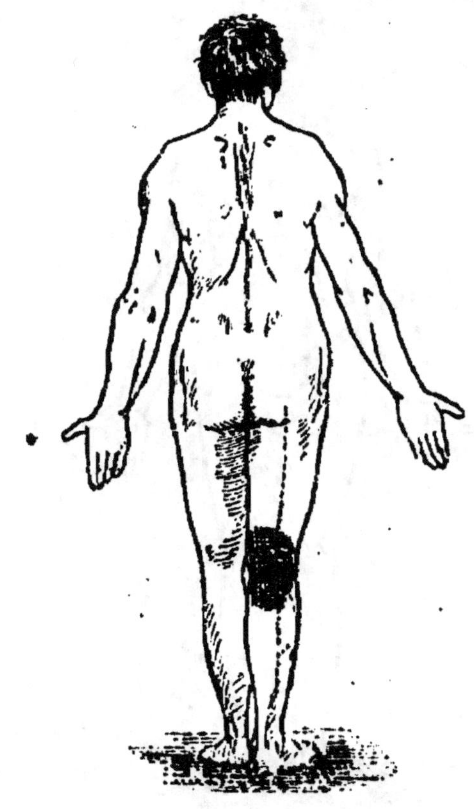

Fig. 77.

devront être renouvelés une dizaine de fois pour chaque articulation.

II

MASSAGE DES MEMBRES INFÉRIEURS

Les temps sont identiques à ceux que nous venons

de décrire pour les membres supérieurs, c'est-à-dire que l'on opère successivement sur la peau, les muscles et sur les articulations.

Le malade conserve la position prise au début de la séance tant qu'il s'agira de ne masser que la région antérieure des membres inférieurs (se souvenir ici des points sur lesquels il est interdit de pratiquer des hachures).

Quand sera venu le moment de procéder au massage des muscles de la région postérieure, le malade se couchera sur le ventre. Le masseur évitera de pratiquer de fortes pressions au niveau du creux du jarret.

Pour la pratique des mouvements passifs à appliquer à l'articulation :

> Du cou-de-pied ;
> Du genou ;
> De la hanche,

le malade reprend la position première (couché sur le dos).

III

MASSAGE DU TRONC

Se pratique :

D'abord sur la face antérieure ;
Puis sur la face postérieure.

Face antérieure. — La face antérieure comprend :
 a. La *face antérieure du thorax* (*poitrine*), qui

s'étend de la base du cou au creux de l'estomac (creux épigastrique) et qui latéralement correspond à toute la région des côtes. Le massage consistera ici en pressions méthodiques exercées avec le **plat des pouces** et le **talon de la main** transversalement, de la portion (sternale) médiane sur les côtés *dans le sens des flèches* (c, c, c, fig. 78).

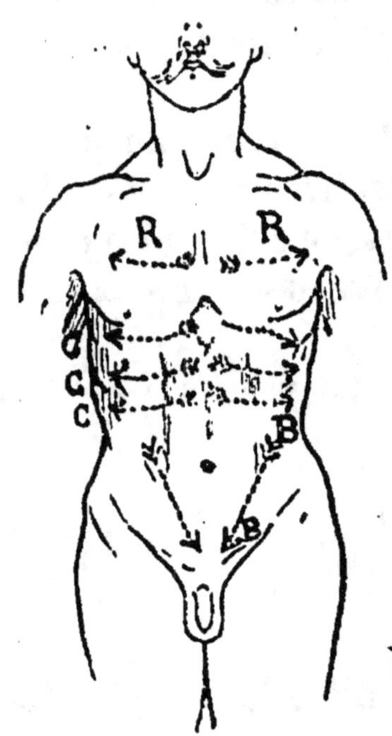

Fig. 78.

Des pressions plus fortes pourront être pratiquées sur les portions qui s'étendent entre la clavicule et le mamelon (à hauteur des muscles pectoraux, R, R), lesquels auront tout d'abord été placés dans un état de relâchement, par le rapprochement des bras contre le tronc.

b. *La région de l'abdomen.* — Le massage de l'abdomen doit se faire avec douceur et consistera seulement en effleurage et pressions méthodiques sans percussion d'aucune sorte.

Ces manipulations seront faites dans le sens de la direction des muscles (BB, fig. 78) ; ces muscles eux-mêmes seront mis en relâchement par une attitude spéciale du malade (cuisses légèrement fléchies sur le ventre).

Éviter les pressions au niveau du creux épigastrique.

Face postérieure du tronc. — Se reporter à la

technique appliquée au lumbago et dont le masseur reproduira point par point le premier temps seulement (effleurage, pressions méthodiques, hachures).

IV

MASSAGE DU COU

Le malade est assis sur le bord du lit, les jambes pendantes, la tête en extension légère.

Les manipulations seront pratiquées d'abord sur la région antérieure, puis sur la région postérieure.

*a. **Région antérieure**.* — La technique reproduira les trois temps décrits dans le traitement du torticolis.

*b. **Région postérieure ou nuque**.* — Le malade fléchira légèrement la tête de façon à étendre la région de la nuque, sur laquelle le masseur pratiquera l'*effleurage*, suivi de pressions méthodiques (de haut en bas) qui s'étendront de la naissance du cou à celle des épaules.

La région comporte ici, en raison de son épaisse musculature, le traitement complémentaire par le pétrissage, le pincement et les hachures.

La séance sera close par une douche générale (d'une durée de deux minutes), et suivie d'une friction au gant de crin.

Nous ne saurions trop recommander l'usage d'un appareil de gymnastique orthopédique rationnel présenté à la Société de chirurgie de Lyon par notre distingué collègue le Dr Vennin (professeur agrégé au Val-de-Grâce).

Cet appareil, qu'il a dénommé « le Simplex », peut être très facilement monté, à l'aide de quelques poulies à crochet, de poignées, de contrepoids et d'une corde. Il est admirable de simplicité et répond à toutes les indications. Il a pour objet :

1º De rendre leur souplesse aux articulations enraidies ;

2º De développer les muscles par un exercice méthodique ;

3º De favoriser le jeu de l'appareil respiratoire, d'activer la circulation du sang et de produire une action stimulante sur l'organisme.

(Pour plus de détails, voir la notice éditée, avec le dessin de l'appareil, par la Maison Durillon frères, constructeurs, 4, rue de la Charité, à Lyon.)

CHAPITRE XVI

HYDROTHÉRAPIE

L'hydrothérapie constitue une façon de traitement des maladies, et plus spécialement des maladies chroniques, par l'usage exclusif de l'eau froide.

En ce qui nous occupe, l'hydrothérapie peut être considérée comme un sérieux adjuvant du massage, et c'est à ce titre que le masseur devra apprendre à l'utiliser.

L'usage thérapeutique de l'eau froide se rattache aux trois principaux modes suivants :

1º Le bain ;
2º L'affusion ;
3º La douche.

Le *bain* consiste dans le séjour plus ou moins prolongé du corps ou d'une partie du corps dans l'eau froide. Dans les salles d'hydrothérapie, on a recours, pour baigner le corps, à la piscine.

La *piscine* est un réservoir, un bassin le plus souvent creusé dans le sol, assez grand pour que le malade puisse s'y agiter, et assez profond pour que l'eau qui l'emplit atteigne par son niveau les épaules d'un homme placé dans la station debout (le séjour d'un malade dans la piscine ne saurait dépasser deux minutes).

L'*affusion* consiste à verser en masse, et seulement de quelques centimètres de hauteur, une certaine quantité d'eau sur une région quelconque du corps.

Elle est peu employée dans les salles d'hydrothérapie, et on lui substitue, aussi bien qu'au bain de piscine, la douche.

La *douche* diffère de l'affusion en ce que l'eau est versée d'une plus grande hauteur et atteint par suite les téguments avec une force de projection capable de produire des effets locaux dont la thérapeutique tire profit.

Son application nécessite l'installation d'un réservoir d'eau à une hauteur qui varie entre 6 et 12 mètres ; si le réservoir était placé plus haut que 12 mètres, la colonne d'eau qu'il fournirait serait trop puissante et contusionnerait les tissus.

Ce réservoir alimente tous les appareils destinés à la douche.

Ces appareils sont aussi variés dans leurs formes que dans leurs applications.

Les principaux servent à administrer :

La douche : en colonne ;
—   en pluie ;
—   en cercle ;
—   à jet mobile ;

Douche lombaire ;
—   périnéale ;
—   ascendante.

Dans la *douche en colonne*, dite encore *à jet vertical* (fig. 79), l'eau s'échappe (en colonne) d'un embout de tuyau appliqué contre le plafond de la salle et pendant verticalement.

Le calibre de l'embout est en moyenne de $0^m,03$ de diamètre. Dans ces conditions, la colonne d'eau que nous supposons puisée à un réservoir installé à 10 mètres de hauteur est assez puissante pour agir efficacement sur les régions qu'elle atteint, et pour qu'on doive éviter soigneusement de l'appliquer sur la tête des malades.

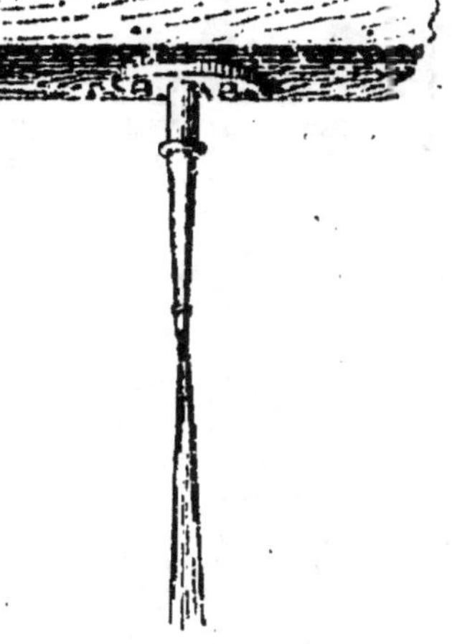

Fig. 79.

La douche en colonne est peu utilisée et avantageusement remplacée par la douche à jet mobile.

Lorsque, à l'extrémité d'un tuyau installé comme précédemment, on visse une large pomme d'arrosoir, on transforme la douche en colonne en :

Douche en pluie (Voy. fig. 80). — La surface de la pomme doit être plane et non convexe, de façon que l'eau tombe en filets verticaux.

Cette variété de douche est surtout employée quand il s'agit d'obtenir une réaction vive et rapide.

Dans un même but on utilise aussi :

La douche en cercle (Voy. fig. 81). — Une série de demi-cercles creux superposés et percés de trous sur leur face concave laissent échapper l'eau en jets très fins.

A chacun des cercles est annexé un robinet qui permet de fermer ceux qui correspondent à la région qu'on ne veut point doucher.

Le malade est placé debout au centre de l'appareil.

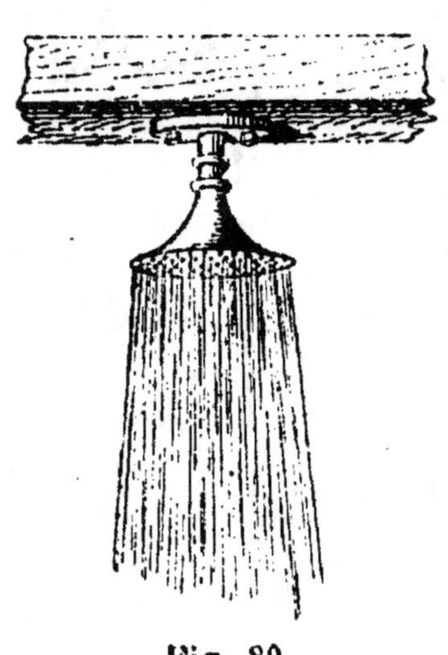

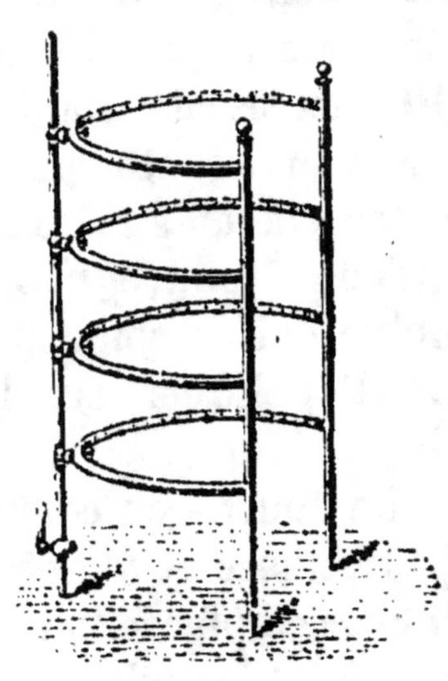

Fig. 80.   Fig. 81.

L'appareil du modèle ci-dessous est destiné à l'application de douches locales de divers ordres (fig. 82).

C'est un bain de siège en zinc, fortement échancré sur sa partie antérieure.

Une série de robinets placés sur le côté et en dehors de l'appareil permet de faire fonctionner, une fois le malade assis en A :

1° *La douche lombaire* (L). — Le dos du fauteuil est

percé, à la hauteur des lombes du malade assis, de nombreux trous par lesquels l'eau est projetée en jets fins.

2° *La douche périnéale.* — L'eau s'échappe en jets verticaux de la couronne P.

3° *La douche ascendante.* — Du centre du cercle qui sert de siège, se dégage un embout R qui projette

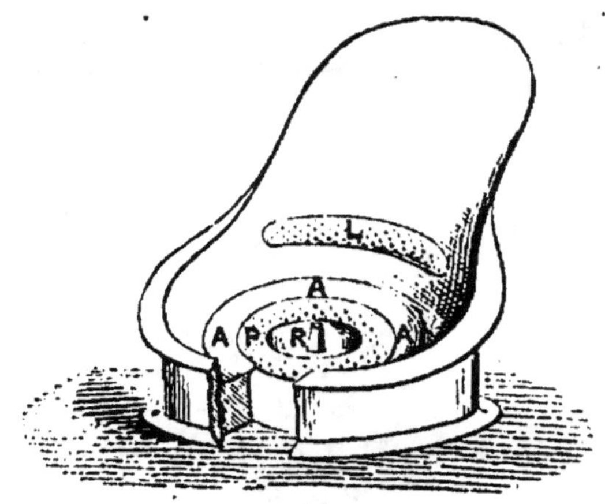

Fig. 82.

en forme de jet une colonne d'eau qui frappe directement l'orifice anal et pénètre, selon la force du jet, plus ou moins haut dans l'instestin rectum.

Mais on peut très utilement substituer à tous ces divers appareils :

La douche à jet mobile. — L'appareil est en tout point analogue à la lance d'arrosage. L'eau du réservoir est amenée dans un long tuyau de caoutchouc pourvu d'un embout de cuivre au travers duquel l'eau s'échappe en une colonne que le doucheur dirige à son gré sur telle ou telle partie du corps.

Pour transformer cette douche en colonne en douche en pluie (ou jet brisé), il suffit que le doucheur place l'extrémité de son pouce au-devant de l'ouverture de l'embout, de façon à dévier le jet, à l'étaler et à pouvoir ainsi le faire retomber en pluie sur le malade.

Lorsqu'il s'agit d'appliquer au moyen de cet appa-

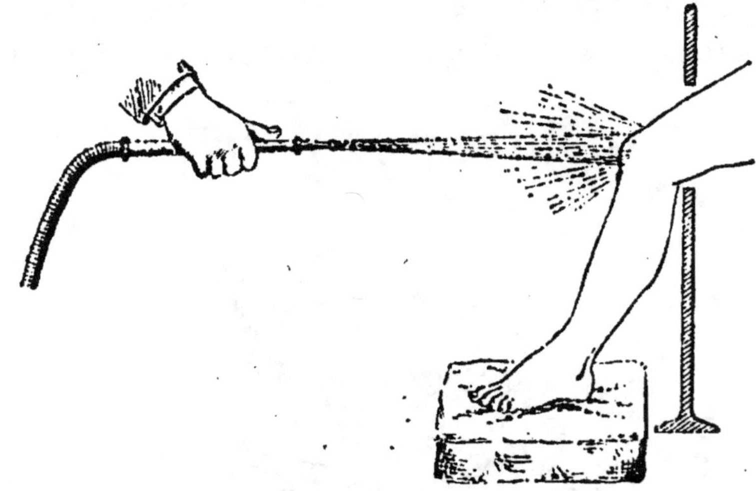

Fig. 83.

reil une douche locale à un membre ou segment de ce membre, le malade s'abrite derrière un écran de bois (fig. 83) percé d'un trou au travers duquel le membre à doucher reste engagé. Cela permet de prolonger la séance beaucoup plus longtemps qu'on ne l'aurait pu faire si le malade avait dû préalablement subir une douche générale.

TECHNIQUE

Durée d'une application hydrothérapique.

Il est impossible de fixer cette durée d'une manière absolue.

Elle dépend, en effet, des dispositions morbides et physiologiques des sujets soumis à l'hydrothérapie.

On doit admettre toutefois que :

La douche générale (celle dans laquelle toutes les parties du corps sont atteintes par l'eau) ne doit pas durer plus de deux minutes.

La douche locale, quand elle est appliquée dans des conditions telles que les parties du corps autres que la partie visée ne sont pas atteintes par le jet, peut être donnée pendant cinq minutes.

Si les parties voisines de la région douchée ne peuvent être garanties par un écran (tronc, ventre, etc.), la douche locale consistera alors, après avoir rapidement douché toutes les régions, à diriger plus spécialement le jet sur la partie malade. Dans ce cas, la douche ne devra pas avoir plus de deux minutes de durée.

Le doucheur doit savoir qu'*une douche trop courte n'a jamais d'inconvénients; qu'une douche trop longue est toujours dangereuse.*

Température de l'eau.

La meilleure eau pour le traitement hydrothérapique est celle qui présentera une température variant de 4° à 9° (ce qui est surtout facile à obtenir avec de l'eau de source).

Dans tous les cas, pour être efficace, l'eau doit rester à une température inférieure à 14° C.

La chambre dans laquelle le malade se déshabillera sera chauffée entre 20° et 25°.

Le malade sera à jeun ou tout au moins à trois heures de son dernier repas.

Il se présentera à la douche la tête découverte, et ce ne sera qu'exceptionnellement qu'il se coiffera d'un bonnet de toile caoutchoutée destiné à protéger la région.

Pour l'administration de la douche, le baigneur suivra très exactement les indications portées sur la feuille de massage (relatives à la durée et au mode hydrothérapique).

Si aucune indication spéciale ne lui est donnée, il pourra procéder de la façon suivante :

1º Le malade sera soumis pendant quelques secondes à la douche en pluie, qui sera immédiatement suivie d'une douche à jet mobile.

Le baigneur utilisera successivement :

Le *jet plein* : pour doucher les membres et la face postérieure du tronc.

Le *jet brisé* : pour atteindre les régions de la tête, du cou, de la poitrine et de l'abdomen.

Durée totale maximum : deux minutes.

2º Friction sèche que le doucheur, après avoir essuyé le malade, pratiquera à l'aide d'un linge sec ou, mieux, d'un gant de crin.

Cette phase du traitement est des plus importante, et le baigneur ne cessera les frictions que lorsqu'elles auront amené une rougeur générale de la peau et que le malade accusera une sensation de chaleur.

Il sera prescrit au malade de ne point quitter la salle avant d'avoir pratiqué quelques séries de mouvements actifs. Il devra, dans tous les cas, au sortir de la salle d'hydrothérapie, se livrer à la marche et éviter le repos dans l'immobilité du corps.

Le traitement par l'hydrothérapie peut être pratiqué en toute saison. Les effets en sont même plus puissants en hiver. Il y aura lieu seulement, dans ce cas, de veiller avec le plus grand soin à favoriser la réaction de chaleur qui peut plus facilement manquer. Pour cela, il suffira d'insister davantage sur les frictions.

Une seule douche par jour suffit le plus souvent. Dans certaines circonstances, toutefois, deux peuvent être nécessaires et devront être alors administrées l'une le matin, l'autre dans l'après-midi, quelques heures avant le repas du soir.

DU BAIN CHAUD

Le bain est dit :

Entier, quand tout le corps est immergé ;

Local, quand une partie du corps seulement est mise en contact avec l'eau.

Le bain local change en outre de dénomination selon la partie immergée.

C'est le *pédiluve* (s'il s'agit d'un bain de pied).

Le *maniluve* (s'il s'agit d'un bain de main).

Le *demi-bain* (lorsque le malade est assis dans le

récipient d'eau, de telle sorte que la poitrine, les bras et la tête émergent).

Le *bain de siège* (lorsque le bassin seulement est plongé dans le bain, le malade n'est qu'assis dans l'eau).

Le bain est dit :

Simple, lórsqu'il est pris dans l'eau douce (eau de pluie, de rivière ou d'étang, etc.).

Médicamenteux, lorsque l'eau du bain est additionnée d'une substance médicamenteuse.

Les bains peuvent être pris :

Froids ;
Tièdes ;
Chauds.

Les premiers relèvent du traitement hydrothérapique et consistent en bai de rivière ou de piscine.

Les bains tièdes et chau sont pris dans des baignoires.

Les bains tièdes sont ceux dont l'eau est à une température qui varie entre 25º et 30º C.

Les bains chauds ont une température de 37º à 40º.

La température de l'eau du bain est indiquée par un thermomètre spécial (dit *thermomètre de bain* ; voir fig. 84), qui doit rester plongé dans l'eau pendant la préparation du bain.

Ce thermomètre ne diffère d'un thermomètre ordinaire que par une construction adaptée à son usage. Il est maintenu à la surface de l'eau par un flotteur en liège (F) ; sa graduation est faite d'un côté (celui qui est marqué d'un R) en degrés Réaumur dont le baigneur n'aura pas à tenir compte.

Tout au contraire, l'autre côté (surmonté de la lettre C) est gradué en degrés centigrades, et c'est là que le baigneur doit lire la température du bain. Le baigneur reconnaîtra ce degré en tenant compte du niveau supérieur de la colonne du liquide rouge et en lisant sur l'échelle des degrés centigrades le numéro de la division à laquelle ce niveau correspondra.

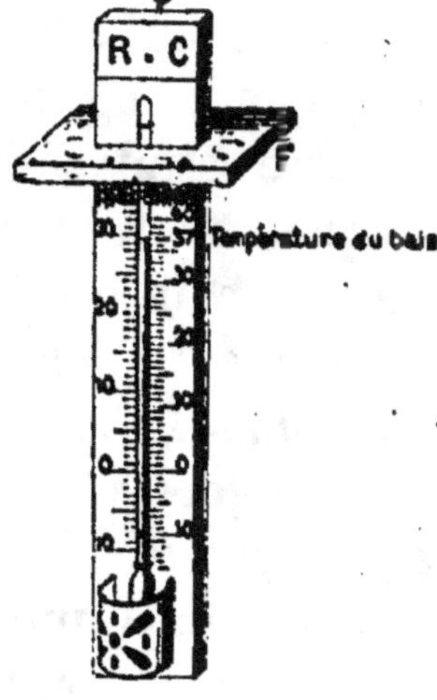

Fig. 84.

En aucun cas la température d'un bain dit *chaud* ne devra dépasser 40°, et le plus souvent elle devra être maintenue à 37°.

TECHNIQUE DE LA PRÉPARATION D'UN BAIN CHAUD

1° A l'aide d'une éponge ou, mieux, d'une brosse imprégnée de savon noir et trempée dans l'eau chaude, le baigneur procédera à un nettoyage parfait des parois de la baignoire, afin d'en détacher les détritus épidermiques qui pourraient y adhérer et devenir des moyens de contagion.

Un drap propre pourra en outre être étalé dans l'intérieur de la baignoire, de façon à éviter tout contact du corps avec les parois.

2° Les deux robinets sont lâchés de telle sorte que le robinet d'eau chaude coule à plein jet, tandis que celui d'eau froide n'est ouvert qu'à demi.

Quand la baignoire est à moitié remplie, et que le baigneur a opéré le mélange intime de l'eau froide et de l'eau chaude en plongeant la main jusqu'au fond du bain et en agitant l'eau dans tous les sens, le thermomètre est placé à la surface de l'eau, et, au bout de quelques minutes, selon que son niveau indique que l'eau du bain est à une température trop élevée ou trop basse, le baigneur ouvre le robinet d'eau froide ou chaude.

La baignoire doit être remplie jusqu'aux deux tiers de sa capacité.

Il est admis que la quantité d'eau nécessaire pour un bain varie entre 250 et 300 litres.

La durée d'un bain ne doit pas être inférieure à vingt minutes et supérieure à trois quarts d'heure.

LES BAINS MÉDICAMENTEUX

Seront préparés d'après la technique ci-dessous indiquée. Ils ne diffèrent des bains simples dans leur préparation qu'en ce qu'on y fait dissoudre à un moment donné les principes médicamenteux.

Alors que les bains ordinaires sont préparés dans des baignoires en zinc, certains bains médicamenteux (ceux qui contiennent des préparations métalliques, sulfureuses, etc., et qui par ce fait seraient susceptibles d'attaquer les parois des baignoires habituellement en usage) doivent être préparés dans des baignoires en bois ou en fonte émaillée.

On peut préparer dans les baignoires *ordinaires* :

Le *bain alcalin* : carbonate de soude cristallisé,

500 grammes. Faire dissoudre dans l'eau du bain le sel grossièrement pulvérisé.

Le *bain d'amidon* : amidon de froment, 500 grammes. Délayer l'amidon dans 5 litres d'eau froide et verser dans l'eau du bain.

Le *bain aromatique* : espèces aromatiques, 100 grammes ; eau bouillante, 10 kilogrammes.
Faire infuser pendant une heure, passer, exprimer, et ajouter à l'eau du bain.

Le *bain savonneux* : savon blanc, 500 grammes. A faire dissoudre simplement dans l'eau du bain.

Le *bain de sel* : sel marin, 500 grammes. Faire dissoudre le sel dans le bain.

Le *bain sinapisé* : le plus habituellement est prescrit comme bain local (pédiluve et maniluve sinapisés). Farine de moutarde, 100 grammes ; eau froide, 250 grammes.

Délayer la poudre dans de l'eau froide, et verser dans l'eau du bain.
Prendre soin de recouvrir le récipient d'un drap plié en plusieurs doubles, de manière à éviter au malade les évaporations irritantes qui se dégagent du bain.

Le *bain de son* : son de froment (recoupette), 1 000 grammes ; eau, 10 kilogrammes.

Faire bouillir pendant un quart d'heure, passer et ajouter à l'eau du bain.

On peut substituer à ce mode de préparation quelque peu compliqué l'artifice suivant : le son est enfermé dans un petit sac de toile qu'on laisse plongé dans l'eau en recommandant au malade de soumettre, pendant la durée du bain, le sac à une série de pressions manuelles.

Le **bain aromatique** : ajouter au bain 3 litres d'eau dans laquelle on aura fait infuser soit de 500 à 1 000 grammes de fleurs de camomille, soit de 500 à 1 000 grammes de feuilles de menthe, soit de 200 à 500 grammes de plantes aromatiques.

Le **bain ferrugineux** : sulfate de fer pur, 2 grammes ; sel de cuisine, 4 grammes ; bicarbonate de soude, 6 grammes.

Pour les enfants, le quart de la dose (anémie, chlorose).

Le **bain de malt** (utilisé pour la furonculose et les inflammations de la peau).

Faire bouillir pendant une demi-heure, dans 4 ou 5 litres d'eau, de 1 à 3 kilogrammes de malt d'orge et verser dans l'eau du bain.

On devra préparer dans des baignoires *en bois* ou *en fonte émaillée* :

Le **bain de sublimé** : bichlorure de mercure, 20 grammes ; chlorure de sodium, 20 grammes ; eau, 200 grammes.

Dissolvez ensemble les deux sels dans l'eau et ajoutez à l'eau du bain.

Dans les hôpitaux militaires, le pharmacien ne doit délivrer cette substance toxique qu'au médecin de garde, qui devra la verser lui-même dans la baignoire.

Le **bain sulfureux** : polysulfure de potassium solide, 100 grammes.

Dissoudre dans une quantité suffisante d'eau et verser dans l'eau du bain.

Les émanations des bains sulfureux altérant tous les métaux, il sera recommandé aux malades de n'introduire dans leur cabinet de bain aucun objet capable de subir ces altérations (tel que montre, chaîne, habits à boutons ou galons de métal).

MASSAGE SOUS L'EAU

Nous avons dit au commencement de ce chapitre que l'hydrothérapie était un adjuvant précieux du massage. Nous pouvons ajouter qu'il doit en être aussi souvent qu'on le peut le complément. De la simultanéité d'usage de ces deux modes d'intervention, est résultée une nouvelle méthode très suivie actuellement dans les principales stations thermales, et dénommée *douche-massage* ou *massage sous l'eau*. La station d'Aix-les-Bains, qui a été la première à l'utiliser, a, par le luxe et le fini de son installation, imprimé à cette méthode un cachet caractéristique et réclamé pour elle l'appellation de *douche d'Aix*. La station de Vichy n'a pas tardé à suivre cet exemple, et la méthode s'est maintenant généralisée dans la plupart de nos stations thermales.

La douche-massage est administrée dans ces éta-

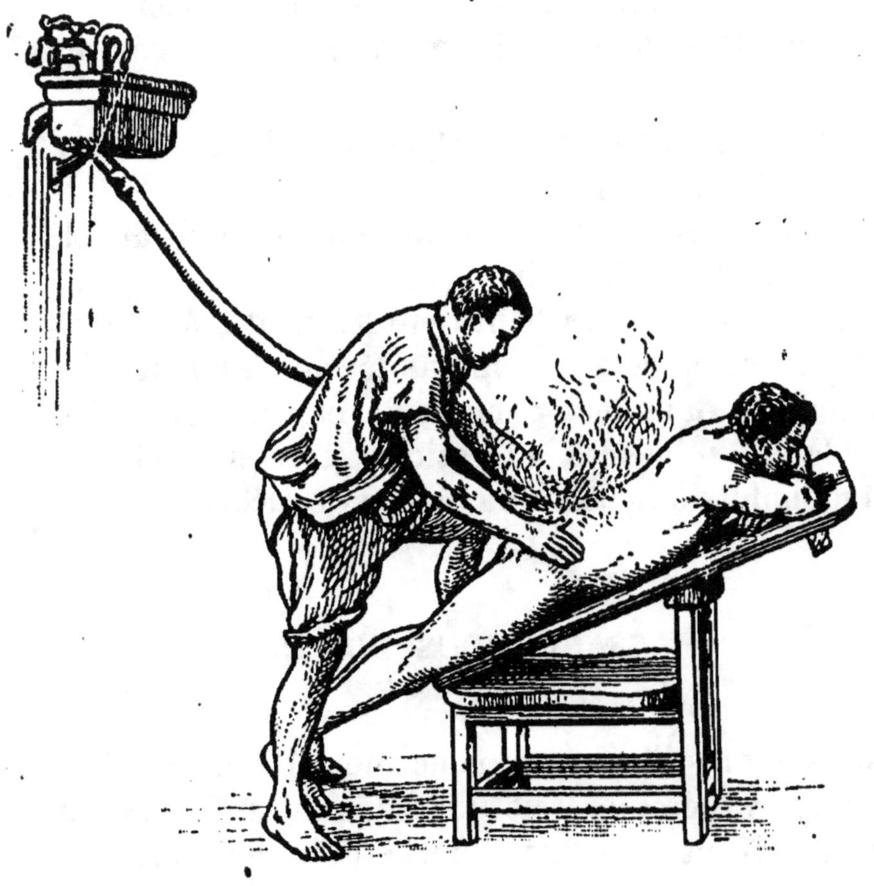

Fig. 85.

blissements modèles dans de petites salles de 3 mètres de long sur 2 m. 80 de large.

Ces douches sont alimentées à la fois par de l'eau thermale et de l'eau froide, pouvant être mélangée en proportions voulues pour obtenir la température prescrite par les ordonnances médicales. Les appareils de massage consistent en un banc avec accoudoir pour le massage général, et une planche formant plan incliné et sur laquelle le baigneur se place à plat ventre pour le massage des muscles lombaires. Depuis 1905, à Aix, la planche a été remplacée par des lits de massage formés de ressorts recouverts de sangles, sur lesquels le malade se couche, ce qui permet de pratiquer dans les meilleures conditions possibles les massages lombaires et abdominaux. La durée de la douche-massage est de dix à douze minutes. Les dispositifs peuvent varier selon les régions à masser. Pour les douches locales on utilise, ainsi que le montre la figure 83, la planche percée à travers laquelle le malade glisse le segment de membre à doucher. Pour la douche générale, un dispositif spécial permet au masseur d'attacher à ses épaules le tuyau d'arrosage d'eau fixé de façon à ce que le jet se projette sur les points du corps sur lesquels le masseur a ainsi la possibilité d'opérer à l'aide de ses deux mains devenues libres.

L'action physiologique de la douche-massage est due : 1º à la percussion par la douche (action purement mécanique) ;

2º aux pratiques du massage ;

3º à l'action rapportable à la thermalité, à la minéralisation de l'eau et à son état électrique (radio-activité).

Si les bénéfices d'un long bain pris dans une eau thermale, à minéralisation spéciale, sont incontestables, il ne nous semble pas que des courants de radio-activité efficace puissent s'établir pendant le temps très court d'une douche-massage, et qu'à ce titre le traitement appliqué à grands frais dans les stations thermales ait des résultats bien supérieurs à ceux qu'on pourrait attendre de l'emploi de l'eau naturelle, utilisée conjointement aux manipulations par le massage.

TABLE DES MATIÈRES

Pages.

7467-19. — CORBEIL. IMPRIMERIE CRÉTÉ.